国家卫生和计划生育委员会"十三五"规划教材

全 国 高 等 学 校 教 材

供 麻 醉 学 专 业 用

麻醉药理学 第4版

Anesthetic Pharmacology

主　编　喻　田　王国林

副主编　俞卫锋　杨宝学　张　野

编　委　(以姓氏笔画为序)

马　虹（中国医科大学附属第一医院）　　陈向东（华中科技大学同济医学院附属
王　锷（中南大学湘雅医院）　　　　　　　　　　协和医院）
王国林（天津医科大学）　　　　　　　武玉清（徐州医科大学）
李　军（温州医科大学）　　　　　　　林财珠（福建医科大学）
杨宝学（北京大学医学部）　　　　　　胡长平（中南大学）
张　红（遵义医学院）　　　　　　　　俞卫锋（上海交通大学医学院）
张　野（安徽医科大学）　　　　　　　董海龙（第四军医大学西京医院）
张马忠（上海交通大学医学院）　　　　喻　田（遵义医学院）

编写秘书　张　红（兼）

人民卫生出版社

图书在版编目（CIP）数据

麻醉药理学/喻田,王国林主编. —4 版. —北京：
人民卫生出版社,2016
全国高等学校麻醉学专业第四轮规划教材
ISBN 978-7-117-22701-8

Ⅰ.①麻… Ⅱ.①喻…②王… Ⅲ.①麻醉学-药理
学-高等学校-教材 Ⅳ.①R971

中国版本图书馆 CIP 数据核字（2016）第 110872 号

| 人卫社官网 | www. pmph. com | 出版物查询，在线购书 |
| 人卫医学网 | www. ipmph. com | 医学考试辅导，医学数据库服务，医学教育资源，大众健康资讯 |

麻醉药理学
第 4 版

主　　编：喻　田　王国林
出版发行：人民卫生出版社（中继线 010-59780011）
地　　址：北京市朝阳区潘家园南里 19 号
邮　　编：100021
E - mail：pmph @ pmph. com
购书热线：010-59787592　010-59787584　010-65264830
印　　刷：北京盛通印刷股份有限公司
经　　销：新华书店
开　　本：850×1168　1/16　　印张：16
字　　数：430 千字
版　　次：2000 年 6 月第 1 版　　2016 年 8 月第 4 版
　　　　　2024 年 11 月第 4 版第 15 次印刷（总第 34 次印刷）
标准书号：ISBN 978-7-117-22701-8/R · 22702
定　　价：42. 00 元

全国高等学校麻醉学专业第四轮规划教材修订说明

全国高等学校麻醉学专业规划教材，是国家教育部《面向 21 世纪麻醉学专业课程体系和教学内容改革研究》课题的重要组成部分，2000 年、2005 年和 2011 年分别出版了第一轮、第二轮和第三轮，为我国麻醉学的发展作出了重要贡献。为适应我国高等医学教育改革的发展和需要，在广泛听取前三版教材编写及使用意见的基础上，2015 年 4 月，全国高等学校麻醉学专业第四届教材编审委员会成立，讨论并确立本科麻醉学专业本轮教材种类及编委遴选条件等。全国一大批优秀的中青年专家、学者、教授继承和发扬了老一辈的光荣传统，以严谨治学的科学态度和无私奉献的敬业精神，积极参与本套教材的修订与编写工作，并紧密结合专业培养目标、高等医学教育教学改革的需要，借鉴国内外医学教育的经验和成果，不断创新编写思路和编写模式，不断完善表达形式和内容，不断追求提升编写水平和质量，努力实现将每一部教材打造成精品的追求，以达到为专业人才的培养贡献力量的目的。

第四轮教材的修订和编写特点如下：

1. 在广泛听取全国读者的意见，深入调研教师与学生的反映与建议基础上，总结并汲取前三轮教材的编写经验和成果，进行了大量的修改和完善。在充分体现科学性、权威性的基础上，科学整合课程，实现整体优化，淡化学科意识，注重系统科学。全体编委互相学习，取长补短，通盘考虑教材在全国范围的代表性和适用性。

2. 依然坚持教材编写"三基、五性、三特定"的原则。

3. 内容的深度和广度严格控制在教学大纲要求的范畴，精练文字，压缩字数，力求更适合广大学校的教学要求，减轻学生的负担。

4. 为适应数字化和立体化教学的实际需求，本套规划教材除全部配有网络增值服务外，还同步启动编写了具有大量多媒体素材的规划数字教材，以及与理论教材配套的《学习指导与习题集》，形成共 7 部 21 种教材及配套教材的完整体系，以更多样化的表现形式，帮助教师和学生更好地学习麻醉学专业知识。

本套规划教材将于 2016 年 6 月全部出版发行，规划数字教材将于 2016 年 9 月陆续出版发行。希望全国广大院校在使用过程中，能够多提宝贵意见，反馈使用信息，以逐步修改和完善教材内容，提高教材质量，为第五轮教材的修订工作建言献策。

为适应高等医学教育事业信息化、数字化步伐，进一步满足院校教育改革需求和新时期麻醉学专业人才培养需要，全国高等学校麻醉学专业第四届教材编审委员会和人民卫生出版社在充分调研论证的基础上，在全国高等学校麻醉学专业第四轮规划教材建设同时启动首套麻醉学专业规划数字教材建设。全套教材共7种，以第四轮规划教材为蓝本，借助互联网技术，依托人卫数字平台，整合富媒体资源和教学应用，打造麻醉学专业数字教材，构建我国麻醉学专业全媒体教材体系。

本套数字教材于2015年7月31日召开了主编人会，会议确定了在充分发挥纸质教材优势的基础上，利用新媒体手段高质量打造首套麻醉学专业数字教材。全部纸质教材编写团队均参与数字教材编写，并适当补充懂技术、有资源的专家加入编写队伍，组成数字教材编写团队。2015年年底前，全套教材均召开了编写会，确定了数字教材的编写重点与方向，各教材主编认真把握教材规划，全体编委高度重视数字教材建设，确保数字教材编写的质量。

本套数字教材具有以下特点：

1. 坚持"三基、五性、三特定"的编写原则，发挥数字教材优势，服务于教育部培养目标和国家卫生计生委用人需求，并紧密结合麻醉学专业教学需要与特点，借鉴国内外医学教育的经验特点，创新编写思路及表达形式，力求为学生基础知识掌握与临床操作能力培养创造条件。

2. 创新媒体形式，融合图片、视频、动画、音频等多种富媒体形式，使教材完成从纸质向全媒体转变。全新的数字教材支持个人电脑、平板电脑、手机等多种终端，在满足一般的阅读学习需求外，还可实现检索、测评、云笔记、班级管理等功能。

3. 数字教材可不断地优化及更新。数字教材具有数字产品的优势，支持内容的更新发布和平台功能的优化升级，期望紧跟时代的发展，为广大读者提供更加优质的服务及用户体验。

全国高等学校麻醉学专业规划数字教材在编写出版的过程中得到了广大医学院校专家及教师的鼎力支持，在此表示由衷的感谢！希望全国广大院校和读者在使用过程中及时反馈宝贵的使用体验及建议，并分享教学或学习中的应用情况，以便于我们进一步更新完善教材内容和服务模式。

国家级医学数字教材
国家卫生和计划生育委员会"十三五"规划数字教材
全国高等学校本科麻醉学专业规划数字教材

麻醉药理学

主　编 王国林　喻　田

副主编 李　军　张马忠　董海龙

编　委（以姓氏笔画为序）

马　虹（中国医科大学附属第一医院）	武玉清（徐州医科大学）
王　锷（中南大学湘雅医院）	林财珠（福建医科大学）
王国林（天津医科大学）	郑吉建（上海交通大学医学院）
苏殿三（上海交通大学医学院）	孟　晶（徐州医科大学）
李　军（温州医科大学）	胡长平（中南大学）
李　敏（北京大学医学部）	胡晓敏（华中科技大学同济医学院
杨宝学（北京大学医学部）	附属协和医院）
何淑芳（安徽医科大学）	俞卫锋（上海交通大学医学院）
张　红（遵义医学院）	贺正华（中南大学湘雅医院）
张　益（遵义医学院）	康定鑫（温州医科大学）
张　野（安徽医科大学）	董海龙（第四军医大学西京医院）
张马忠（上海交通大学医学院）	喻　田（遵义医学院）
张麟临（天津医科大学）	虞建刚（中国医科大学附属第一医院）
陈向东（华中科技大学同济医学院	路志红（第四军医大学西京医院）
附属协和医院）	蔡宏达（福建医科大学）

编写秘书 王　超（天津医科大学）

全国高等学校麻醉学专业第四轮规划教材目录

规划教材目录

序号	书名	主编		副主编		
1	麻醉解剖学（第4版）	张励才		曹焕军	马坚妹	
2	麻醉生理学（第4版）	罗自强	闵苏	曹红	刘菊英	张阳
3	麻醉药理学（第4版）	喻田	王国林	俞卫锋	杨宝学	张野
4	麻醉设备学（第4版）	连庆泉		贾晋太	朱涛	王晓斌
5	临床麻醉学（第4版）	郭曲练	姚尚龙	衡新华	王英伟	高鸿
6	危重病医学（第4版）	邓小明	李文志	袁世荧	赵国庆	缪长虹
7	疼痛诊疗学（第4版）	郭政	王国年	熊源长	曹君利	蒋宗滨

规划数字教材目录

序号	书名	主编			副主编			
1	麻醉解剖学	张励才	曹焕军		马坚妹	宋焱峰	赵志英	马宇
2	麻醉生理学	罗自强	闵苏		曹红	刘菊英	张阳	汪萌芽
					顾尔伟	张良清		
3	麻醉药理学	王国林	喻田		李军	张马忠	董海龙	
4	麻醉设备学	连庆泉	李恩有		贾晋太	朱涛	王晓斌	赵仁宏
					阮肖晖			
5	临床麻醉学	郭曲练	姚尚龙	于布为	王英伟	高鸿	郑宏	赵晶
					戚思华			
6	危重病医学	李文志	袁世荧	邓小明	赵国庆	缪长虹	刘克玄	于泳浩
					张蕊	思永玉		
7	疼痛诊疗学	郭政	傅志俭		熊源长	曹君利	蒋宗滨	冯艺

学习指导与习题集目录

序号	书名	主编			副主编		
1	麻醉解剖学学习指导与习题集（第3版）	张励才			赵小贞	王红军	
2	麻醉生理学学习指导与习题集	闵苏	张阳	罗自强	曹红	刘菊英	王凤斌
3	麻醉药理学学习指导与习题集	喻田	王国林		俞卫锋	杨宝学	张野
4	麻醉设备学学习指导与习题集	连庆泉	李恩有		贾晋太	朱涛	王晓斌
					赵仁宏	阮肖晖	
5	临床麻醉学学习指导与习题集	郭曲练	姚尚龙	刘金东	郑宏	李金宝	戚思华
6	危重病医学学习指导与习题集	李文志	朱科明	于泳浩	刘敬臣	思永玉	徐道妙
7	疼痛诊疗学学习指导与习题集	王国年	曹君利	郭政	杨建新	王祥瑞	袁红斌

全国高等学校麻醉学专业第四轮规划教材

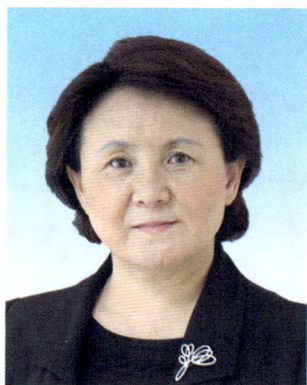

喻　田

　　女,二级教授,博士生导师。现任遵义医学院校长,曾任遵义医学院附属医院院长。兼任中华医学会麻醉学分会(第十届、十一届、十二届)常务委员(麻醉药理学组组长),中国药理学会麻醉药理学分会副主任委员(第一届、第二届),国际麻醉药理学会(ISAP)终身会员。被聘为"十二五"规划教材《麻醉药理学》(第3版)第二主编、《国际麻醉学与复苏》杂志副总编、《中华麻醉学杂志》《临床麻醉学杂志》常务编委等。

　　从事麻醉学科研、教学与临床工作32年,1989年获心血管外科麻醉硕士学位,2001年破格晋升教授,有丰富的科研与教学经验。是国家级精品课程"麻醉药理学"的负责人。研究领域:①心肌保护;②全身麻醉作用机制。自1997年以来,主持国家自然科学基金项目7项(已完成5项,在研2项)。主持的成果获"贵州省科技进步成果奖"二等奖2项、"贵州省科技成果转化奖"一等奖1项(排位第二)。享受国务院政府特殊津贴,曾获"全国模范教师""卫生部有突出贡献中青年专家""全国先进工作者""全国优秀科技工作者""中国优秀医院院长"等称号。被聘为国家自然科学基金评审(网评/会审)专家、国家科学技术进步奖评审专家、国家卫生计生委医疗服务标准专业委员会委员。

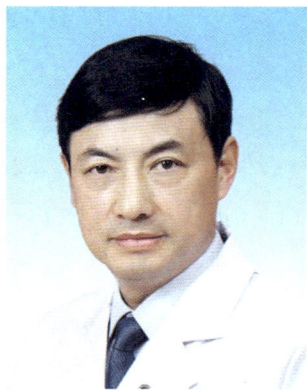

王　国林

　　男,麻醉科教授,主任医师,博士生导师。现任天津医科大学总医院副院长,麻醉科、重症医学科学科带头人,天津市麻醉学研究所所长。教育部医学教育临床教学研究中心副主任、教育部教学指导委员会委员,临床实践教学分委会副主任,中华医学会麻醉学分会常委,中华麻醉学会神经外科学组组长,中国医师协会麻醉医师分会副会长,中国高等教育学会医学教育专业委员会麻醉教育学组副组长,天津市医学会麻醉学分会主任委员,天津市临床麻醉质控中心主任。任《中华麻醉学杂志》和《国际麻醉与复苏杂志》副总编辑,《临床麻醉学杂志》和《天津医药》常务编委。

　　从事麻醉学科研、教学与临床工作25年。主编专著12部,参编专著15余部。发表于核心期刊论文250余篇,其中SCI收录40余篇。培养博士19名,硕士68名。主持完成天津市科技进步奖二等奖2项。主持多项国家级、省部级科研课题,其中国家自然科学基金3项,天津市支撑课题1项。

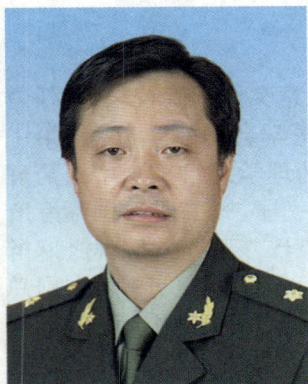

俞卫锋

　　男,博士,教授,博士生导师。现任上海交通大学医学院附属仁济医院和第二军医大学第三附属医院麻醉科主任。兼任中国医师协会麻醉医师分会会长,中华医学会麻醉学分会副主任委员,上海市医学会麻醉专科委员会前任主任委员。

　　从事麻醉学科研、教学与临床工作31年。培养博士35名,硕士48名,承担26项国家自然科学基金的科研任务。主编专著5部,发表论文255篇,SCI收录63篇。研究方向有吸入麻醉药肝毒性机制研究、围术期肝保护与黄疸麻醉的基础临床研究、慢性疼痛的信号转导与基因治疗等。获国家军队科技进步二等奖各一项,总后勤部"科技新星"、军队院校"育才奖"银奖等。

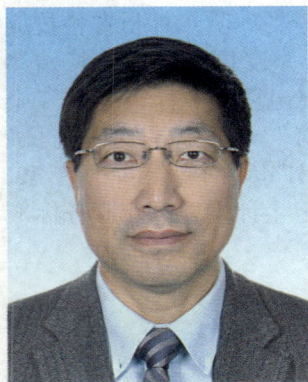

杨宝学

　　男,1962年3月出生于黑龙江省安达市。现任北京大学基础医学院药理学系主任,教授,博士生导师。兼任天然药物及仿生药物国家重点实验室研究员,中国药理学会理事、中国药理学会肾脏药理学专业委员会(筹)主任委员,中国药理学会麻醉药理学专业委员会副主任委员,《生理学研究》主编,《国际药理学研究》副主编等。

　　从事教学工作至今30年。研究领域包括肾脏药理学、心血管药理学和麻醉药理学。在研项目包括国家自然科学基金重点项目和科技部国际科技合作专项等。已发表SCI论文100余篇,入选爱思唯尔中国高被引学者榜单(2014,2015)。主编和参编教材10余部。

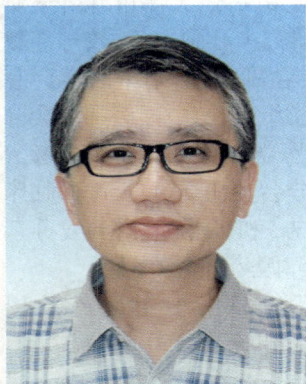

张野

　　男,1968年4月出生于安徽省庐江县。现任安徽医科大学第二附属医院副院长、麻醉科主任,博士生导师。中华医学会麻醉学会委员,中国医师协会麻醉学分会委员,中国心胸血管麻醉学会胸科分会副主任委员,安徽省麻醉专科分会副主任委员,安徽省学术技术带头人,安徽省卫计委领军人才。*Journal of Anesthesia and Perioperative Medicine*、《中华麻醉学杂志》等5本杂志的编委或通讯编委。

　　从事麻醉学教学工作30年,主持和参与科研课题15项,主编参编学术专著10部,发表论文90余篇,其中SCI源期刊上有17篇。获省科技进步二等奖1项,三等奖2项。获安徽医科大学"优秀拔尖人才"称号。

《麻醉药理学》第 3 版已经出版五年了。五年来,《麻醉药理学》在麻醉专业医学生理论教学以及指导临床麻醉医师合理用药等方面发挥了积极的作用。与此同时,科学技术与生物医药领域的迅猛发展,带来了理论的更新与进步。在迈入第十三个五年计划之时,我们对《麻醉药理学》进行改版,使其满足麻醉学专业人才掌握专业药理学知识的要求。修订后的教材在上一版基础上除做了适当的修改与调整外,还完善了相关内容,以提升编写的水平与质量,适应麻醉学专业基础知识的掌握,以及飞速发展的医疗技术对麻醉学专业人才综合能力培养的需要。

本次修订在全国高等医药院校麻醉学专业第四届教材编审委员会领导下进行,在人民卫生出版社的支持与帮助下完成。编者经过了严格筛查,其中部分专家因年龄等原因,调整幅度较大,新任的编者均为教学与临床麻醉工作中经验丰富、责任感较强的专家,结合自己的研究方向,撰写较为熟悉的内容,以保证本书的科学性与先进性。此外,为了促进教材的建设与提升人才培养的质量,按照人民卫生出版社的要求,《麻醉药理学》第 4 版规划教材除出版纸质版教材外,还同时出版配套教材,包括规划数字教材、学习指导与习题集,以及网络增值服务,形成了立体化的教材格局。

本次修订的原则与基本要求是:①体现"三特定"。即:特定的对象,五年制本科麻醉学专业学生;特定的要求,培养从事临床麻醉工作的医师;特定的限制,有别于参考书、专著、临床规范等;②强调"三基"(基础理论、基本知识、基本技能)和"五性"(思想性、科学性、先进性、启发性与适用性);③基于《麻醉药理学》课程的安排在《药理学》之后授课,故本教材不过分强调教材的系统性和完整性,而与十三五规划教材的《药理学》"互补",以减少不必要的重复,突出麻醉学专业特色;④强调教材更加便于教与学,调整与修改了部分内容,增加了新进展,其中对于概念、名词、术语等要求更加严谨,不成熟的进展尽量不写;⑤作为基础知识的学习,药物用途仅介绍应用的原则,详细用法请参阅《临床麻醉学》等书籍,药品用量仅供参考。

在此谨致:诚挚地感谢《麻醉药理学》第 1 至 3 版主编与全体编者奠定的基础,感谢人民卫生出版社的大力支持,感谢各参编院校的鼎力相助,感谢第 4 版全体编者的努力工作与奉献。

在本书付梓之际,深感限于水平与时间紧迫等因素,尽管我们已尽己之所能,但疏漏与不足之处仍可能存在,如发现问题,敬请及时予以批评指正。

喻 田　王国林

2016 年 5 月

目录

目录

14

目录

目录

目录

目录

第一章 | 绪论

一、麻醉药理学的性质与任务

药物（drug）指用于预防、诊断、治疗疾病或计划生育的化学物质。药理学（pharmacology）是研究药物与机体（包括病原体）相互作用及作用规律的科学。其中，研究药物对机体作用（防治作用、不良反应等）的称为药物效应动力学（pharmacodynamics），简称药效学；研究机体对药物作用（吸收、分布、生物转化、排泄等）的称为药物代谢动力学（pharmacokinetics），即研究药物剂量与血浆或效应部位药物浓度之间的关系，简称药动学。

麻醉药理学（anesthetic pharmacology）是基础医学与麻醉学之间的桥梁学科，既是药理学的一个分支，也是麻醉学专业的一门重要基础课。麻醉药理学主要围绕手术或有创检查的患者产生催眠、遗忘、镇痛、肌肉松弛，并维持生理功能的动态稳定为目标，阐述实施麻醉（全身麻醉、局部麻醉、肌肉松弛等）以及围术期管理常用的药物，包括这些药物的来源、体内过程、药理作用、临床应用及不良反应，指导麻醉期间的合理用药，并借助先进的技术研究药物作用的机制。

此外，麻醉药理学的任务还包括为麻醉专业学生的培养奠定基础，同时也为新药的研发提供支撑。麻醉药理学对促进麻醉学科的发展与进步，以及外科学的发展与进步做出了较大的贡献。

二、麻醉药物与麻醉药理学的发展史

从远古时代起，人们就开始探索与疾病作斗争。最先的记载是探索食物中毒后，尝试解毒的"药物"。而我国有关麻醉的最早记载见于春秋战国时期《列子》，文中所述扁鹊的毒酒，即为最初的麻醉剂。东汉末年《后汉书·华佗传》记载，名医华佗（约公元 200 年）施行手术用"麻沸散"麻醉，其中用于麻醉的处方包括曼陀罗花，也有提及茉莉花根等，但其处方已经失传。而这些药物多数具有镇痛、致幻作用。后有这些药物用酒浸泡或与酒同服的传说，乙醇也能起到一定的"麻醉"作用。19 世纪初，欧洲的化学家从植物里面分离出了生物碱（如罂粟），药物学家 Friedrich W. r Serturner 于 1806 年成功分离出了镇痛药吗啡。

1. 全身麻醉药的发展史 1798 年，英国化学家 Humphry Davy 开始研究氧化亚氮（N_2O）的化学和药理，这种气体由于可使人产生类似歇斯底里的现象，故取名"笑气"。Davy 自己吸入 N_2O 后牙痛消失，他于 1800 年发表了论文，提出吸入 N_2O 可以缓解疼痛，建议将 N_2O 用于手术。但当时并未引起人们的注意。40 多年后，根据美国牙医 Wells 本人的建议，将 N_2O 用于拔除牙齿，未出现疼痛。但随后在波士顿演示，因过早拿走气囊而失败，使 N_2O 的应用受到挫折。

William T. G. Morton 是一位来自于波士顿的牙科医生，他与化学教授 Jackson 很熟，Jackson 曾建议用乙醚替代 N_2O。Morton 得到乙醚并于 1846 年 9 月 30 日用乙醚拔牙取得满意效果。这个过程被一位年轻的外科医生目睹,他安排 Morton 10 月 16 日在马萨诸塞总医院演示乙醚麻醉进行颈部外科手术,麻醉的效果很好,获得成功。11 月 18 日波士顿医学与外科学杂志发表了乙醚麻醉手术的论文。期间依据乙醚麻醉后的生理变化,"麻醉"的英文单词被提议为"anesthesia",即源于希腊的"an"(无)与"esthesia"(知觉)的组合。1846 年 10 月 16 日成为近代麻醉学的开端,麻醉从此进入了历史的新纪元。

虽然乙醚麻醉的安全性较高,但由于易燃、诱导时间长,以及较强的刺激性等,科学家们又开始寻找更好的全身麻醉药。乙醚麻醉应用 1 年后,氯仿被推出,并且在临床应用了几十年,后因其毒副作用,以及安全隐患被淡出麻醉领域。

1867 年 Colton 成功地在巴黎第一届国际医学大会上演示了 N_2O 麻醉。此后,经过几位专家的探索,N_2O 与氧气混合应用于麻醉被再次应用于临床。

20 世纪 50 年代化学家合成了氟烷,并对其药理特性进行了研究。与乙醚相比,因氟烷麻醉作用强,诱导迅速平稳、苏醒迅速及不易燃烧爆炸等优点迅速取代乙醚而风靡数十年。但不久因为有引起急性重型肝炎的报道,而使临床的应用受限。随之,甲氧氟烷也曾一度用于临床,后来也因较强的肾脏毒性而停止了应用。20 世纪 60 年代后,更多的学者致力于寻找并合成"理想的麻醉药",恩氟烷、异氟烷、七氟烷、地氟烷等现代氟化麻醉药相继问世,成为吸入麻醉药的主流。

与此同时,全身麻醉药的另一大类——静脉麻醉药,也在不断地探索之中。1872 年,Ore 用水合氯醛开启了静脉麻醉药的先河。1903 年第一个有镇静作用的巴比妥类麻醉药在德国柏林由 Fischer 与 von Mering 合成。但短效的静脉麻醉药在 30 年后才出现。随之,被称为静脉麻醉方法创始人的 Helmut Weese 于 1932 年报道了几千例应用苯巴比妥静脉麻醉的病例。1934 年 John Lundy 详细报道了硫喷妥钠临床麻醉的应用,并提出了"平衡麻醉"概念。

由于上述静脉麻醉药具有一定的毒副作用,如心血管的抑制作用等,一些学者不断地寻找毒副作用更小的静脉麻醉药。1960 年开发出了首个应用于临床的苯二氮䓬类安定药,1963 年咪达唑仑出现,1978 年其特异性的拮抗药也研究成功。

氯胺酮是苯环己哌啶的衍生物之一,1962 年首次合成之后,于 1966 年应用于临床。鉴于对心血管功能无抑制作用,一直作为临床必备的药物,但由于其幻觉作用,使其应用在一定程度上受限。

丙泊酚是烷基酚类化合物,与巴比妥类药物相比,具有一定的优势,1977 年开始应用于临床。因其快速消除作用的特点,而在临床广泛使用至今。为了降低药物的毒副作用,并且达到更好的麻醉效果,麻醉工作者在不断地探索着。

此外,目前临床麻醉仍在使用的还有羟丁酸钠(1956)、依托咪酯(1973)。

2. 局部麻醉药的发展史 据文字记载,最早的局麻药是 1884 年从南美洲古柯树叶中提取的生物碱可卡因(cocaine),它是最早用于局部麻醉的药物,但因吸收后毒性较大,使用受到了限制。根据可卡因的化学结构特点,1905 年人工合成了低毒性的普鲁卡因,真正奠定了局部麻醉药的基础。1943 年成功合成了另一类局麻药利多卡因,并于 1948 年开始应用至今。之后甲哌卡因(1957)、布比卡因(1963)、罗哌卡因(1996)在不同的局部麻醉方法中发挥各自的作用。

3. 肌肉松弛药的发展史 肌肉松弛药的发现,为外科手术创造了较好的条件。然而它们的发现也具有戏剧性。箭毒的发现源于 1505 年的一位意大利牧师的文字描述,并于 1814 年在动物身上证实了箭毒的作用机制。1935 年 King 从筒箭毒中分离出右旋筒箭毒碱。1942 年 Griffith 将其作为肌松药用于临床。由于箭毒使用后对自主神经的副作用,以及呼吸的支持不能保障,使并发症与死亡率增加,一些学者着手开发新的神经肌肉阻断剂。

1949 年,琥珀酰胆碱阻断神经肌肉的活性被发现,并很快用于临床。为此,Daniel Bovet 因证明琥珀胆碱为短效肌松药而获得了 1957 年诺贝尔奖。

在发现箭毒之后,大约有 50 种肌肉松弛药被使用,但多因副作用而被废弃。合成的神经肌肉阻滞药,如泮库溴铵(1966)、阿曲库铵(1981)、维库溴铵(1980)、罗库溴铵(1991)等非去极化肌松药逐渐成为肌松药的主角。

麻醉药理学的建立与发展伴随了麻醉药物的不断发现,以及药理学的不断进步。18 世纪生理学与化学的发展为现代药理学奠定了基础。而 19 世纪,随着实验药理学整体动物水平研究方法的建立,现代药理学正式问世。伴随着科学技术快速发展,其中也有诸如德国化学家从罂粟中成功分离提纯出吗啡,并在动物的实验证实了镇痛的作用。20 世纪,有机化学的发展,将药理学带入了化学药物的阶段。并且随着技术的进步和药物结构与效应关系的研究,人工合成化合物成为新的药物的来源。

三、麻醉药理学的研究与展望

药理学是一门实验性较强的科学,通常借助多学科的研究方法。依据研究对象的不同,可分为基础药理学与临床药理学。其中基础药理学的研究对象是动物,重点研究药物与动物相互作用的规律;而临床药理学是以人为研究对象,包括健康志愿者和患者,研究药物与人体相互作用的规律。

麻醉药理学的研究既包括基础药理学,如实验药理学、药代动力学,也含有诸如新药临床试验与评价,乃至不良反应的监测等临床药理学的研究。围绕围术期相关麻醉药物的使用,麻醉药理学的研究已由整体水平、器官水平、组织水平深入到细胞水平与分子水平。其麻醉药理学知识的拓展向受体理论、离子通道、信息传递突破,并且借助分子生物学与分子遗传学,以及活体脑成像技术,有望阐明麻醉药物的作用机制,以寻找更为理想的麻醉用药。

自从乙醚应用以来,国内外有大量的学者围绕麻醉药物及其药理学进行研究。在国内,麻醉药理学的相关工作起步较晚,随着郑斯聚、段世明、戴体俊等一批学者的辛勤付出,麻醉药理学已形成了独立的学科,极大地推动了这项工作的发展与进步。由于麻醉学科工作范围的不断拓宽,以及患者需要舒适与理想的麻醉效果,无疑对麻醉药理学工作提出了更高的要求,需要我们更加勤奋地工作,以加速麻醉药理学的发展与进步。

四、麻醉药理学的学习方法

麻醉专业的医学生在学习的过程中,要掌握各类麻醉药物,以及围术期维持生命体征稳定药物的药理作用,指导合理用药,避免药物不良反应的发生。学习好这门课程需要注意以下几方面:

1. **与相关基础学科的联系** 麻醉药理学是一门基础与临床之间的桥梁学科。因此,学习时需要密切联系基础医学的相关学科,如生理学、病理生理学、药理学、生物化学,以及解剖学等,以加强对药物的药理作用与作用机制的理解,增强记忆。

2. **与临床麻醉的联系** 麻醉药理学也是一门实践科学。学习的目的是掌握临床麻醉工作常用的药物,安全、有效、合理地应用药物。因此,麻醉药理学的学习,还要与临床医学的相关学科相结合,并结合拟实施麻醉的患者身体状况、采用的麻醉方法与技术等,达到理想麻醉的效果。

3. **与药物不良反应的联系** 麻醉期间用药作用于机体产生催眠、遗忘、镇痛、肌肉松弛,或维持机体生理功能的稳定,但由于使用不当,或者患者特殊的身体状况等,使药物产生不良反应。因此,学习时需要注意掌握相关药物的不良反应,以便使麻醉用药更为安全。

4. 与实验教学的联系 药理学本是一门实验科学,理论的学习需要动物实验的补充以便掌握。同时,麻醉药理学的实验教学,应是综合性、设计性的实验教学,在学习的过程体验到临床麻醉药物作用后的机体反应效果,不良反应的发生,以及综合分析问题与解决问题的能力。此外,实验教学还有助于学习麻醉药理学研究的方法,培养学生的创新能力。

5. 从点到面的联系 学习的过程要不断地注重纵横联系、归纳总结。既要掌握麻醉药理学的基本理论与规律,以及代表性药物的药理作用、不良反应,也要了解一般性药物的特点,以达到融会贯通的目的。

（喻 田）

药物代谢动力学研究药物的体内过程(包括吸收、分布、代谢和排泄),并运用数学原理和方法阐释药物在机体内的动态规律。药物体内浓度受药物体内过程的影响而动态变化。掌握药物代谢动力学的基本原理和方法,可以更好地了解药物在体内的变化规律,设计和优化给药方案,指导合理用药,为临床用药提供科学依据。

第一节 药物分子的膜转运

药物吸收、分布、代谢和排泄过程中,药物分子要通过各种单层(如小肠上皮细胞)或多层(如皮肤)细胞膜。膜转运(membrane transport)是药物分子通过细胞膜的现象。细胞膜是药物在体内转运的基本屏障,药物通过各种细胞膜的方式和影响因素相似。

一、膜转运方式

药物分子通过细胞膜的方式有被动转运(包括滤过和简单扩散)、载体转运(包括主动转运和易化扩散)和膜动转运(包括入胞和出胞)。

1. 被动转运 被动转运(passive transport)是指存在于细胞膜两侧的药物顺浓度梯度从高浓度侧向低浓度侧扩散的过程。特点:①顺浓度梯度转运;②不需要载体,膜对通过的物质无特殊选择性;③不消耗能量,扩散过程与细胞代谢无关;④不受共存类似物的影响,既无饱和现象和竞争抑制现象,一般也无部位特异性。

药物转运以被动转运为主,分为单纯扩散和滤过两种形式。

(1) 简单扩散(simple diffusion):又称脂溶性扩散(lipid diffusion),是指脂溶性药物溶解于细胞膜的脂质层,顺浓度差通过细胞膜。绝大多数药物按此种方式通过生物膜。简单扩散的速度主要取决于药物的油水分配系数(lipid-aqueous partition coefficient)和膜两侧药物浓度差。油水分配系数(脂溶性)和浓度差越大,扩散就越快。但是,因为药物必须先溶于体液才能抵达细胞膜,水溶性太低同样不利于药物通过细胞膜,故药物在具备脂溶性的同时,仍需具有一定的水溶性才能迅速通过细胞膜。

(2) 滤过(filtration):又称水溶性扩散(aqueous diffusion),是指水溶性的药物分子借助于流体静压或渗透压随体液通过细胞膜的水性通道而进行的膜转运。体内大多数细胞,如结膜、肠道、泌尿道等上皮细胞膜的水性通道很小,直径仅约 $4 \sim 8\mathring{A}(1\mathring{A} = 10^{-10} \text{ m})$,只允许分子量小于 100Da 的物质通过,如锂离子(Li^+)、甲醇、尿素等。外周大多数毛细血管内皮细胞间的孔隙较大,直径可达 40Å 以上($60 \sim 120\mathring{A}$),分子量大到 20 000 ~ 30 000Da 者也能通过,故绝大多数药物均可经毛细血管内皮细胞间的孔隙滤过。中枢大部分毛细血管壁无孔隙,药物不能以滤过方式通过血-脑屏障而进入脑组织内。虽然大多数无机离子分子量小,足以通过细胞膜的水性通道,但其跨膜转运由跨膜电位差(如 Cl^-)或主动转运机制(如 Na^+、K^+)控制。

2. 载体转运　载体转运(carrier-mediated transport)是指转运体(transporter)在细胞膜的一侧与药物或生理性物质结合后,发生构型改变,在细胞膜的另一侧将结合的内源性物质或药物释出。特点:①对转运物质有选择性(specificity);②载体转运能力有限,具有饱和性(saturation);③结构相似的药物或内源性物质可竞争同一载体而具有竞争性(competition),并可发生竞争性抑制(competitive inhibition);④具有结构特异性和部位特异性,如维生素 B_{12} 的主动转运仅在回肠末端进行,而维生素 B_2 和胆酸仅在小肠的上端才能被吸收。

药物载体转运主要发生在肾小管、胆道、血-脑屏障和胃肠道,分为主动转运和易化扩散两种方式。

(1) 主动转运(active transport):指药物借助载体或酶促系统的作用,从低浓度侧向高浓度侧的跨膜转运。主动转运是人体重要的物质转运方式,生物体内一些必需物质如单糖、氨基酸、水溶性维生素、K^+、Na^+、I^- 以及一些有机弱酸、弱碱等弱电解质的离子型都是以主动转运方式通过细胞膜。有的药物通过神经元细胞、脉络丛、肾小管上皮细胞和肝细胞时是以主动转运方式进行的,可逆电化学差转运。主动转运需要耗能,能量可直接来源于 ATP 的水解,或是间接来源于其他离子如 Na^+ 的电化学差。

(2) 易化扩散(facilitated diffusion):指药物在细胞膜载体的帮助下由膜高浓度侧向低浓度侧扩散的过程。易化扩散不消耗能量,不能逆电化学差转运,所以实际上也是一种被动转运。易化扩散可加快药物的转运速率。在小肠上皮细胞、脂肪细胞、血-脑屏障血液侧的细胞膜中,单糖类、氨基酸、季铵盐类药物的转运属于易化扩散。维生素 B_{12} 经胃肠道吸收、葡萄糖进入红细胞内、甲氨蝶呤进入白细胞等均以易化扩散方式转运。

3. 膜动转运　膜动转运(membrane moving transport)是指大分子物质通过膜的运动而转运,包括胞饮和胞吐。

(1) 胞饮(pinocytosis):又称吞饮或入胞,是指某些液态蛋白质或大分子物质通过细胞膜的内陷形成吞饮小泡而进入细胞内。如脑垂体后叶粉剂可从鼻黏膜给药以胞饮方式吸收。

(2) 胞吐(exocytosis):又称胞裂外排或出胞,是指胞质内的大分子物质以外泌囊泡的形式排出细胞的过程。如腺体分泌及递质的释放。

二、影响药物膜转运的因素

1. 药物的解离度和体液的酸碱度　绝大多数药物属于弱酸性或弱碱性有机化合物,在体液中均不同程度地解离。分子型(非解离型,unionized form)药物疏水而亲脂,易通过细胞膜;离子型(ionized form)药物极性高,不易通过细胞膜脂质层,这种现象称为离子障(ion trapping)。药物解离程度取决于体液 pH 和药物解离常数(K_a)。解离常数的负对数值为 pK_a,表示药物的解离度,是指药物解离50%时所在体液的 pH。各药都有固定的 pK_a,依据 Handerson-Hasselbalch 公式计算而得:

弱酸性药物

$$HA \rightleftharpoons H^+ + A^-$$

$$K_a = \frac{[H^+][A^-]}{[HA]}$$

$$pKa = pH - \lg\frac{[A^-]}{[HA]}$$

$$pH - pKa = \lg\frac{[A^-]}{[HA]}$$

弱碱性药物

$$BH^+ \rightleftharpoons H^+ + B$$

$$K_a = \frac{[H^+][B]}{[BH^+]}$$

$$pKa = pH - \lg\frac{[B]}{[BH^+]}$$

$$pKa - pH = \lg\frac{[BH^+]}{[B]}$$

$$\therefore \frac{[\text{离子型}]}{[\text{非离子型}]}=\frac{[A^-]}{[HA]}=10^{pH-pK_a} \qquad \frac{[\text{离子型}]}{[\text{非离子型}]}=\frac{[BH^+]}{[B]}=10^{pK_a-pH}$$

上述公式也提示,改变体液 pH 值可明显影响弱酸或弱碱性药物的解离程度。药物的解离程度在 pH 变化较大的体液内对药物跨膜转运的影响更为重要。胃液 pH 变化范围为 1.5～7.0,尿液 pH 为 5.5～8.0。如此大的 pH 变化范围对那些脂溶性适中的药物可能产生显著的临床意义。如苯巴比妥的清除速率在碱性尿内比在酸性尿内快 7 倍。抗高血压药美卡拉明为弱碱性,在酸性尿内的清除速率约为碱性尿的 80 倍。

2. **药物浓度差以及细胞膜通透性、面积和厚度**　药物以简单扩散方式通过细胞膜时,除了受药物解离度和体液 pH 影响外,药物分子跨膜转运的速率(单位时间通过的药物分子数)还与膜两侧药物浓度差(C_1-C_2)、膜面积、膜通透系数(permeability coefficient)和膜厚度等因素有关。膜表面大的器官,如肺、小肠,药物通过其细胞膜脂层的速度远比膜表面小的器官(如胃)快。这些因素的综合影响复合 Fick 定律(Fick's law):

$$\text{通透量(单位时间分子数)}=(C_1-C_2)\times\frac{\text{面积}\times\text{通透系数}}{\text{厚度}}$$

3. **血流量**　血流量的改变可影响细胞膜两侧药物浓度差,药物被血流带走的速度影响膜一侧的药物浓度,血流量丰富、流速快时,不含药物的血液能迅速取代含有较高药物浓度的血液,从而得以维持很大的浓度差,使药物跨膜速率增高。

4. **细胞膜转运蛋白的量和功能**　营养状况和蛋白质的摄入影响细胞膜转运蛋白的数量,从而影响药物的跨膜转运。转运蛋白的功能受基因型控制,如多药耐药基因(multidrug resistance gene)是编码 P-糖蛋白的基因,其基因多态性引起的不同基因型具有编码不同的 P-糖蛋白功能,从而影响药物的跨膜转运。

第二节　药物的体内过程

一、吸　　收

吸收(absorption)是药物自用药部位进入血液循环的过程。除直接注入血管内以外,药物都要经过吸收才能发挥全身作用。多数情况下,药物以被动转运的方式吸收进入体内。脂溶性大、极性小、分子量小的药物易跨过生物膜,跨膜转运的速率与细胞膜两侧的浓度差、吸收面积成正比。不同给药途径有着不同的药物吸收过程和特点。

1. **口服给药**　口服是最常用的给药途径。大多数药物在胃肠道内是以简单扩散方式被吸收的。胃肠道的吸收面积大、内容物的拌和作用以及小肠内适中的酸碱性(pH 5.0～8.0)对药物解离影响小等因素均有利于药物的吸收。其中小肠内 pH 接近中性,黏膜吸收面广,缓慢蠕动增加药物与黏膜接触机会,因此小肠是药物口服时主要的吸收部位。

影响药物胃肠道吸收的因素很多,如胃肠道的 pH、胃排空的速率、胃肠的蠕动度、药物的理化性质和药物的剂型等。此外,胃肠道分泌的酸和酶以及肠道内菌群的生化作用均可影响药物的口服吸收,如一些青霉素类抗生素因被胃酸迅速灭活而口服无效,多肽类激素如胰岛素在肠内被水解而必须采用非胃肠道途径给药。

从胃肠道吸收入门静脉系统的药物在到达全身血液循环前必先通过肝脏,如果肝脏对其代谢能力很强,或由胆汁排泄的量大,则使进入全身血液循环内的有效药物量明显减少,这种作用称为首过消除(first pass elimination)或首过效应(first pass effect)。有的药物可被吸收进入肠壁细胞内而被代谢一部分也属首过消除。胃肠道外途径给药时,在到达作用部位或靶器官前,可在肺内排泄或代谢一部分药物,这也是一种首过消除,肺也因而成为一首过消除器官。首过消除高时,机体可利用的有效药物量少,要达到治疗浓度,必须加大用药剂量。但因剂量加大,代谢产物也会明显增多,可能出现代谢产物的毒性反应。因此,在应用首过消除高的药物而决定采用大剂量口服时,应先了解其代谢产物的毒性作用和消除过程。为了避免首过效应,通常采用舌下及直肠下部给药,以使药物不经过胃肠道和肝脏吸收,直接进入全身血液循环。

2. **注射给药** 静脉注射(intravenous injection,iv)可使药物迅速而准确地进入全身血液循环,不存在吸收过程。药物肌内注射(intramuscular injection,im)及皮下注射(subcutaneous injection,sc)时,主要经毛细血管以简单扩散和滤过方式吸收,吸收速率受注射部位血流量和药物剂型影响,一般较口服快。水溶液吸收迅速,油剂、混悬剂可在局部滞留,吸收慢,故作用持久。肌肉组织的血流量比皮下组织丰富,药物肌内注射一般比皮下注射吸收快。有时为了使治疗药物靶向至特殊组织器官,可采用动脉注射(intra-arterial injection,ia),但动脉给药危险性大,一般较少使用。

注射给药还可将药物注射至身体任何部位发挥作用,如局部麻醉药。将局部麻醉药注入皮下或手术视野附近组织可产生浸润麻醉作用,注入外周神经干附近可产生区域麻醉作用。将局部麻醉药注射入蛛网膜下腔,药物随脑脊液弥散,直接麻醉脊神经根。硬膜外麻醉时,注入硬膜外腔的局部麻醉药液沿蛛网膜绒毛透过硬膜、蛛网膜而进入蛛网膜下腔,产生神经阻滞作用。药物在椎管内的扩散受患者体位、姿势、药量、注射力量和溶液比重的影响。

3. **呼吸道给药** 吸入麻醉药是经过呼吸道给药,经肺-脑循环后,大部分以原形经肺排出。吸入性麻醉药是挥发性液体或气体,脂溶性高,易透过生物膜,经肺泡扩散吸收入血,再随血液循环透过血-脑脊液屏障进入脑组织。其吸收受多种因素影响,包括:①肺血流量和血/气分配系数,后者指血中药物浓度与吸入气体中药物浓度达到平衡时的比值;②吸入体内的药物浓度,即吸入麻醉药在吸入混合气体中的浓度;③肺通气量。

除了吸入性麻醉药和其他一些治疗性气体经呼吸道吸入给药外,容易气化的药物,也可采用吸入途径给药,如沙丁胺醇。有的药物难溶于一般溶剂,水溶液又不稳定,如色甘酸钠,可制成直径约 $5\mu m$ 的极微细粉末以特制的吸入剂气雾吸入。由于肺泡表面积很大,肺血流量丰富,因此只要具有一定溶解度的气态药物即能经肺迅速吸收。气道本身是抗哮喘药的靶器官,以气雾剂解除支气管痉挛是一种局部用药。

4. **局部用药** 局部用药的目的是在皮肤、眼、鼻、咽喉和阴道等部位产生局部作用。穿透性强的局部麻醉药进行表面麻醉时也是一种局部用药。有时也在直肠给药以产生局部抗炎作用,但大部分直肠给药是为了产生吸收作用。直肠给药可在一定程度上避免首过消除。直肠中、下段的毛细血管血液流入下痔静脉和中痔静脉,然后进入下腔静脉,其间不经过肝脏。若以栓剂塞入上段直肠,则吸收后经上痔静脉进入门静脉系统,而且上痔静脉和中痔静脉间有广泛的侧支循环,因此,直肠给药的剂量仅约 50% 可以绕过肝脏。为了使某些药物血浆浓度维持较长时间,也可采用经皮肤途径给药,如硝酸甘油软膏或缓释贴皮剂、硝苯地平贴皮剂、芬太尼贴皮剂等,但这是一种全身给药方式。

5. **舌下给药** 舌下给药可在很大程度上避免首过消除。如硝酸甘油首过消除可达90%以上,舌下给药时由血流丰富的颊黏膜吸收,直接进入全身循环。

二、分 布

分布(distribution)是药物吸收后从血液循环到达机体各个器官和组织的过程。通常药物在体内的分布速度很快,可迅速在血液和各组织之间达到动态平衡。

药物在体内各组织分布的程度和速度,主要取决于组织器官血流量和药物与血浆蛋白、组织细胞的结合能力。药物分布到达作用部位的速度越快,起效就越迅速。此外,药物载体转运蛋白的数量和功能状态、体液 pH、生理屏障作用以及药物的分子量、化学结构、脂溶性、pK_a、极性、微粒制剂的粒径等都能够影响药物的体内分布。

1. 组织器官血流量 人体各组织器官的血流量是不均一的。通常在血流量丰富的组织和器官,药物的分布速度快而且转运量较多;相反,则分布速度慢和转运量较小。所以流经各组织器官的动脉血流量是影响分布的一个重要因素。在循环速度快的脏器,如脑、肝、肾、甲状腺等,药物在这些组织分布较快,随后还可以再分布(redistribution)。例如,静脉注射硫喷妥钠,首先分布到血流量大的脑组织,随后由于其脂溶性高又向血流量少的脂肪组织转移,从而实现再分布,所以其起效迅速,但维持时间短。

2. 血浆蛋白结合率 药物进入血液后,常与血浆蛋白结合成为结合型药物(bound drug),与游离型药物(free drug)同时存在于血液中。弱酸性药物主要与清蛋白结合,弱碱性药物主要与 α_1 酸性糖蛋白(α_1-acid glycoprotein)结合,脂溶性强的药物主要与脂蛋白结合。药物和血浆蛋白的结合符合下列公式:

$$D+P \Longleftrightarrow DP$$

D 为游离型药物,DP 为结合型药物。

$$K_D = \frac{[D][P]}{[DP]}$$

设 P_T 为血浆蛋白总量,则上式可转换成:

$$\frac{[DP]}{[P_T]} = \frac{[D]}{K_D + [D]}$$

上式表明决定血浆蛋白结合率的因素为游离型药物浓度、血浆蛋白量和药物与血浆蛋白的亲和力,即解离常数 K_D 值的大小。

结合型药物不能跨膜转运,是药物在血液中的一种暂时贮存形式。因此,药物与血浆蛋白的结合影响药物在体内的分布、转运速度以及作用强度和消除速率。

药物与血浆蛋白结合的特异性低,与相同血浆蛋白结合的药物之间可发生竞争性置换的相互作用。如抗凝血药华法林血浆蛋白结合率约 99%,当与保泰松合用时,结合型的华法林被置换出来,使血浆内游离药物浓度明显增加,抗凝作用增强,可造成严重的出血,甚至危及生命。药物与内源性化合物也可在血浆蛋白结合部位发生竞争性置换作用,如磺胺异噁唑可将胆红素从血浆蛋白结合部位上置换出来,因此新生儿使用该药可发生致死性核黄疸症(nuclear jaundice)。但是,药物在血浆蛋白结合部位上的相互作用并非都有临床意义。一般认为,只有血浆蛋白结合率高、分布容积小、消除慢以及治疗指数低的药物在临床上这种相互作用才有意义。

3. 组织细胞结合 药物与组织细胞结合是由于药物与某些组织细胞成分具有特殊的亲和力,使这些组织中的药物浓度高于血浆游离药物浓度,药物分布呈现一定的选择性。药物与某些组织亲和力强是药物作用部位具有选择性的重要原因,如氯喹在肝和红细胞内分布浓度高。多数情况下,药物和组织的结合是药物在体内的一种贮存方式,如硫喷妥钠再分布到脂肪组织。有的药物与组织可发生不可逆结合而引起毒性反应,如四环素与钙形成络合物储存于骨骼及牙齿中,导致小儿生长抑制与牙齿变黄或畸形。

4. 体液 pH 和药物解离度 在生理情况下,细胞内液 pH 为 7.0,细胞外液为 7.4。由于弱酸性药物在较碱性的细胞外液中解离增多,因而细胞外液浓度高于细胞内液,升高血液 pH 可使弱酸性药物由细胞内向细胞外转运,降低血液 pH 则使弱酸性药物向细胞内转移;弱碱性药物则相反。口服碳酸氢钠碱化血液可促进巴比妥类弱酸性药物由脑细胞向血浆转运;同时碱化尿液,可减少其在肾小管的重吸收,促进药物从尿中排出,这是临床上抢救巴比妥类药物中毒的措施之一。

5. 体内屏障

(1) 血-脑屏障:药物从血液向中枢神经系统分布,主要在药物进入细胞间隙和脑脊液受到限制。血-脑屏障(blood-brain barrier)包括血液与脑组织、血液与脑脊液、脑脊液与脑组织三种屏障。脑组织的毛细血管内皮细胞紧密相连,形成了连续性无膜孔的毛细血管壁,且外表面几乎全为星形胶质细胞包围,这种结构特点决定了某些大分子、水溶性或解离型药物难于进入脑组织,只有脂溶性高的药物才能以被动扩散的方式通过血-脑屏障。但是在某些病理状态下(如脑膜炎)血-脑屏障的通透性增大,一般不易进入中枢神经系统的大多数水溶性的药物以及在血浆 pH 为 7.4 时能解离的抗生素(氨苄西林、青霉素 G、林可霉素和头孢噻吩钠等)透入脑脊液的量明显增多,有利于药物发挥治疗作用。

(2) 胎盘屏障:胎盘绒毛与子宫血窦之间的屏障称为胎盘屏障(placenta barrier)。由于母亲与胎儿间交换营养成分与代谢废物的需要,其通透性与一般毛细血管无显著差别,几乎所有的药物都能穿过胎盘进入胎儿体内。药物进入胎盘后,即在胎儿体内循环,并很快在胎盘和胎儿之间达到平衡。因此,孕妇用药应特别谨慎,禁用可引起畸胎或对胎儿有毒性的药物。

(3) 血-眼屏障:血液与视网膜、房水、玻璃体之间的屏障称为血-眼屏障(blood-eye barrier)。血-眼屏障可影响药物在眼内的浓度,脂溶性药物及分子量小于 100 的水溶性药物易于通过。全身给药时,药物在眼内难以达到有效浓度,可采取局部滴眼或眼周边给药,包括结膜下注射、球后注射及结膜囊给药物等。

三、代 谢

代谢(metabolism)是指药物吸收后在体内经酶或其他作用发生一系列的化学反应,导致药物化学结构上的转变,又称生物转化(biotransformation)。生物转化的能力反映了机体对外来性物质(xenobiotics)或者药物的处置(disposition)能力。绝大多数药物在体内被代谢后,极性增大,有利于排出体外,因此代谢是药物在体内消除的重要途径。

(一) 药物代谢意义

肝脏是最主要的药物代谢器官。此外,胃肠道、肺、皮肤、肾等也可产生有意义的药物代谢作用。药物经过代谢后其药理活性或毒性发生改变。大多数药物被灭活(inactivation),药理活性降低或完全消失,但也存在少数药物被活化(activation)而产生药理活性或毒性。需经活化才产生药理效应的药物称为前药(pro-drug),如可的松须在肝脏转化为氢化可的松而生效。药物代谢产物与药物毒性作用有密切关系。如对乙酰氨基酚在治疗剂量(1.2g/d)时,95% 的药物经葡萄糖醛酸化和硫酸化而生成相应结合物,然后由尿排泄;另 5% 则在细胞色素 P450 单加氧酶系催化下与谷胱甘肽(glutathion)发生反应,生成巯基尿酸盐而被排泄,因此对乙酰氨基酚在治疗量时是很安全的。但如长期或大剂量使用,葡萄糖醛酸化和硫酸化途径被饱和,较多药物经细胞色素 P450 单加氧酶催化反应途径代谢,因为肝脏谷胱甘肽消耗量超过再生量,毒性代谢产物 N-乙酰对位苯醌亚胺(N-acetyl-*p*-benzoquinone imine)便可蓄积,与细胞内大分子(蛋白质)上的亲核基团发生反应,引起肝细胞坏死。

（二） 药物代谢时相

药物代谢通常涉及 I 相（phase I）和 II 相（phase II）反应。I 相反应通过氧化、还原、水解，在药物分子结构中引入或脱去功能基团（如-OH,-NH$_2$,-SH）而生成极性增高的代谢产物。II 相反应是结合（conjugation）反应，是药物分子的极性基因与内源性物质（如葡萄糖醛酸、硫酸、醋酸、甘氨酸等）经共价键结合，生成极性大、水溶性高的结合物而经尿排泄。多数药物的代谢是经 I、II 两相反应先后连续进行。但也有例外，如异烟肼代谢时，是先由其结构中的酰肼部分经 II 相反应（乙酰化）生成氮位乙酰基结合物（N-乙酰异烟肼）后再进行 I 相反应（水解），生成肝脏毒性代谢产物乙酰肼和乙酸。

（三） 药物代谢酶

少数药物在体内的代谢可以在体液的环境下自发进行，如酯类药物可以在体液环境下发生水解反应，但是绝大多数药物的代谢反应需要酶的参与。肝脏中药物代谢酶（drug metabolizing enzyme）种类多而含量丰富，因此是药物代谢的主要器官。药物代谢酶通常又可分为微粒体酶系（microsomal enzymes）和非微粒体酶系（non-microsomal enzymes）两大类。

1. 微粒体酶系 微粒体酶系主要存在于肝细胞或其他细胞（如小肠黏膜、肾和肾上腺皮质细胞等）内质网的亲脂性膜上。其中最重要的一族氧化酶被称为细胞色素 P450 单加氧酶系（cytochrome P450 monooxygenases 或 CYP450，简称 CYP）。该酶系催化的氧化反应类型极为广泛，是药物体内代谢的主要途径，大多数药物都是经过该酶系统进行代谢。

CYP 参与药物代谢的总反应式可用下式表达：

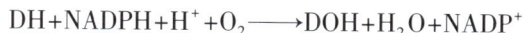

$$DH+NADPH+H^++O_2 \longrightarrow DOH+H_2O+NADP^+$$

DH 为未经代谢的原形药物，DOH 为代谢产物。CYP 的基本作用是从辅酶 II 及细胞色素 b5 获得两个 H$^+$，另外接受一个氧分子，其中一个氧原子使药物羟化，另一个氧原子与两个 H$^+$ 结合成水。

含黄素单加氧酶系（flavin-containing monooxygenases,FMO）是参与 I 相药物氧化反应的另一个肝微粒体酶超家族，与 CYP 共存于肝脏内质网，主要参与水溶性药物的代谢。该酶系包括 6 个超家族，其中 FMO3 含量丰富，主要代谢烟碱、西咪替丁、雷尼替丁、氯氮平、依托必利等，产生的代谢产物基本无活性。FMO 不被诱导或抑制，未见基于 FMO 的药物相互作用。

2. 非微粒体酶系 非微粒体酶系主要是指一些结合酶（葡萄糖醛酸结合酶除外）、水解酶、还原酶、脱氢酶等，这些酶催化药物代谢往往具有结构特异性，如酯酶催化各类酯及内酯的水解、酰胺水解酶催化酰胺的水解等。

（四） 影响药物代谢的因素

1. 遗传因素 药物代谢的个体差异主要由药物代谢酶的个体差异引起，而遗传因素对药物代谢酶的个体差异起着重要的作用，多与微粒体酶活性差异有关。不同种族间由于药物代谢酶的遗传特性差异可以导致药物代谢酶活性的差异，同一种族不同个体间由于药物代谢酶遗传基因的多态性也可以导致药物代谢酶活性差异，致使药物代谢差异。遗传因素是药物代谢差异的决定因素。

2. 药物代谢酶的诱导与抑制 许多药物长期应用时对药物代谢酶具有诱导或抑制作用，改变药物作用的持续时间与强度。能使药物代谢酶活性降低、药物代谢减慢的药物叫做酶抑制剂（enzyme inhibitor）；能使药物代谢酶活性增高、药物代谢加快的药物叫做酶诱导剂（enzyme inducer）。苯巴比妥的药酶诱导作用强，可加速抗凝血药双香豆素的代谢，使凝血酶原时间缩短。如前所述，大剂量对乙酰氨基酚引起的肝脏毒性反应主要来自经 CYP 代谢的毒性代谢产物 N-乙酰对位苯醌亚胺，CYP 的诱导将导致其毒性反应增强。有些药物本身就是其所诱导的药物代谢酶的底物，因此在反复应用后，药物代谢酶的活性增高，药物自身代谢也加快，这一作用称自身诱导。可发生自身诱导的药物包括苯巴比妥、格鲁米特、苯妥英钠、保泰松等。自身诱导作用是药物产生耐受性的重要原因。药物代谢酶的被诱导程度受其表型和基因型遗传多态性的影响，野生型纯合子的可诱导性显著高于野生型杂合子，更高于突变型纯合子。有些药物可抑制肝微粒体酶的活性，导致同时应用的一些药物代谢减慢，如氯霉素可抑制甲苯磺丁脲和苯妥英钠的代谢。还有一些药物对某一药物的代谢来说是诱导剂，对另一药物的代谢却可能是抑制剂，如保泰松对洋地黄毒苷等药物的代谢起诱导作用，而对甲苯磺丁脲和苯妥英钠的代谢起抑制作用。

3. 肝血流的改变 肝血流量是决定肝脏药物清除率的重要因素。病理状态下，心排血量及肝血流量发生明显变化时可能引起有临床意义的血流动力学性质的药物代谢改变。肝血流量的改变也可由药物引起，如苯巴比妥增加肝血流量，而普萘洛尔和吲哚美辛能降低肝血流量，从而引起有临床意义的药物相互作用。

4. 其他因素 包括环境、昼夜节律、生理因素、病理因素等。

四、排　泄

排泄（excretion）是药物以原形或代谢产物的形式经不同途径排出体外的过程，是药物体内消除的重要组成部分。药物及其代谢产物主要经肾脏从尿液排泄，其次经胆汁从粪便排泄。挥发性药物主要经肺随呼出气体排泄。药物也可经汗液和乳汁排泄。

（一）肾脏排泄

肾脏对药物的排泄方式为肾小球滤过和肾小管分泌，肾小管重吸收是对已经进入尿内药物的回收再利用过程。

1. 肾小球滤过 肾小球毛细血管膜孔较大，除与血浆蛋白结合的结合型药物外，游离型药物及其代谢产物均可经肾小球滤过。滤过速度受药物分子大小、血浆内药物浓度以及肾小球滤过率的影响。

2. 肾小管分泌 近曲小管细胞能以主动方式将药物自血浆分泌入肾小管内。除了特异性转运机制分泌葡萄糖、氨基酸外，肾小管细胞具有两种非特异性转运机制分别分泌有机阴离子（酸性药物离子）和有机阳离子（碱性药物离子）。经同一机制分泌的药物可竞争转运体而发生竞争性抑制，通常分泌速度较慢的药物能更有效地抑制分泌速度较快的药物。丙磺舒为弱酸性药，通过酸性药物转运机制经肾小管分泌，因而可竞争性地抑制经同一机制排泄的其他酸性药，如青霉素，两药合用后青霉素血药浓度增高，疗效增强，可用于少数重症感染。噻嗪类利尿药、水杨酸盐、保泰松等与尿酸竞争肾小管分泌机制而引起高尿酸血症，诱发痛风。许多药物与近曲小管主动转运载体的亲和力显著高于和血浆蛋白的亲和力，因此药物经肾小管分泌的速度不受血浆蛋白结合率的影响。

3. 肾小管重吸收 非解离型的弱酸性药物和弱碱性药物在肾脏远曲小管可通过简单扩散而被重吸收。重吸收程度受血和尿的 pH 以及药物 pK_a 影响。一般来说，pK_a 为 3.0 ~ 8.0 的酸性药和 pK_a 为 6.0 ~ 11.0 的碱性药的排泄速度易因尿 pH 改变而受到明显影响。碱化或酸化尿液可分别使弱酸性药物（如苯巴比妥）、弱碱性药物（如苯丙胺）的解离型增加，脂溶性减少,不易被肾小管重吸收。

（二） 消化道排泄

药物可通过胃肠壁脂质膜自血浆内以简单扩散方式排入胃肠腔内,位于肠上皮细胞膜上的 P-糖蛋白也可直接将药物及其代谢产物从血液分泌排入肠道。当碱性药物血药浓度很高时,消化道排泄途径十分重要。如大量应用吗啡（pK_a 7.9）后,血液内部分药物经简单扩散进入胃内酸性环境（pH 1.5 ~ 2.5）后,几乎完全解离,重吸收极少,洗胃可清除胃内药物;如果不以洗胃将其清除,则进入较碱性的肠道后会再被吸收。

部分药物经肝脏转化形成极性较强的水溶性代谢产物,被分泌到胆汁内经由胆道及胆总管进入肠腔,然后随粪便排泄,经胆汁排入肠腔的药物部分可再经小肠上皮细胞吸收经肝脏进入血液循环,这种肝脏、胆汁、小肠间的循环称肠肝循环（enterohepatic cycle）。肠肝循环可延长药物的血浆半衰期和作用维持时间。若中断其肝肠循环,半衰期和作用时间均可缩短。强心苷中毒时,口服考来烯胺可在肠内和强心苷形成络合物,中断强心苷的肠肝循环,加快其粪便排泄,为急救措施之一。

（三） 其他途径排泄

许多药物也可经汗液、唾液、泪液和乳汁排泄。这些途径的排泄主要是依靠脂溶性分子型药物通过腺上皮细胞进行简单扩散,与 pH 有关。药物也可以主动转运方式分泌入腺体导管内,排入腺体导管内的药物可被重吸收。经唾液进入口腔的药物吞咽后也可被再吸收。乳汁酸度较血浆高,故碱性药物在乳汁内的浓度较血浆内浓度略高,酸性药物则相反。非电解质类（如乙醇、尿素）易进入乳汁达到与血浆相同浓度。挥发性药物和吸入性麻醉药可通过肺排出体外。

第三节　药物代谢动力学模型

为了定量地描述药物体内过程的动态变化规律,常常需要借助多种模型加以模拟,房室模型（compartment model）是目前最常用的药动学模型。房室模型是将整个机体视为一个系统,并将该系统按动力学特性划分为若干个房室（compartments）,把机体看成是由若干个房室组成的一个完整的系统。根据药物在体内的动力学特性,房室模型可分为单室模型、二室模型和多室模型。一室模型和二室模型数学处理上较为简单,应用最广泛,多室模型的数学处理相当烦琐,因而应用受到限制。

一、单 室 模 型

药物吸收进入体内以后,迅速向各组织器官分布,并很快在血液与各组织脏器之间达到动态平衡,即药物在全身各组织部位的转运速率是相同或相似的,此时把整个机体视为一个房室,称之为单室模型（one compartment model）或一室模型。单室模型并不意味着所有身体各组织在任何时刻的药物浓度都一样,但要求机体各组织药物水平能随血浆药物浓度的变化平行地发生变化。

二、二 室 模 型

药物吸收进入体内后,很快进入机体的某些部位,但在另一些部位,需要一段时间才能完成分布。从速率论的观点将机体划分为药物分布均匀程度不同的两个独立系统,即二室模型(two compartment model)。在二室模型中,一般将血流丰富以及药物分布能瞬时达到与血液平衡的部分划分为一个房室,称为中央室(central compartment);而将血液供应较少,药物分布达到与血液平衡时间较长的部分划分为周边室(peripheral compartment)。

三、多室模型

若在上述二室模型的基础上还有一部分组织、器官或细胞内药物的分布更慢,则可以从周边室中划分出第三房室,由此形成三室模型。按此方法,可以将在体内分布速率有多种水平的药物按多室模型(multi-compartment model)进行处理。

由上可知,房室模型中的房室划分主要是以速率论的观点,即依据药物在体内各组织或器官的转运速率而确定,只要体内某些部位的转运速率相同,均视为同一房室。对多数药物而言,血管分布丰富、血液流速快、血流量大的组织器官可以称为中央室,如血液、心、肝、脾、肺、肾等;与中央室比较,血管分布相对较少、血液流速慢、血流量小的组织器官可以称为周边室,如骨骼、脂肪、肌肉等。同一房室中的各组织部位的药物浓度并不一定相同,但药物在其间的转运速率是相同或相似的。房室模型的提出是为了使复杂的生物系统简化,从而能定量地分析药物在体内的动态过程。

房室模型中的房室划分不是机体实际存在的解剖学、生理学空间,很多因素(如采血时间的设定、药物浓度分析方法等)影响房室的判定,故实际上现多已采用非房室模型法(noncompartmental method)来进行药代动力学计算和分析,如生理药代动力学模型(physiological pharmacokinetic model)、药动-药效组合模型(combined pharmacodynamic-pharmacokinetic model)、统计矩(statistical moment)等。生理药代动力学模型是基于生理特征的模型,每一个器官或组织就是一个"房室"。药动-药效组合模型是将各自独立的药动模型和药效模型建立为统一的模型,以研究整体上的量效关系,此模型比药动学模型更切合临床实际。统计矩模型是将药物通过身体的过程看作是一个随机过程,时量曲线被看作是一种统计分布曲线,以曲线下面积来分析药物的体内变化过程,并计算药动学参数。

第四节 药物消除动力学

一、药物的血药浓度-时间关系

绝大多数药物的药理作用强弱与其血药浓度平行,血药浓度随时间的推移而变化。一次给药后在不同时间测定血药浓度,可以描记出血药浓度与时间关系的曲线。静脉注射形成的曲线由急速下降的以分布为主的分布相和缓慢下降的以消除为主的消除相两部分组成,而口服给药形成的曲线则由迅速上升的以吸收为主的吸收相和缓慢下降的以消除为主的消除相两部分组成(图2-1)。

二、药物消除动力学类型

药物通过各种给药途径进入体内后,体内药物浓度随时间变化的微分方程:

$$\frac{dC}{dt} = -k_e C^n$$

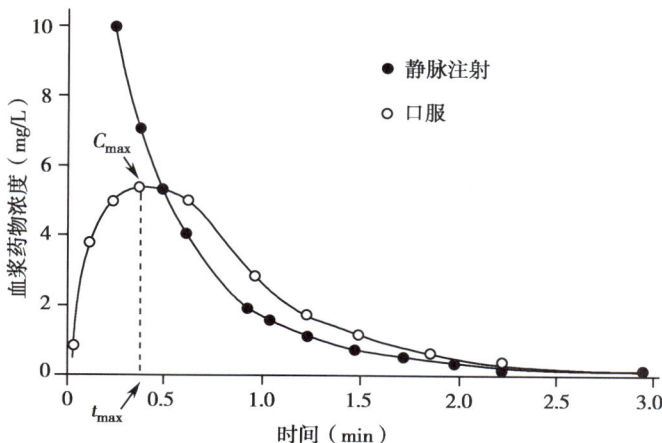

图 2-1　同一患者分别单次口服和静脉注射某药的药-时曲线

式中,C 为微分时间段的初始体内药物浓度;t 为时间;k_e 为速率常数;n＝1 时为一级消除动力学;n＝0 时为零级消除动力学;负号表示体内药物浓度随时间延长而降低。

在药物动力学研究中,通常将药物消除动力学分为如下三种类型。

1. 一级消除动力学　反映药物在体内按一级动力学消除(first-order elimination kinetics)时体内药物浓度衰减规律的方程式为:

$$\frac{\mathrm{d}C}{\mathrm{d}t}=-k_eC$$

经积分、移项,可得表示在 t 时的药物浓度 C_t 与初始药物浓度(t＝0 时)C_0 的关系:

$$C_t=C_0\mathrm{e}^{-k_et}$$

上式以常用对数表示,则为:

$$\lg C_t=\frac{-k_e}{2.303}t+\lg C_0$$

将实验所得给药后相应时间的药物浓度在半对数坐标图上作图,可目测到一条消除直线,以最小二乘法算出斜率,根据斜率＝$-k_e/2.303$ 求出 k_e 值。根据回归方程求出该直线的截距即为 $\lg C_0$。

一级消除动力学是体内药物按恒定比例消除,在单位时间内的消除量与血浆药物浓度成正比。其药-时曲线在常规坐标图上作图时呈曲线,在半对数坐标图上则为直线,呈指数衰减(图 2-2),故一级动力学过程也称线性动力学过程(linear kinetics)。大多数药物在体内按一级动力学消除。

2. 零级消除动力学　零级消除动力学(zero-order elimination kinetics)是药物在体内以恒定的速率消除,即不论血浆药物浓度高低,单位时间内消除的药物量不变。在半对数坐标图上其药-时曲线呈曲线(图 2-2),故称非线性动力学(nonlinear kinetics)。通常是因为药物在体内的消除能力达到饱和所致。

零级动力学的计算公式为:

$$\frac{\mathrm{d}C}{\mathrm{d}t}=-k_e$$

此处的 K_0 为零级消除速率常数,经积分得:

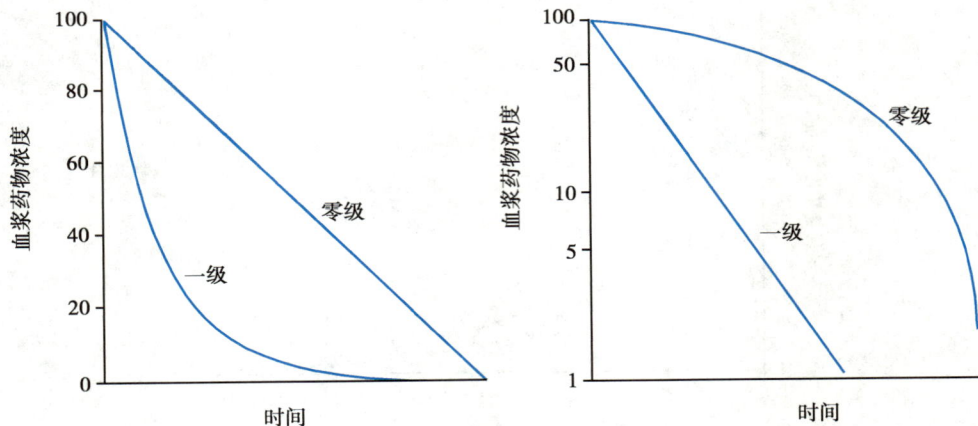

图 2-2　一级消除动力学和零级消除动力学的药-时曲线
左图为常规坐标图,右图为半对数坐标图

$$C_t = -k_e t + C_0$$

上式为一直线方程,表明体内药物消除速率与初始浓度(C_0)无关。

3. 混合消除动力学　一些药物在体内可表现为混合消除动力学,即在低浓度或低剂量时,按一级动力学消除,达到一定高浓度或高剂量时,因消除能力饱和,单位时间内消除的药物量不再改变,按零级动力学消除,如苯妥英钠、水杨酸、乙醇等。混合消除动力学过程可用米-曼(Michaelis-Menten)方程式表述:

$$\frac{dC}{dt} = -\frac{V_{max} \cdot C}{k_m + C}$$

上式中的 V_{max} 为最大消除速率;k_m 为米-曼常数,是在 50% 最大消除速率时的药物浓度;C 为药物浓度。

当 $k_m \gg C$ 时,即体内药物消除能力远大于药物量时,C 可以忽略不计,此时 $\frac{dC}{dt} = -\frac{V_{max} \cdot C}{k_m}$,令 $\frac{V_{max}}{k_m} = k_e$,而成为一级动力学消除。当 $C \gg k_m$,即体内药物量超过了机体的代谢能力,则 k_m 可以忽略不计,此时 $\frac{dC}{dt} = -V_{max}$,表明体内消除药物的能力达到饱和,机体在以最大能力消除药物,即为零级消除动力学过程。

第五节　药物代谢动力学重要参数

一、峰浓度和达峰时间

血管外给药时药-时曲线的最高点称血浆峰浓度(peak concentration,C_{max}),达到峰浓度的时间称达峰时间(peak time,T_{max})(图 2-1)。

二、曲线下面积

药-时曲线下所覆盖的面积称曲线下面积(area under curve,AUC),其大小反映药物进入血液循环的相对量。$AUC_{0 \to t}$ 是药物从零时间至 t 时这一段时间的药-时曲线下面积。$AUC_{0 \to \infty}$ 则是药物从零时间至所有原形药物全部消除为止时的药-时曲线下总面积。

三、生物利用度

生物利用度(bioavailability,F)是指药物经血管外途径给药后吸收进入全身血液循环的相对量。

$$F = \frac{A}{D} \times 100\%$$

A 为体内药物总量,D 为用药剂量。

生物利用度可分为绝对生物利用度和相对生物利用度。生物利用度是通过比较药物在体内的量来计算的。药物在体内的量可以 AUC 表示。静脉注射时的生物利用度应为 100%,因此如以血管外给药(如口服)的 AUC 和静脉注射的 AUC 进行比较,则可得该药的绝对生物利用度:

$$F = \frac{AUC_{血管外给药}}{AUC_{静脉给药}} \times 100\%$$

如对同一血管外给药途径的某一种药物制剂(如不同剂型、不同药厂生产的相同剂型、同一药厂生产的同一品种的不同批号等)的 AUC 与相同的标准制剂进行比较,则可得相对生物利用度:

$$F = \frac{AUC_{受试制剂}}{AUC_{标准制剂}} \times 100\%$$

相对生物利用度是判定两种药物制剂是否具有生物等效性(bioequivalence)的依据。不同药厂生产的同一种剂型的药物,甚至同一个药厂生产的同一种药品的不同批产品,生物利用度可能有很大的差别,其原因在于晶型、颗粒大小或药物的其他物理特性以及处方和生产质量控制情况,均可影响制剂的崩解和溶解,从而改变药物的吸收速度和程度。临床上应重视不同药物制品的生物不等效性,特别是治疗指数低或量效曲线陡的药物,如苯妥英钠、地高辛等。

四、表观分布容积

表观分布容积(apparent volume of distribution,V_d)是指当血浆和组织内药物分布达到平衡时,体内药物按血浆药物浓度在体内分布所需体液容积。

$$V_d = \frac{A}{C_0}$$

A 为体内药物总量,C_0 为血浆和组织内药物达到平衡时的血浆药物浓度。由于药物在体内的分布并不是均匀的,因此 V_d 并不是一个生理的容积空间,只是假定当药物在体内按血浆药物浓度均匀分布(即一室模型)时所需容积。根据 V_d 的大小可以推测药物在体内的分布情况。

五、消除速率常数

消除速率常数(elimination rate constant,k_e)是单位时间内消除药物的分数。如 k_e 为 0.18/

h,表示每小时消除前一小时末体内剩余药量的18%。k_e反映体内各种途径消除药物的总和。对于正常人来说,k_e基本恒定,其数值大小反映药物在体内消除的速率,只依赖于药物本身的理化性质和消除器官的功能,与药物剂型无关。

六、消除半衰期

药物消除半衰期(half time,$t_{1/2}$)是血浆药物浓度下降一半所需要的时间。其长短可反映体内药物消除速度。根据半衰期可确定给药间隔时间,通常给药间隔时间约为一个半衰期。半衰期过短的药物,若毒性小时,可加大剂量并使给药间隔时间长于半衰期,这样既可避免给药过频,又可在两次给药间隔内仍保持较高血药浓度。如青霉素的$t_{1/2}$仅为1小时,但通常每6~12小时给以大剂量治疗。根据$t_{1/2}$可以估计连续给药后达到稳态血浆药物浓度的时间和停药后药物从体内消除所需要的时间。

按一级动力学消除时药物的$t_{1/2}$计算:将前述公式 $\lg C_t = \dfrac{-k_e}{2.303}t + \lg C_0$ 变换成 $t = \lg\dfrac{C_0}{C_t} \times \dfrac{2.303}{k_e}$,$t_{1/2}$时 $C_t = C_0/2$,故 $t_{1/2} = \lg2 \times \dfrac{2.303}{k_e} = 0.301 \times \dfrac{2.303}{k_e} = \dfrac{0.693}{k_e}$。提示,按一级动力学消除的药物,$t_{1/2}$为一个常数,不受药物初始浓度和给药剂量的影响,仅取决于k_e值。

按零级动力学消除时药物的$t_{1/2}$计算:因 $C_t = -k_0 t + C_0$,$t_{1/2}$时 $C_t = C_0/2$,所以 $t_{1/2} = 0.5 \times \dfrac{C_0}{k_e}$。提示,药物按零级动力学消除时,$t_{1/2}$和血浆药物初始浓度成正比,即给药剂量越大,$t_{1/2}$越长。

七、清 除 率

清除率(clearance,CL)是机体消除器官在单位时间内清除药物的血浆容积,也就是单位时间内有多少体积血浆中所含药物被机体清除,是体内肝脏、肾脏和其他所有消除器官清除药物的总和。清除率以单位时间的容积(ml/min 或 L/h)表示,计算公式为:

$$CL = V_d \cdot k_e = \dfrac{A}{AUC_{0 \to \infty}}$$

A为体内药物总量。在一级消除动力学时,单位时间内消除恒定比例的药物,因此清除率也是一个恒定值,但当体内药物消除能力达到饱和而按零级动力学方式消除时,每单位时间内清除的药物量恒定不变,因而清除率是可变的。

第六节 静脉给药药代动力学分析

一、静脉注射药代动力学分析

(一)单室模型静脉注射

1. **模型建立** 单室模型药物静脉注射给药时,药物没有吸收过程,迅速进行分布和消除,药物消除按一级动力学进行,体内药物浓度衰减规律的方程式为:

$$\dfrac{dC}{dt} = -k_e C$$

经积分、移项,可得表示在 t 时的药物浓度 C_t 与初始药物浓度($t=0$ 时)C_0 的关系:

$$C_t = C_0 e^{-k_e t} \tag{2-1}$$

上式以常用对数表示,则为:

$$\lg C_t = \frac{-k_e}{2.303} t + \lg C_0 \tag{2-2}$$

式(2-1)表示体内药物浓度随时间变化的指数函数表达式,其血药浓度-时间曲线为一单指数曲线(图2-3A);式(2-2)表明血药浓度的对数值与时间呈直线关系,即以 $\lg C_t$ 对 t 作图,可得一条直线,其斜率为 $-k/2.303$,截距为 $\lg C_0$(图2-3B)。

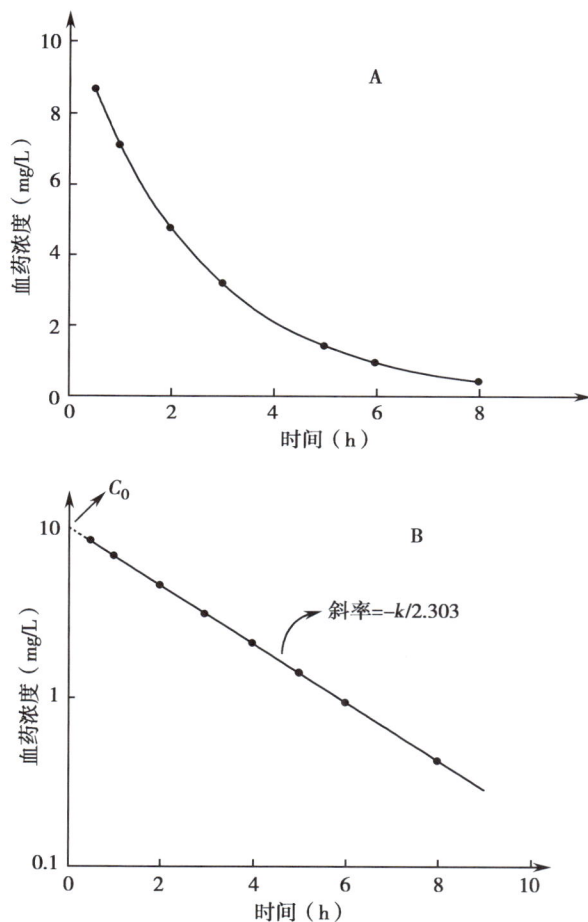

图2-3　单室模型静脉注射给药血药浓度-时间曲线
A. $C\text{-}t$ 曲线;B. $\lg C\text{-}t$ 曲线

2. 基本参数计算

(1)半衰期 $t_{1/2}$:将前述公式 $\lg C_t = \frac{-k_e}{2.303} t + \lg C_0$ 变换成 $t = \lg \frac{C_0}{C_t} \times \frac{2.303}{k_e}$,$t_{1/2}$ 时 $C_t = C_0/2$,故 $t_{1/2} = \lg 2 \times \frac{2.303}{k_e} = 0.301 \times \frac{2.303}{k_e} = \frac{0.693}{k_e}$。

(2)表观分布容积:$V_d = \frac{A}{C_0}$。其中 C_0 为初始浓度,可由回归直线方程的截距求得。

(3)曲线下面积:

$$AUC_{0 \to \infty} = \int_0^\infty C dt = \int_0^\infty C_0 \cdot e^{-k_e t} dt = C_0 \int_0^\infty d^{-k_e t} = \frac{C_0}{k_e} = \frac{A_0}{k_e V_d}$$

（二）二室模型静脉注射

1. **模型建立**　二室模型的药物经静脉注射后,进入中央室,然后再逐渐向周边室转运;同时周边室的部分药物从周边室返回中央室,药物在中央室与周边室之间进行双向可逆性转运。药物在中央室同时按一级速度过程消除。其体内过程如图 2-4 所示。

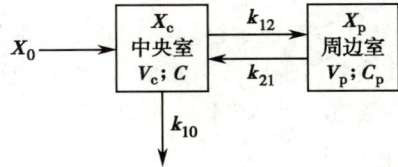

图中,X_0 为静脉注射给药剂量;X_c 为中央室的药量;X_p 为周边室的药量;C 为中央室的血药浓度;C_p 为周边室的血药浓度;V_c 为中央室的分布容积;V_p 为周边室的分布容积;k_{12} 为药物从中央室向周边室转运的一级速率常数;k_{21} 为药物从周边室向中央室转运的一级速率常数;k_{10} 为药物从中央室消除的一级速率常数。

图 2-4　二室模型静脉注射给药示意图

2. **血药浓度与时间的关系**

$$\frac{dX_c}{dt} = k_{21} X_p - k_{12} X_c - k_{10} X_c$$

$$\frac{dX_p}{dt} = k_{12} X_c - k_{12} X_p$$

经 Laplace 变换得:

$$X_c = \frac{X_0(\alpha - k_{21})}{\alpha - \beta} e^{-\alpha t} + \frac{X_0(k_{21} - \beta)}{\alpha - \beta} e^{-\beta t} \tag{2-3}$$

$$\alpha + \beta = k_{12} + k_{21} + k_{10}$$

$$\alpha \beta = k_{21} k_{10}$$

α 称为分布速率常数,β 称为消除速率常数。α 和 β 分别代表着两个指数项即分布相和消除相的特征。

由于中央室内的药量与血药浓度之间存在如下关系:

$$X_c = V_c \cdot C$$

式中,V_c 为中央室的表观分布容积。将上式代入式(2-3),得到中央室血药浓度与时间的函数表达式如下:

$$C = \frac{X_0(\alpha - k_{21})}{V_c(\alpha - \beta)} \cdot e^{-\alpha t} + \frac{X_0(k_{21} - \beta)}{V_c(\alpha - \beta)} \cdot e^{-\beta t}$$

上式中,设:

$$A = \frac{X_0(\alpha - k_{21})}{V_c(\alpha - \beta)} \qquad B = \frac{X_0(k_{21} - \beta)}{V_c(\alpha - \beta)}$$

则

$$C = A \cdot e^{-\alpha t} + B \cdot e^{-\beta t} \tag{2-4}$$

从式(2-4)可以看出,若以血药浓度的对数值对时间作图,即以 lg$C$-t 作图,将得到一条二项指数曲线(图 2-5)。

3. **曲线下面积计算**　$AUC_{0 \to \infty} = \int_0^\infty C dt = \dfrac{A}{\alpha} + \dfrac{B}{\beta}$。$AUC_{0 \to \infty}$ 也可用梯形面积法(trapezoidal

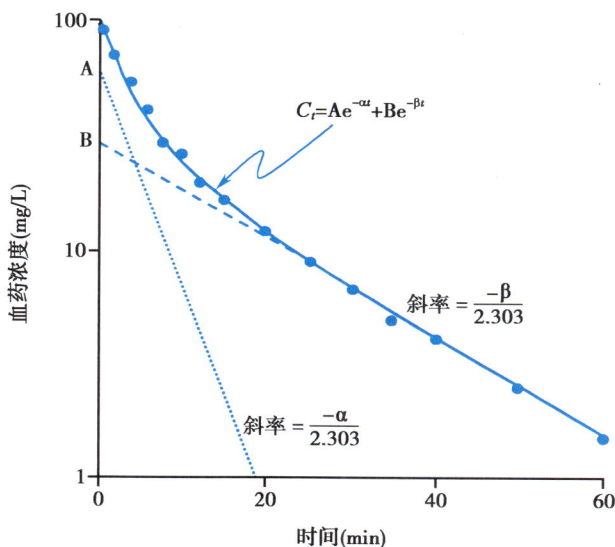

图 2-5 二室模型静脉注射给药血药浓度-时间关系图

rule)求得(即总面积=各单位间隔时间内梯形面积之和),先按最小二乘法求出 β 值,再按下式算出:$AUC_{0 \to \infty} = AUC_{0 \to n} + C_n/\beta$。

B 为药-时曲线中 β 相段外延至纵坐标(浓度)的截距。将实验中的实际测得的血浆药物浓度值减去 β 相段上各相应时间点的数值,再将其差值在同一药-时图上作图得一直线,将此直线外延至纵坐标的截距即为 A。B 和 β,A 和 α 均用最小二乘法(即回归方程)计算得到。

二、静脉输注药代动力学分析

(一)单室模型静脉输注

1. **模型的建立** 静脉输注是经静脉以恒速方式向血管内给药的一种方式。在滴注期间,体内药量不断增加,同时伴有药物的消除,当药物输注停止后,体内仅存在药物的消除过程。因此,单室模型药物静脉输注时其体内过程包括两方面:一是药物以恒定速率(k_0)进入体内,二是体内药物以一级速率(k)从体内消除。

2. **血药浓度与时间的关系** 在药物输注期间,体内药量 x 的变化受恒定滴速(k_0)和一级速率常数(k)的双重影响,体内药量的变化速率是这两部分变化的代数和,而且药物体内的消除速率与当时体内药量成正比。用微分方程式可表示为:

$$\frac{\mathrm{d}X}{\mathrm{d}t} = k_0 - kX$$

式中,$\frac{\mathrm{d}X}{\mathrm{d}t}$ 表示体内药量瞬间变化率;k_0 为静脉滴注速率,以单位时间内输注的药量来表示;k 为一级消除速率常数;x 表示体内当时的药量。

经 Laplace 变换得:

$$X = \frac{k_0}{k}(1 - e^{-kt})$$

由于
$$X = CV, C = \frac{k_0}{kV}(1 - e^{-kt})$$
(2-5)

式(2-5)为单室静脉输注给药体内血药浓度 C 与时间 t 的函数关系式。

3. 稳态血药浓度 单室模型药物静脉输注时,随着药物不断滴入体内,血药浓度开始时逐渐上升,然后趋于一个恒定水平,此时的血药浓度值称为稳态血药浓度或坪浓度(steady state plasma concentration,C_{ss})。

由式(2-5),当 $t \to \infty$ 时,$e^{-kt} \to 0$,$(1 - e^{-kt}) \to 1$,此时的血药浓度用 C_{ss} 来表示,则:

$$C_{ss} = \frac{k_0}{kV}$$

该公式为单室模型静脉输注给药时稳态血药浓度计算公式,从公式可看出,稳态血药浓度与静脉滴注速率(k_0)成正比(图2-6)。

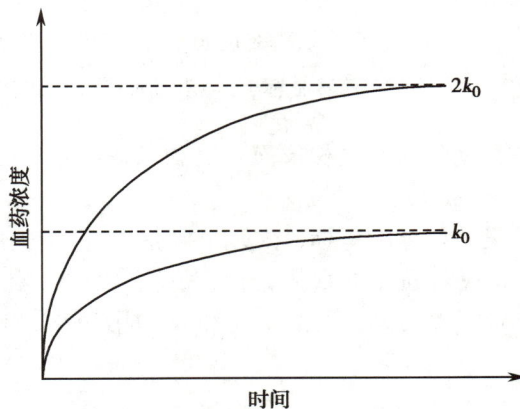

图2-6 单室模型静脉输注时稳态血药浓度与滴注速度的关系

(二) 二室模型静脉输注

1. 模型的建立 二室模型药物静脉注射时,药物在瞬间全部进入中央室,此时药物只在中央室与周边室进行双向转运。当静脉输注给药时,一方面药物以恒速(k_0)逐渐进入中央室,不断补充中央室的药物量;另一方面,药物同时也在中央室与周边室双向转运。因此,只需将静脉注射模型的给药部分改作恒速给药,即得静脉输注给药的二室模型(图2-7)。

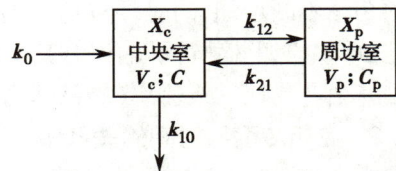

图2-7 二室模型静脉输注给药的示意图

2. 血药浓度与时间的关系 设滴注时间 t 时,中央室与周边室的药物量分别为 X_c 与 X_p,药物浓度分别为 C 和 C_p,表观分布容积分别为 V_c 和 V_p,则二室模型静脉输注给药,各空间药物的转运方程为:

$$\frac{dX_c}{dt} = k_0 + k_{21}X_p - (k_{12} + k_{10})X_c$$

$$\frac{dX_p}{dt} = k_{21}X_c - k_{12} + X_p$$

经 Laplace 变换得:

$$C = \frac{k_0}{V_c k_{10}} \left(1 - \frac{k_{10} - \beta}{\alpha - \beta} \cdot e^{-\alpha t} - \frac{\alpha - k_{10}}{\alpha - \beta} \cdot e^{-\beta t} \right) \qquad (2\text{-}6)$$

3. 稳态血药浓度　滴注开始后血药浓度随时间而增加,血药浓度随时间的推移而增高,接近于一个恒定水平,即稳态血药浓度 C_{ss},此时消除速度等于输入速度。稳态血药浓度 C_{ss} 的计算可令式(2-6)中 $t \to \infty$,则 $e^{-\alpha t}$ 及 $e^{-\beta t}$ 趋于零,得

$$C_{ss} = \frac{k_0}{V_c k_{10}}$$

上式即为二室模型药物静脉输注给药的稳态血药浓度计算公式。

三、静脉麻醉药的药代动力学分析

在临床实际用药中,大部分药物峰效应均明显滞后于血浆峰浓度。如临床麻醉中静脉诱导时,血药浓度可立即达到峰浓度,但效应部位脑的药物浓度上升并引起意识消失尚需要延迟一段时间。针对这种现象,Sheiner 认为由于药物的作用部位不是血浆,滞后是药物进入和作用于效应部位的结果。1979 年,Sheiner 把经典的药物动力学模型加以扩展,提出一个假设的效应室(effect compartment)。效应室系指药物作用的效应部位,诸如机体的细胞膜、受体或其他分子结构。效应室药物浓度目前尚难以测得,但效应室药物浓度与其效应是平行的,监测药物的效应即可了解效应室的药物转运。

常用的静脉麻醉药多为三室模型(图 2-8)。药物进入效应室属一级动力学过程,可用一级速率常数 k_{e0} 表示,血浆浓度恒定的情况下,效应室药物浓度达效应室药物浓度最大值的50%所需要的时间 $t_{1/2} k_{e0} = 0.693/k_{e0}$,$k_{e0}$ 越大,$t_{1/2} k_{e0}$ 越小,药物峰效应滞后现象越不明显,反之亦然。

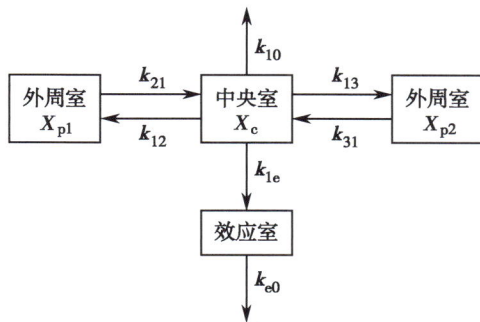

图 2-8　三室模型效应室示意图

图 2-9 中,假定 A、B、C 三个药物的动力学过程相同,$t_{1/2} k_{e0}$ 分别等于 1、2、5 分钟。随着 $t_{1/2} k_{e0}$ 的增加,效应室药物浓度达到峰浓度的时间也增加,且峰幅也降低。

例如,比较分析阿片类药物 k_{e0} 对临床麻醉药物的选择很重要。阿芬太尼中央室与效应室平衡迅速,$t_{1/2} k_{e0}$ 约等于 1 分钟,效应室的峰浓度约在静脉注射后 90 秒出现;给予等效剂量药物时,阿芬太尼达峰效应时间显著快于舒芬太尼。舒芬太尼 $t_{1/2} k_{e0}$ 约为 4 分钟,在静脉注射后5～6 分钟达峰浓度。快速起效的阿芬太尼实际上在缓慢起效的舒芬太尼达峰效应前已达到峰效应且效应已经开始下降(图 2-10)。因此如果效应室达到相同的峰浓度,舒芬太尼所需的静脉注射剂量大于阿芬太尼。

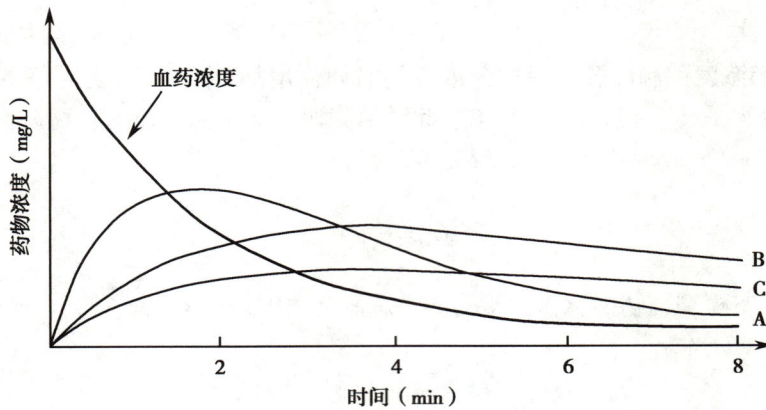

图 2-9　静脉推注后 k_{e0} 与效应室浓度及时间的关系

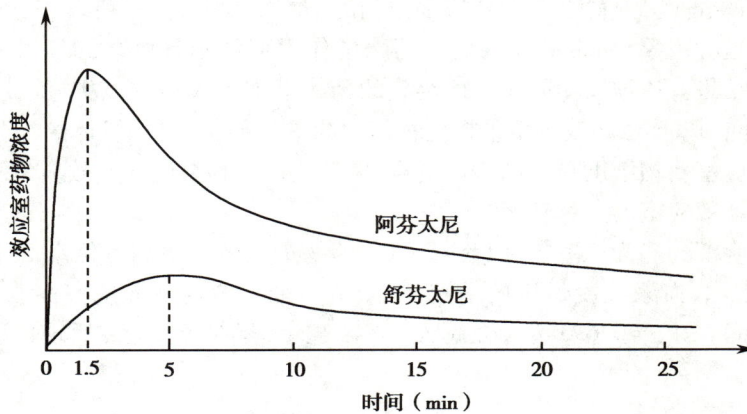

图 2-10　等效剂量阿芬太尼和舒芬太尼单次注射后效应室浓度达峰时间的差异

第七节　吸入性麻醉药药代动力学分析

一、血药浓度模型

与静脉输注给药相似,吸入性麻醉药持续吸入给药时一方面药物以恒速(k_0)逐渐进入中央室,不断补充中央室的药物量;另一方面,药物同时也在中央室与周边室双向转运。因此,吸入性麻醉药血药浓度分析可采用静脉输注给药的二室模型。

二、吸入药量模型

在吸入性麻醉药诱导期初期,体内血药浓度为零,吸入给药后血药浓度迅速增高,在 10 分钟内血药浓度达到 1.35MAC 左右,随着血药浓度增加,吸入药量逐渐减少。将吸入药量视为一室模型,吸收率可视为时间的递减函数。设 Y 是 t 时刻吸入药量,k_t 是 t 时刻吸收率,吸入药量模型为:

$$\frac{dY}{dt} = -k_t Y, Y(t_0) = Y_0$$

其解为：

$$Y = Y_0 \,^{\exp} \int_{t_0}^{t} k_t dt$$

第八节　药物剂量的设计和优化

一、多次给药的稳态血浆浓度

在临床实践中,大多数药物治疗是采用多次给药(multiple-dose),又以口服多次给药常用。按照一级动力学规律消除的药物,其体内药物总量随着不断给药而逐步增多,直至从体内消除的药物量和进入体内的药物量相等时,体内药物总量不再增加而达到稳定状态,此时的血浆药物浓度称为稳态浓度(图 2-11)。

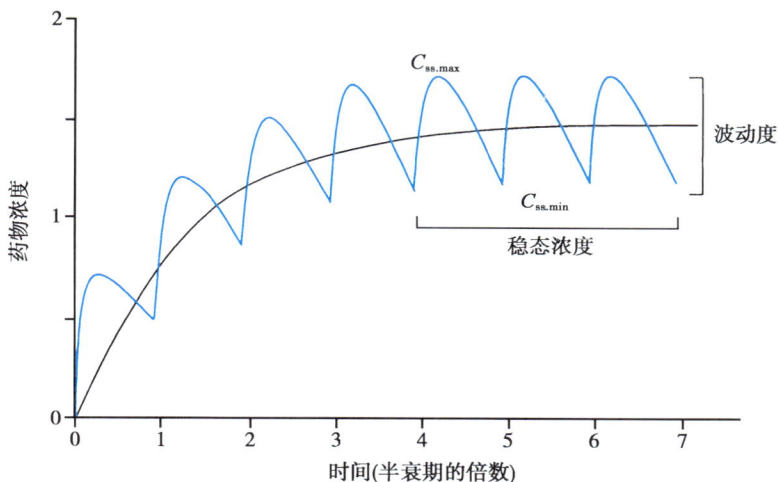

图 2-11　多次间歇给药的药-时曲线

多次给药后药物达到稳态浓度的时间仅取决于药物的消除半衰期。一般来说,药物在剂量和给药间隔时间不变时,约经 4～5 个半衰期可分别达到稳态浓度的 94% 和 97%。提高给药频率或增加给药剂量均不能使稳态浓度提前达到,而只能改变体内药物总量(即提高稳态浓度水平)或峰浓度(peak concentration,$C_{\text{ss.max}}$)与谷浓度(trough concentration,$C_{\text{ss.min}}$)之差。在剂量不变时,加快给药频率使体内的药物总量增加、峰谷浓度之差缩小;延长给药间隔时间使体内药物总量减少、峰谷浓度差加大。一般来说,如果给药间隔时间长于 2 个半衰期,长期慢性给药较为安全,多不会出现有重要临床意义的毒性反应。

口服间歇给药时,根据给药剂量(D)、生物利用度(F)和给药间隔时间(τ),可计算平均稳态浓度(C_{ss}):$C_{ss} = \dfrac{F \cdot D}{CL \cdot \tau}$。

药物浓度呈指数衰减,平均稳态血药浓度 C_{ss} 不是稳态时 $C_{\text{ss.max}}$ 和 $C_{\text{ss.min}}$ 的算术平均值,而是两次给药间隔内的 AUC 除以给药间隔时间所得:$C_{ss} = \dfrac{AUC_{ss}}{\tau} = \dfrac{AUC_{t_1}^{t_2}}{\tau}$。

AUC_{ss} 等于相同剂量一次给药的 AUC，所以上式也可用单次给药的 AUC 来计算：$C_{ss} = \dfrac{AUC(单剂量)}{\tau}$。

最高稳态浓度，即稳态时的峰浓度（$C_{ss \cdot max}$）可由下述公式计算：$C_{ss \cdot max} = \dfrac{F \cdot D}{V_{ss} \cdot (1 - e^{-k_e \tau})}$。式中 D 为剂量；V_{ss} 为稳态时的分布容积；τ 为给药间隔时间；k_e 为消除速率常数，等于 $\dfrac{0.693}{t_{1/2}}$，根据所用药物的 $t_{1/2}$ 可以求得。

稳态时的谷浓度（$C_{ss \cdot min}$）则可由下述公式获得：$C_{ss \cdot min} = C_{ss \cdot max} \times e^{-k_e \tau}$。如果药物的治疗范围很窄，则宜仔细估计剂量范围和给药频率可能产生的谷、峰浓度。

达到稳态时，峰浓度与谷浓度之间的距离称为波动度（degree of fluctuation, DF）：$DF(\%) = \dfrac{(C_{ss \cdot max} - C_{ss \cdot min}) \times 2}{C_{ss \cdot max} + C_{ss \cdot min}}$。

累积因子（R）表示多次给药后药物在体内的累积程度，通常以稳态时 $C_{ss \cdot max}$ 或 $C_{ss \cdot min}$ 与初次给药峰浓度（$C_{1 \cdot max}$）或谷浓度（$C_{1 \cdot min}$）的比值表示：$R = \dfrac{C_{ss \cdot max}}{C_{1 \cdot max}} = \dfrac{C_{ss \cdot min}}{C_{1 \cdot min}} = \dfrac{1}{1 - e^{k_e \tau}}$。当 τ 与 $t_{1/2}$ 相等时，R 为 1.44。如 τ 小于 $t_{1/2}$ 时，R 以大于 1.44 倍数累积，血药浓度易蓄积升高；反之，如 τ 大于 $t_{1/2}$ 时，R 以小于 1.44 倍数累积，血药浓度不易蓄积。

二、靶 浓 度

合理的给药方案是使稳态血浆药物浓度（C_{ss}）达到一个有效而不产生毒性反应的治疗浓度范围，称为靶浓度（target concentration）。根据治疗目标确立要达到的靶浓度（即理想的 C_{ss} 范围），再根据靶浓度计算给药剂量，制订给药方案。给药后还应及时监测血药浓度，以进一步调整剂量，使药物浓度始终准确地维持在靶浓度水平。

三、维 持 量

在大多数情况下，临床多采用多次间歇给药或是持续静脉滴注，以使稳态血浆药物浓度维持在靶浓度。因此，要计算药物维持剂量（maintenance dose）。为了维持选定的稳态浓度或靶浓度，需调整给药速度以使进入体内的药物速度等于体内消除药物的速度。这种关系可用下述公式表示：

$$给药速度 = \frac{CL \times C_{ss}}{F}$$

如以靶浓度表示，则为：

$$给药速度 = \frac{CL \times 靶浓度}{F}$$

所谓给药速度，是给药量和给药间隔时间之比，也即单位间隔时间的给药量。如果先提出理想的药物血浆靶浓度，又已知该药物的清除率（CL）、生物利用度（F），则可根据上式计算给药速度。

四、负　荷　量

因维持量给药通常需要 $4 \sim 5$ 个 $t_{1/2}$ 才能达到稳态血药浓度,增加剂量或者缩短给药间隔时间均不能提前达到稳态,只能提高药物浓度,因此如果患者急需达到稳态血药浓度以迅速控制病情时,可用负荷量(loading dose)给药法(图 2-12)。负荷量是指首次剂量加大,然后再给予维持剂量,使稳态血药浓度(即事先为该患者设定的靶浓度)提前产生。如心肌梗死后的心律失常需利多卡因立即控制,但利多卡因的 $t_{1/2}$ 是 1 小时以上,如以静脉滴注,患者需等待 $4 \sim 6$ 小时才能达到治疗浓度,因此必须使用负荷量。

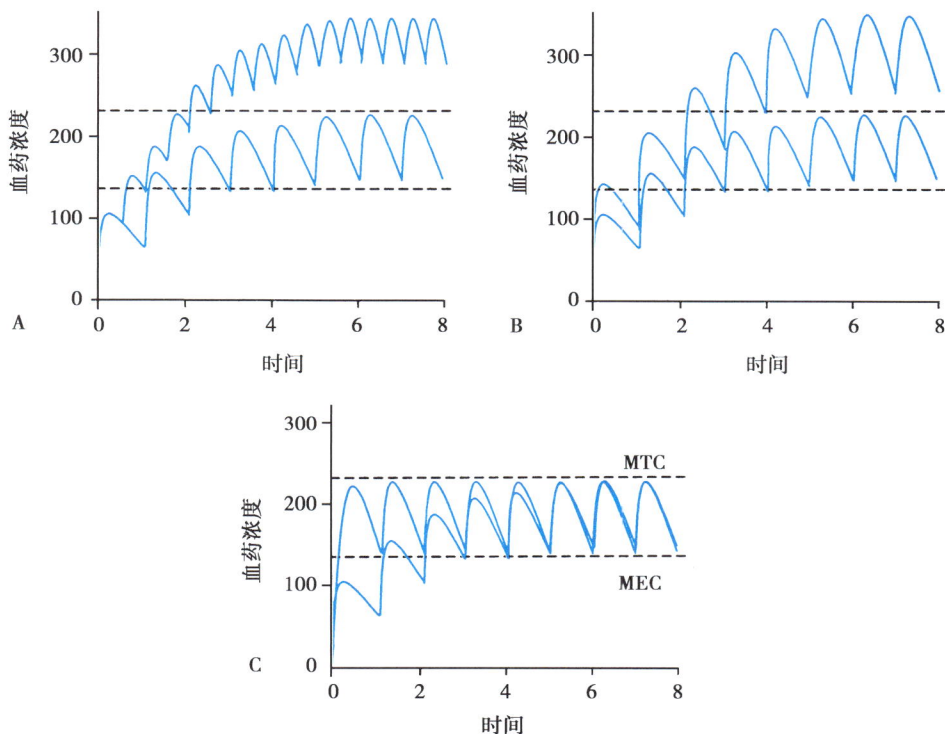

图 2-12　三种不同给药方案对稳态血药浓度的影响
A. 缩短给药时间;B. 增加给药剂量;C. 负荷量给药
MEC:最小有效浓度;MTC:最小中毒浓度

负荷量的计算公式为:

$$负荷量 = 靶浓度 \cdot V_{ss}/F$$

如果口服间歇给药采用每隔 1 个 $t_{1/2}$ 给药一次,负荷量可采用首剂加倍;持续静脉滴注时,负荷量可采用 1.44 倍第 1 个 $t_{1/2}$ 的静滴量静推。

但使用负荷量也有明显的缺点:①如果是特别敏感的患者,可能会突然产生一个毒性浓度;②如果所用的药物有很长的 $t_{1/2}$,则在药物浓度过高时需较长的时间降低到合适浓度;③负荷量通常很大,而且常为血管给药,或是快速给药,容易在和血浆浓度迅速达到平衡的部位产生毒性作用。

五、个体化治疗

在制订一个药物的合理治疗方案时,必须知道所用药物的 F、CL、V_{ss} 和 $t_{1/2}$,了解药物的吸收速度和分布特点,并且要根据可能引起这些参数改变的患者的情况对剂量进行调整。除了一些病理、生理方面的原因可以改变这些参数外,就是在正常人中许多药物的 F、CL、V_{ss} 值,其变异也很大。对于治疗范围很窄的药物如强心苷、抗心律失常药、抗惊厥药、茶碱等,应测出 $C_{ss\cdot max}$ 值,直接估算 F、CL、V_{ss},使给药方案较为精确。

以药物代谢动力学为依据,设计一个合理的治疗方案的步骤是:①选择和确定一个靶浓度;②根据已知的人群药代动力学参数和所治疗患者的病理、生理特点(如体重、肾脏功能等),估计患者的清除率和分布容积;③计算负荷量和维持量给药速度以求产生靶浓度;④根据计算所得给药,估计达到稳态浓度后测定血药浓度;⑤根据测得的血药浓度值,计算患者的清除率和分布容积;⑥如果需要,根据临床反应,修正靶浓度;⑦修正靶浓度后,再从第三步做起。

(胡长平)

药物效应动力学(pharmacodynamics)简称药效学,是研究药物对机体的作用及作用机制的学科。其主要内容为药物作用于机体引起的药理学效应及其机制。符合用药目的、达到防治疾病效果的称为治疗作用;不符合用药目的、甚或引起不利于患者的反应称为不良反应。麻醉药通过干扰机体细胞膜传导冲动,产生麻醉作用。药物化学结构、给药时间、给药剂量影响药物效应。药物的效能对选择药物有较大的实际意义,效价强度用于确定用药剂量。药物效应动力学为临床合理用药、新药研制和生命科学的发展提供依据。

第一节 药物的基本作用

药物作用(drug action)是指药物对机体所产生的初始作用,是动因,是分子反应机制。药物效应(drug effect)指药物作用所引起的机体机能和(或)形态改变,是继发的反应。例如,肾上腺素对支气管平滑肌的药物作用是激动支气管平滑肌细胞膜上的 β_2 受体,其药物效应则是使支气管平滑肌松弛。习惯上,药物作用与药物效应两者常互相通用。

药物能使机体的功能水平发生改变,使原有功能提高的称为兴奋(excitation)、亢进(augmentation),功能降低的称为抑制(inhibition)、麻痹(paralysis)。过度兴奋转入衰竭(failure),是另一种性质的抑制。

药物作用的选择性(selectivity),是指治疗剂量的某一药物只选择性地作用于某一个或几个器官、组织,而对其他器官、组织不发生作用。产生选择性的机制包括药物在体内分布不均匀;与不同的组织、受体亲和力不同;各组织器官结构不同、生化过程有差异等。例如阿托品特异性阻断 M 胆碱受体,但其药理效应的选择性并不高,对心脏、血管、平滑肌、腺体及中枢神经功能都有影响,而且有的兴奋,有的抑制。药物作用的选择性是相对的,有的药物选择性较高,有的药物则选择性较低。同一药物剂量小时往往选择性较高,剂量增大后则选择性降低。如主要兴奋大脑皮质的咖啡因剂量增大时可兴奋皮层下中枢和脊髓。通常选择性高的药物针对性强,是研制新药的主要方向。但少数情况下,选择性低的药物如广谱抗心律失常药在应用上也有方便之处。

根据药物的作用部位,药物作用可分为局部作用(local action)和全身作用(general action)两种。局部作用指药物被吸收进入血液之前对其所接触组织的直接作用,如口服硫酸镁(magnesium sulfate)在肠道不吸收引起的导泻作用。全身作用指药物进入血液循环后,分布到全身各部位引起的作用,也称吸收作用或系统作用(systematic action),如注射硫酸镁产生的抗惊厥和降压作用。

药物的治疗作用(therapeutic effect)是指符合用药目的,有利于改变患者的生理、生化功能或病理过程,使患病的机体恢复正常的药理作用,也称治疗效果。治疗作用可分为对因治疗(etiological treatment)和对症治疗(symptomatic treatment)。对因治疗是消除原发致病因子的治疗,目的在于消除原发致病因子,彻底治愈疾病。例如应用抗生素杀灭体内致病菌的治疗。对症治疗是改善症状的治疗。例如高热时,应用阿司匹林降低发热患者的体温。对症治疗虽然不能根除病因,但能减轻患者的痛苦,对某些危重急症如休克、心力衰竭、呼吸暂停、脑水肿、惊厥等,对症治疗可能比对因治疗的需求更为迫切。此外,体内营养或内源性活性物质不足时,给予补充的治疗称为替代治疗(replacement therapy),或补充治疗(supplementary therapy)。

第二节　麻醉药的不良反应

药物作用具有二重性(dualism)。符合用药目的、达到防治疾病效果的称为治疗作用;不符合用药目的、甚或引起不利于患者的反应称为不良反应(untoward reaction)。显然,区分标准为是否符合用药目的。不良反应与治疗作用一样,是药物所固有的效应,在一般情况下可以预知,但不能避免。

不良反应又可分为副作用、毒性反应、后遗效应、继发反应、停药反应、药物耐受、药物依赖、特异质反应、变态反应、类过敏反应、"三致"作用等。现仅介绍副作用、毒性反应、后遗效应、药物依赖。

1. **副作用**(side effect)　又称副反应(side reaction),是药物在治疗剂量时出现的与治疗目的无关的作用。副作用是与治疗作用同时发生的药物固有的作用,会给患者带来不适,但多数可以自行恢复的功能性变化。副作用的发生系药物选择性不高、作用广泛所致。当把某药的某一药理作用当作治疗作用时,其他药理作用就成为与治疗目的无关的副作用。多数药物的作用并非单一,如阿托品可阻断多部位的 M 胆碱受体,产生扩瞳、心率加快、抑制腺体分泌和松弛平滑肌等多种效应。当阿托品用于缓解内脏绞痛时,其松弛平滑肌的作用符合用药目的,因此是治疗作用。而其他作用因不符合用药目的,就是副作用了,如抑制腺体分泌导致的口干等。而当阿托品用作麻醉前给药以预防呼吸道并发症时,其抑制腺体分泌的作用是治疗作用,而其他作用就是副作用了,如松弛平滑肌所致的腹胀等。所以,副作用是随用药目的的改变而改变的。再如,普鲁卡因是常用的局部麻醉药。当普鲁卡因用于局麻时,其局部作用(即阻滞给药部位神经冲动产生和传导)符合用药目的,是治疗作用。此时,普鲁卡因被吸收入血后产生的全身作用因不符合用药目的,就成为副作用了。但普鲁卡因用于静脉复合麻醉时,其全身作用(镇静、镇痛、抑制腺体分泌和神经肌肉接头传递以及抗心律失常作用等)符合用药目的,因此是治疗作用而不是副作用。

2. **毒性反应**(toxic reaction)　主要由药物剂量过大或用药时间过长而引起。有时剂量虽在规定范围内,但由于机体对药物的敏感性增高,也可引起毒性反应。如恩氟烷吸入浓度过高时可引起惊厥性脑电活动和肢体抽搐。氯胺酮和羟丁酸钠在剂量较大时可引起呼吸衰竭。毒性反应中,因剂量过大而迅速发生者,称为急性毒性(acute toxicity);因长期用药而逐渐发生者,称为慢性毒性(chronic toxicity)或长期毒性。

3. **后遗效应**(residual effect)　指停药后血浆中的药物浓度已降至阈浓度(最低有效浓度)以下,残存的药理。如硫喷妥钠静注后 10~20 秒便可使意识消失。由于该药迅速由脑"再分布"到肌肉、脂肪等组织,15~20 分钟便可出现初醒,但醒后仍有"宿醉"现象,包括头晕、头痛、乏力、困倦、嗜睡等,系因硫喷妥钠由肌肉、脂肪组织缓慢释放到血液所致。

4. **药物依赖性**(drug dependence)　是指反复用药(具有依赖性潜力的药物)引起的机

体对该药心理和(或)生理的依赖状态,表现出渴望继续用药的行为和其他反应,以追求精神满足和避免不适。

第三节 药物作用的构效关系、时效关系和量效关系

一、构效关系

药物的化学结构与其药理活性之间的关系称为构效关系(structure activity relationship,SAR)。药物作用的特异性取决于化学反应的专一性,后者取决于药物的化学结构,包括基本骨架、活性基团、侧链长短、立体构型、旋光性、手型等。药物必须与其靶点结合才能产生药理活性,这种结合能力就叫做亲和力(affinity)。如果能进一步引起机体反应叫做效应力(efficacy)或内在活性(intrinsic activity)。药物靶点主要包括受体、酶、离子通道、载体、膜蛋白质等机体的大分子物质。药物与靶点形成复合体并能产生药理效应,即药物兼具亲和力和效应力,则此药可称为激动药(agonist),又称兴奋药、促效药等;药物与靶点有亲和力但不产生效应者,称为对抗药或拮抗药(antagonist),因其虽不能引起效应却阻断了激动药的作用,所以又称阻滞药(blocker)。有些药物具有较强亲和力却仅有微弱效应力,当其单独作用时呈现较弱的激动作用,而当另有激动药存在时则呈现对抗作用,这种药叫部分激动药(partial agonist),如烯丙吗啡。化学结构非常近似的药物常能与同一靶点结合,引起相似作用的,即称为拟似药;引起相反作用者即为拮抗药。例如氨甲胆碱、毒蕈碱都具有拟胆碱作用,而溴丙胺太林(普鲁本辛)则为抗胆碱药。但也有部分药物的作用与其结构关系不大,如全身麻醉药。

二、时效关系

药物效应与时间的关系称为时效关系(time-effect relationship)。药物效应常随着时间变化。从给药到开始出现效应的一段时间称为潜伏期(latent period)(图3-1),主要反映药物的吸收、分布过程和起效的快慢。静脉注射时无吸收过程但可能有潜伏期。根据潜伏期可将药物分成(超)速效、中效、慢效药。从开始起效到效应消失称为持续期(persistent period),反映了药物作用维持时间的长短。根据持续期可将药物分为(超)短效、中效、长效药。

机体"生物钟"对药物效应有明显影响,由此产生一门分支科学——时间药理学(chronopharmacology)。时间药理学是研究药物与机体生物节律(biological rhythm)相互关系的科学,是时间生物学(chronobiology)与药理学的交叉学科。

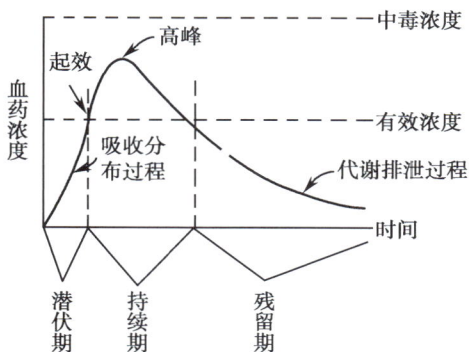

图3-1 药物作用的时量(效)关系曲线

生物节律对药物的药动学、药效学均有影响,药物也可影响生物节律。研究发现:7:00给人前臂注射利多卡因作用维持20分钟,13:00注射维持52分钟,23:00注射维持25分钟。了解时间药理学对制订合理的治疗方案、选择最佳给药时机、发挥最大疗效和减少不良反应均有重要意义。

三、量 效 关 系

药物的剂量与其效应的关系称为量效关系(dose-effect relationship)。不同的药物有不同的量效关系,量效曲线也多种多样。但一般说来,在一定的范围内,药物效应随剂量的增大而增强(但并非成正比)。若剂量继续增大到一定限度,效应可不再增强甚至减弱,而不良反应往往加重。因此,不能为提高疗效而任意加大剂量。

药理效应强弱有的是连续增减的量变,称为量反应(quantitative response),例如血压的升降、平滑肌舒缩等,用具体数量或最大反应的百分率表示。有些药理效应只能用全或无、阳性或阴性表示,称为质反应(all-or-none response 或 qualitative response),如死亡与生存、惊厥与不惊厥等,必须用多个标本以阳性率表示。

能引起药理效应的最小剂量(浓度)称为最小有效量或阈剂量(threshold dose),高于此量的依次称为治疗量(常用量)、极量、最小中毒量和最小致死量。极量(maximal dose)是药典规定的最大用量。

半数有效量(median effective dose,ED_{50})指药物引起半数实验动物发生阳性反应(质反应)的剂量。若以死亡作为阳性反应的指标,则为半数致死量(median lethal dose,LD_{50})。因此,LD_{50}可视为 ED_{50} 的一个特例。ED_{50}表示药物作用强度的大小,LD_{50}表示药物毒性的大小,两者的测定原理、计算方法相同。药物的治疗指数(therapeutic index,TI)等于两者的比值,即 $TI = LD_{50}/ED_{50}$,表示对半数动物有效的剂量增大多少倍可引起半数动物死亡,是评价药物安全性的重要指标。TI 越大,药物越安全。也有人以 5% 致死量(LD_5)与 95% 有效量(ED_{95})的比值来衡量药物的安全性。

第四节 麻醉用药的效能和效价强度

一、麻醉用药的效能

药物(不受剂量限制)产生最大效应的能力叫效能(efficacy)。全麻药的效能通常指它所能达到的最大麻醉深度。例如,乙醚、氟烷等挥发性全麻药,如果给予足够高的浓度,均能使患者的麻醉达到三期四级、甚至延髓麻痹而死亡,故都是高效能全麻药。而氧化亚氮,即使吸入浓度高达 80%,也只能引起浅麻醉,再加大浓度,则势必引起缺氧,甚至吸入 100% 氧化亚氮(临床上不允许),也不能产生深麻醉。如造成死亡,也是由缺氧引起,而非麻醉太深之故。因此,氧化亚氮是低效能全麻药。又如东莨菪碱,即使与氯丙嗪、哌替啶合用,也只能引起浅麻醉,加大东莨菪碱剂量,不仅不能加深麻醉,反而会引起患者兴奋,如烦躁、谵妄、肌肉紧张、抽搐等。因此,氧化亚氮和东莨菪碱的全麻效能均低。吗啡对锐痛有效,而阿司匹林等解热镇痛药仅对钝痛有效,无论是用多大剂量,也不能明显缓解锐痛和内脏绞痛,故吗啡的镇痛效能高而阿司匹林的镇痛效能低。

二、麻醉用药的效价强度

达到某一效应所需要的剂量或浓度,叫做药物的效价强度(potency)。达到此效应所需要的剂量或浓度越小,则效价强度越大。吸入全麻药的效价强度常用肺泡气最低有效浓度(minimum alveolar concentration，MAC）表示。MAC 指在一个大气压下，使 50% 的患者或动物对伤害性刺激不再产生体动反应（逃避反射）时呼气末潮气（相当于肺泡气）内麻醉药浓度，单位是 vol% 。

麻醉深度取决于脑内麻醉药的分压，后者则直接取决于该药在动脉血中的分压，间接取决于该药的肺泡内的分压或浓度。由于临床上很难直接测定脑组织内麻醉药浓度，便用 MAC 作为吸入全麻药的镇痛效价强度指标。

采用肺泡内浓度（分压）的基本原理是：在稳定状态下（即达到动态平衡时），肺泡内麻醉药的分压和动脉血、脑组织相等，故肺泡内麻醉药的分压可反映脑内分压，从而作为麻醉深度和从麻醉状态恢复的指标。由于脑血流量大，吸入麻醉药脂溶性高，这种平衡可较快达到。

MAC 是一个被广泛应用的重要概念。它有以下特点：肺泡内药物浓度容量反复、频繁、精确地测定；对各种伤害性刺激，无论是夹鼠尾还是切开腹壁，或是电刺激，MAC 几乎不变；个体差异、种属差异都较小；性别、身长、体重以及麻醉持续时间等均不明显影响 MAC（但联合用药、温度和年龄等可使之改变，如老年人 MAC 较低）。此外，麻醉药的 MAC 可以"相加"，即一种药物 0.5 MAC 加另一种 0.5 MAC 全麻药仍然使一半动物对伤害性刺激不发生体动反应。

MAC 实即半数有效量的一种，改变指标，亦可人为地定出"清醒 MAC"（亚 MAC 范围）或"气管插管 MAC"（超麻醉范围）。通过测定循环、呼吸抑制时的 MAC，可确定治疗指数（安全系数）。通过配伍药物引起的全麻药 MAC 的改变，可知二者合用是协同还是拮抗。

尽管 MAC 是吸入麻醉药极其重要的参数，但全麻药的作用包括镇痛、镇静、催眠、遗忘、肌松、意识消失等诸多方面。MAC 仅反映吸入麻醉药的制动（immobility）作用，用它来代替吸入麻醉药的全部作用是不全面的。

三、效能和效价强度的临床意义

效能和效价强度反映药物的不同性质，常用于评价同类药物中不同品种的作用特点。例如乙醚、氟烷虽同属高效能全麻药，但效价强度不同。氟烷的 MAC 较小，故其效价强度大于乙醚。氧化亚氮的 MAC 高达 105%，其不仅效能低且效价强度也小。全麻药甲氧氟烷的 MAC（0.16%）最小，故其效价强度最大。又如吗啡、芬太尼虽属高效能镇痛药，由于芬太尼 0.1mg 的镇痛作用与吗啡 10mg 相当，故称芬太尼的镇痛作用比吗啡约强 100 倍，这是指效价强度而非效能。临床使用的同类药的制剂中，每片或每支的含量虽然不同，但其产生效应的强度可能相似。如每支吗啡为 10mg，哌替啶为 100mg，芬太尼为 0.1mg，它们的镇痛效果大致相似，称为"等效剂量"。同类药物的比较，常在等效剂量下进行。如吸入麻醉药的比较，通常在同一MAC 下进行。

药物的效能对选择药物有实际意义，高效能药物作用较强，低效能药物对机体生理功能干扰小，应根据临床需要选用。效价强度用于确定用药剂量，低效价强度的药物须用更大的剂量才能得到与高效价强度药物同等的药理效应。如不说明是效能还是效价强度，仅说某药比另一药作用强若干倍，容易引起误解。

第五节　药物的作用机制

药物作用机制（mechanism of action）亦称药物作用原理（principle of action）。药物的作用

机制可归纳为非特异性作用机制和特异性作用机制。一个药物可以有多种作用机制,甚至同时包括非特异性作用机制和特异性作用机制。

一、药物的非特异性作用机制

非特异性作用机制一般是指药物通过其理化性质,如酸碱性、脂溶性、解离度、表面张力、渗透压等发挥作用,而与药物的化学结构无明显关系。主要包括:①改变细胞外环境的 pH;②螯合作用;③渗透压作用;④通过脂溶性影响神经细胞膜的功能;⑤消毒防腐。

二、特异性作用机制

特异性作用机制与药物的化学结构有密切的关系。主要包括:①通过受体;②对离子通道的影响;③对酶的影响;④影响自体活性物质的合成和储存;⑤参与或干扰细胞代谢;⑥影响核酸代谢;⑦影响免疫机制。

多数麻醉药物的作用机制尚不清楚,麻醉作用可能主要与下列靶点相关。

1. **G 蛋白偶联受体**　G 蛋白偶联受体是已知受体中类型最丰富的。通过 G 蛋白偶联受体发挥作用的药物包括阿片类和儿茶酚胺类。如氯胺酮可与阿片受体和单胺受体发挥作用。

2. **配体门控离子通道**　由经典的受体蛋白与离子通道结合构成。其允许药物直接改变膜电位。许多麻醉药物作用于配体门控离子通道,如烟碱样乙酰胆碱受体和 $GABA_A$ 受体。药物与配体门控离子通道结合,常会增强或抑制神经递质诱导的离子流。例如,神经递质 GABA 与其位于 $GABA_A$ 配体门控氯离子通道复合物内的受体结合,导致氯离子向细胞内流动,引起膜电位超极化,产生突触后抑制。药物与 $GABA_A$ 受体上的其他位点结合,可增强内源性配体 GABA 的作用。大多数催眠药(苯二氮䓬类、巴比妥类、丙泊酚、依托咪酯,或许包括吸入麻醉药)就是通过增强位于 $GABA_A$ 配体门控离子通道上的内源性 GABA 而发挥作用。

3. **电压门控离子通道**　有些麻醉药的作用靶点是电压门控离子通道,其通过调节电兴奋膜(对膜电位的改变产生反应)的离子通透性而介导神经信号。电压门控离子通道(如钠通道)具有跨越细胞膜的带电荷区,许多正电荷和负电荷之间的离子对的形成有助于稳定膜通道。电压依赖性的钠通道可能是由于一个电压感受器的存在而形成的,而电压感受器则是许多电荷的集合体,受细胞膜带电区域的影响而移动,故称电压门控离子通道。去极化时,带有正电荷的钠离子进入细胞内。局部麻醉药即通过阻断电压门控钠通道而发挥作用。

4. **离子泵**　细胞外液钠高钾低,而细胞内液则是钾高钠低。由于静息状态时神经对钾离子有选择性通透性,而不允许钠离子通过,所以钾离子从细胞内转移到细胞外,使细胞外净电荷为正,细胞内净电荷为负。动作电位激活钠通道,而使钠离子沿电化学梯度流入细胞内。钠-钾-三磷酸腺苷酶(ATP 酶)泵则迅速将钠离子泵出细胞外以交换钾离子,以使细胞恢复至原有的阳离子成分和电梯度。作用于离子泵的药物改变细胞内外的阳离子比率,从而导致细胞膜静息电位的改变。局麻药在临床使用浓度可抑制钠-钾-ATP 酶泵的功能,是其阻滞神经传导的作用机制之一。氙气可抑制细胞膜钙离子泵,神经元内钙离子浓度增加,兴奋性改变。

5. **第二信使**　很多药物通过第二信使发挥疗效,第二信使可放大药物的作用。常见的第二信使是 G 蛋白,药物与受体结合后,G 蛋白即可释放具有兴奋或抑制作用的亚单位。G 蛋白兴奋或抑制的结果常常是对环磷酸腺苷、三磷酸肌醇和二酰甘油以及细胞内离子(特别是钙离子)的调控。

6. 酶 例如胆碱酯酶抑制药通过抑制胆碱酯酶,使神经末梢释放的乙酰胆碱灭活缓慢而堆积,通过乙酰胆碱引起药理效应或毒性;胆碱酯酶复活药解磷定通过使受有机磷酸酯类农药或战争毒剂抑制的胆碱酯酶恢复活性,而产生解毒作用。

(杨宝学)

第四章 | 计算机辅助输注

第一节　概　　述

静脉麻醉药输注技术发展缓慢，延续了四个世纪。1656 年 Harvey 发表"血液循环"后不久，Wren 利用动物膀胱和鸟类羽毛（羽枝）制作的"注射器"将阿片药物注入静脉，这是人类首次将药物直接注入循环系统；1845 年 Rynd 发明中空的"注射针"后，药物注入循环系统更为方便；随后 Cyprien 首次静脉使用三氯乙醛。静脉内用药方法解决后，输注技术的发展方向初期主要是如何提高液体输入量的准确性，随之注射器和简易重力驱动输注方法相继出现。机械性输注泵和电子输注泵分别于 1910 年和 1940 年用于临床；最近三十年，微电脑控制的高精度、便携式输注泵逐步在临床广泛应用。由于输注泵、计算机处理能力的不断提升，人们开始将输注泵、计算机和现代临床药理学结合，根据药代学模型参数控制药物输注，并且取得了很大进展。Helmut、Schwilden 等在 1981 年首先研制并使用药代学模型驱动的开环（open-loop）输注系统，可根据临床医师要求设置血浆浓度，输注速度（随时间变化）由计算机计算并控制输注泵运行。这与仅需设定输注速度的常用输注泵截然不同，静脉麻醉药用法实现了从速度向浓度的巨大转变。1996 年 Gavin 等开发的计算机辅助输注系统"Diprifusior"靶控丙泊酚输注系统问世。整合利用药代-药效（PK-PD）模型的闭环（closed-loop）输注系统则是开环输注技术的进一步扩展，基于药代学模型预测药物浓度并依据浓度效应关系预测产生的效应，同时比较药物预测效应和实时测定效应差异，自动设定药物浓度及计算相应的药物输注速度，利用这种药物效应和 PK-PD 模型间的反馈，麻醉医生可以维持药物效应，达到理想麻醉状态。

第二节　输注技术的药代学药效学基础

了解静脉麻醉药输注技术及各种给药方法的局限性，须首先了解 PK-PD 相关概念及基础知识。

一、浓度效应关系

多数药物的药理效应与其浓度平行，这里的浓度包括血药浓度（血浆、血清或全血）和效应室浓度。严格地说，药理效应与其效应室浓度平行，但稳态输注情况下，效应室药物浓度终将与血药浓度达到平衡状态。对临床医生而言，更应重视药物浓度而非剂量，其理论基础包括：①药物吸收、分布和消除过程具有较大的个体间变异性，对剂量-效应关系影响很大，但对游离药物浓度（非蛋白结合）和效应强度关系的影响较小；因此，从药效角度看，浓度-效应关系的变异性远低于剂量-效应关系。②线性药物的浓度-效应关系常表现为 S 形曲线，当浓度增加到某一临界值时，继续增加剂量，药物浓度增加但效应并不增加，但不良反应可能增加。

麻醉药浓度-效应关系可用 S 形最大效应曲线（Hill 方程）表示，即药物在效应室浓度与药物效应的"X-Y"散点图。E 代表效应，E_0 是无药物作用时的基础值，E_{max} 是药物最大效应，C_e 是药物效应室浓度，γ 是曲线斜率，EC_{50} 是产生 50% 最大效应时的稳态血浆浓度（效应室浓度）。EC_{50} 作为药物作用强度可用于比较不同药物的等效剂量。γ 为曲线斜率，γ 较大时浓度-效应曲线陡直，较小的浓度变化能引起效应的较大变化，浓度-效应曲线陡直的药物，效应与浓度的关系本质上是二相的，即药物效应的"度"表现为"全或无"，这是因为药物浓度远低于 EC_{50} 时，产生的效应很小，而远大于 EC_{50} 时则接近最大效应。γ 较小则曲线平坦，较小的浓度变化不会引起效应的较大改变，当浓度-效应曲线斜率较小时，效应与浓度关系具有很好的线性。浓度-效应关系公式与实验观察一致性较好，也与药物作用的受体概念一致，药物主要通过与细胞内受体结合并激活一系列化学反应，当大量受体被激活时可达到药物作用的最大效应，但生物系统的反应并非无穷无尽，继续增加浓度时曲线上最终出现的只能是一个平台相。图 4-1 示麻醉药物的浓度效应关系及其数学表达。

$$E = E_0 + \frac{E_{max} \cdot C_e^{\gamma}}{EC_{50}^{\gamma} + C_e^{\gamma}}$$

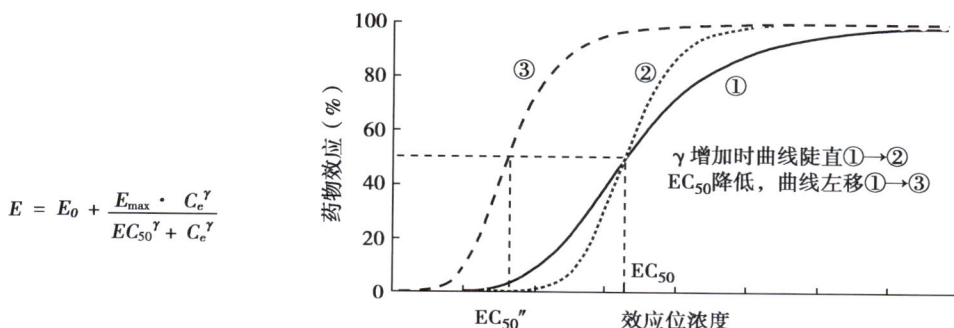

图 4-1　麻醉药浓度效应的数学表达及其关系

二、治疗窗

从以上描述可见，理论上，在一定浓度范围内，药物浓度与其效应存在一一对应的关系。药物治疗的最终目的是获得希望的药理疗效且无不良反应，这就需要维持药物浓度在"治疗窗"范围之内，也即浓度水平高于最低有效浓度（MEC）但低于最低毒性浓度（MTC）（图 4-2），其间的浓度范围称为治疗窗。浓度太高可致毒性反应，而浓度过低时治疗可能无效（图 4-2）。可见，监测药物浓度无疑有助于提高治疗效率。基于药代学原则选择药物的种类、剂量辅以治疗药物监测（TDM）作为药物治疗的整体方案称为"靶浓度策略"。但临床麻醉由于治疗的短

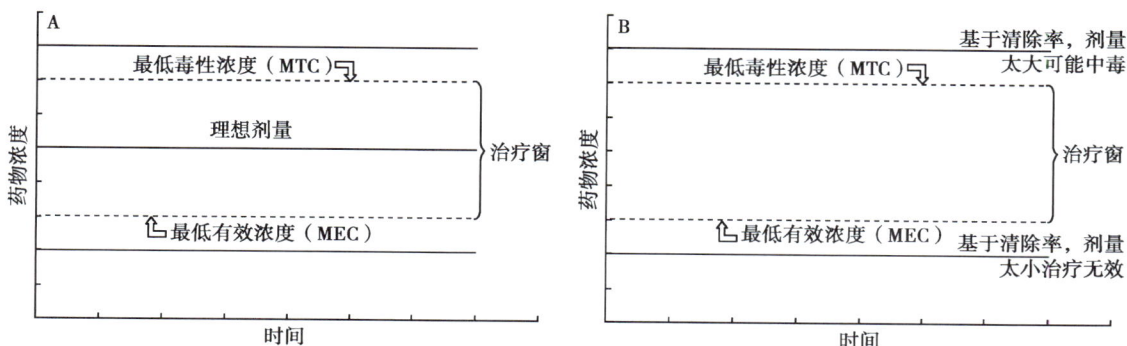

图 4-2　理想的治疗药物剂量和治疗窗

暂性和缺乏药物浓度的即时获取技术,"靶浓度测度策略"几无应用,所幸的是基于药代学原理的计算机辅助输注技术有助于提高药物浓度和效应的可预测性和可调节性。

三、常用给药方案的优缺点

由于药物浓度和效应之间存在如图 4-1 的关系,因此,只有明了药物的浓度才能预测其效应,这种用药方法提高了药效学的准确性。然而,直接将静脉麻醉药注入血液循环(如果没有计算机辅助),输注速度不能反映血药物浓度,迄今也无法实时测量血药浓度,因而要达到药代学精确性是不可能的。

如图 4-3 所示,药物单次给药后血浆浓度很快达峰并随时间呈指数衰减,不能维持麻醉药的有效浓度,使用较大的剂量药物在峰效应时可能产生过高的浓度而导致毒性反应。重复给药也可以维持药物的效应,但是这种方法在血浆中产生的浓度表现为"波峰和波谷"型锯齿样交替变化,可能会出现毒性反应和亚治疗效应。对于治疗范围大的药物单次注射尚可接受,但是对于目前广为使用的快速、短效静脉麻醉药、麻醉性镇痛药和肌松药显然不合适。药物的血浆浓度与效应部位浓度也不能达到满意的平衡状态,很难满足临床麻醉需要。

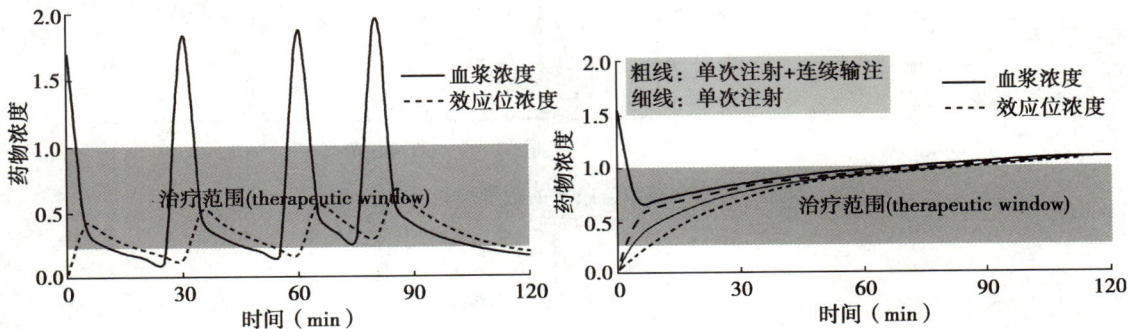

图 4-3 常用给药方法给药后药物浓度的变化规律

输注泵可精确计算和控制单位时间药物输注量,操作者仅需输入 ml/h、mg/h、mg/(kg·h)等参数。持续输注法的主要局限性是不能控制药物浓度,达到稳态血浆浓度需 4~5 个半衰期,对于消除半衰期较长的药物如芬太尼等,达稳态浓度需 15 小时以上。随输注时间延长,血药浓度逐渐升高可能超过治疗浓度,产生不良反应和蓄积作用,而且很难根据患者反应和手术刺激变化随时调节血药浓度。当持续输注药物时,需要较长的时间才能获得药物的真正的"稳态",诱导时间相当长。

为临床所需,常使用单次给药与持续输注相结合的方法,目的是使药物起效迅速,同时维持相对稳定的药物效应,然而该法并不能完全克服单次和持续给药的缺点,也不能根据患者反应和手术刺激变化及时调节。

第三节 计算机辅助输注

靶目标控制输注技术(target controlled infusion,TCI)又称为靶控输注、计算机辅助持续输注(computer assisted continuous infusion,CACI)和计算机控制输注泵(computer-controlled infusion pump,CCIP)等,是由药代学理论与计算机技术相结合而产生的给药方法,能快速达到并维持设定的血浆或效应部位药物浓度,并根据临床需要随时调整给药。

一、计算机辅助输注系统组成

完整的 TCI 系统主要有以下几个组成部分:①药代动力学(和药效动力学)参数;②计算药物输注速度(包括控制输注泵的软件)的控制单位;③控制单位和输注泵连接的设备(RS232 接口);④用于患者数据和靶控浓度(血浆或效应室浓度)输入的用户界面。由于输注泵技术的发展,实际上临床常用的 TCI 系统用户只能看到上述第四个组成,即用于

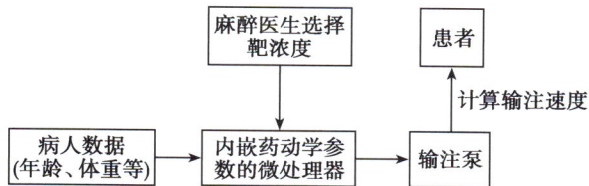

图 4-4　计算机辅助输注系统的组成

患者数据和靶控浓度(血浆或效应室浓度)输入的界面。TCI 系统的准确性主要与微机使用的药代学参数与患者的药代学参数匹配程度有关,但即便匹配良好,TCI 系统仍然受到药代学模型固有的局限性的影响,主要是因为:①假想药物在房室内迅速均匀分布事实上是不可能的;②预测浓度和实测浓度的差异受生物变异性的影响;③生理状态的变化可能改变药代学参数,降低模型浓度预测的准确性。现今使用的 TCI 系统多为开环输注系统(图 4-4),即用药代学参数预测的当前浓度是唯一的泵输注速度控制信号,不考虑来自患者的信息反馈,麻醉医生需评估术中患者的反应并调整靶控浓度。

二、TCI 系统的实现方法

(一)药代学模型参数的简化理解

图 4-5 以三室 PK-PD 模型为例描述了药物在房室间转运的速率常数。这里请注意三点:①如删除图 4-5 左侧虚框内的第三室,模型简化为二室 PK-PD 模型;如同时删除左右两侧虚框内的第二室、第三室,模型简化为一室 PK-PD 模型;如仅删除下方效应室,则相应表示三室、二室和一室 PK 模型;②药物注入中央室(V_1)后的同时,以速率常数 K_{12}、K_{13} 和 K_{1e} 离开中央室分别进入第二室、第三室和效应室,以速率常数 K_{10} 消除(这部分药物彻底离开体内);药物同时以速率常数 K_{21}、K_{31} 分别从第二室、第三室返回中央室;③效应室是一个假想的理论上的极小空间,药物进出其中不影响药物在体内代谢过程。

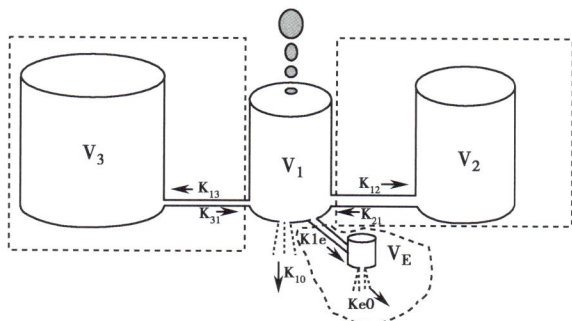

图 4-5　经典三室药代药效模型

从上节药代学基础理论可知,药物在体内的浓度变化与时间密切相关,需借助微分方程预测体内浓度的瞬时变化。TCI 计算药物浓度时,是否也需要借助计算机强大的计算(微积分)

功能,获得药物浓度并进而计算相应的给药速度瞬时变化?事实上并非如此,这点是临床医生经常误解的地方。我们知道,最基本的药代学参数是房室间转运速率常数和中央室容积(V_1);其中速率常数的单位是时间的倒数,例如 min^{-1} 或 $1/min$,由此我们可推知:①将速率常数(如 min^{-1})与剂量(如 mg)相乘后其单位为 mg/min,相当于单位时间内将多少药物从中央室排出体外或在房室间的转移量;②平面坐标轴上随时间变化的曲线,如时间间隔足够小可将其视为直线。据此,可将注药后时间 T 分解成无穷小的时间段 ΔT,借助简单的数学知识,以简驭繁,计算任意时刻每个房室间的药量并推算其浓度。

(二) 靶控输注速度计算

靶控血浆浓度即是维持中央室浓度(图 4-5 中的 V_1 中的浓度)恒定于预设水平 C_T,因为 $C_T \times V_1 = D$,也即维持中央室药量 D 恒定——这就是靶控血浆浓度最基本的理论基础。尽管前述药代学计算方法涉及数理统计、计算机等烦琐知识,但药动学知识应用于靶控输注的方法却非常简单。

假想的 TCI 系统内嵌药动学模型见图 4-5,参数见表 4-1 脚注,ΔT 设定为 10 秒,输注泵最大速度 1200ml/h,药物配制浓度 10mg/ml。由于 k_{10}、k_{12} 和 k_{13} 都是药物离开中央室的速率常数,这里我们统称为 $k_{out} = k_{10} + k_{12} + k_{13}$。

假设某一时刻 V_1、V_2 和 V_3 中的药物分别为 a_1、a_2 和 a_3,一个 ΔT 前药量分别是 a_{1T}、a_{2T} 和 a_{3T},任意时刻各房室间的药量可通过下列公式计算:

$$a_1 = a_{1T} + (a_{2T} \times k_{21} + a_{3T} \times k_{31} - a_{1T} \times k_{out} + R) \times \Delta T$$
$$a_2 = a_{2T} + (a_{1T} \times k_{12} - a_{2T} \times k_{21}) \times \Delta T$$
$$a_3 = a_{3T} + (a_{1T} \times k_{13} - a_{3T} \times k_{31}) \times \Delta T$$

开始 TCI 时(时间 0 分钟)(表 4-1),$a_1 = a_2 = a_3 = 0mg$,一个 ΔT 前的药量也都是 0mg。我们的目标是血浆浓度 $6\mu g/ml$,也即中央室药量迅速达到 60mg($= 6\mu g/ml \times 10L$)。这里输注泵最大速度 $R = 1200ml/h = 200mg/min$。

(1) 0.17 分钟后,各房室药量:

$$a_1 = 0 + (0 \times 0.15 + 0 \times 0.01 - 0 \times 0.6 + 200) \times (10/60) = 33.33mg$$
$$a_2 = 0 + (0 \times 0.3 - 0 \times 0.15) \times (10/60) = 0mg$$
$$a_3 = 0 + (0 \times 0.1 - 0 \times 0.01) \times (10/60) = 0mg$$

中央室药量 33.33mg,浓度 $3.33\mu g/ml$。下一个 10 秒离开 V_1 的药量(离开中央室的药量-回到中央室的药量)是:$[a_1 \times k_{out} - (a_2 \times k_{21} + a_3 \times k_{31})] \times \Delta T = [33.33 \times 0.6 - (0 \times 0.15 + 0 \times 0.01)] \times (10/60) = 3.33mg$。我们的目标是 V_1 中的药量达到 60mg,则下一个 10 秒内需要输入的药量是 $60 - (33.33 - 3.33) = 30mg$。将 30mg 药物在 10 秒内输入,输注速度 $R = 30mg/10s = 180mg/min = 10\ 800mg/h = 1080ml/h$;

(2) 0.33 分钟后,各房室药量:

$$a_1 = 33.33 + (0 \times 0.15 + 0 \times 0.01 - 33.33 \times 0.6 + 180) \times (10/60) = 60mg$$
$$a_2 = 0 + (33.33 \times 0.3 - 0 \times 0.15) \times (10/60) = 1.67mg$$
$$a_3 = 0 + (33.33 \times 0.1 - 0 \times 0.01) \times (10/60) = 0.56mg$$

中央室药量为 60mg,浓度 $6\mu g/ml$。下一个 10 秒离开 V_1 的药量是 $[a_1 \times k_{out} - (a_2 \times k_{21} + a_3 \times k_{31})] \times \Delta t = [60 \times 0.6 - (1.67 \times 0.15 + 0.56 \times 0.01)] \times (10/60) = 5.96mg$。将 5.96mg 在 10 秒内输入,维持中央室药量为 60mg,输注速度 $R = 5.96mg/10s = 35.7mg/min = 2144.6mg/h =$

214.5ml/h；

（3）0.50分钟后，各房室药量：

$$a_1 = 60 + (1.67 \times 0.15 + 0.56 \times 0.01 - 60 \times 0.6 + 35.7) \times (10/60) = 60.00mg$$

$$a_2 = 1.67 + (60 \times 0.3 - 1.67 \times 0.15) \times (10/60) = 4.63mg$$

$$a_3 = 0.56 + (60 \times 0.1 - 0.56 \times 0.01) \times (10/60) = 1.55mg$$

中央室药量仍为60mg，浓度6μg/ml，此时如果停止输注，下一个10秒后 V_1 中药物减少量 $= [a_1 \times k_{out} - (a_2 \times k_{21} + a_3 \times k_{31})] \times \Delta T = [60 \times 0.6 - (4.63 \times 0.15 + 1.55 \times 0.01)] \times (10/60) = 5.88mg$。将5.88mg在10秒内输入，维持中央室药量为60mg，输注速度 R = 5.88mg/10s = 35.3mg/min = 2117.4mg/h = 211.7ml/h；……以此类推可计算任意时刻维持血浆浓度所需的药物剂量和输注速度。

（4）如欲在25分钟时将靶浓度降至2μg/ml，注射泵停止输注，速度0ml/h，各房室药物量均逐渐衰减：

$$a_1 = 60 + (1.67 \times 0.15 + 0.56 \times 0.01 - 60 \times 0.6 + 0) \times (10/60) = 57.15mg$$

$$a_2 = 117.21 + (60 \times 0.3 - 1.67 \times 0.15) \times (10/60) = 4.63mg$$

$$a_3 = 0.56 + (33.33 \times 0.1 - 0.56 \times 0.01) \times (10/60) = 1.55mg$$

因为速度为0，25.17分钟时中央室药量57.15mg，浓度5.71μg/ml；……，以此类推，可以计算任意时刻的血浆浓度。

（5）如在56.17分钟时将靶浓度设为4μg/ml，目标中央室药量是40mg = 4μg/ml×10L，此时中央室药量为20mg，下一个10秒后离开 V_1 的药量是 $[a_1 \times k_{out} - (a_2 \times k_{21} + a_3 \times k_{31})] \times \Delta T = [20 \times 0.6 - (41.30 \times 0.15 + 159.76 \times 0.01)] \times (10/60) = 0.70mg$；因此需要将20mg + 0.7mg 药物在10秒内高速输入，输注速度 R = 20.7mg/10s = 124.2mg/min = 7452.4mg/h = 745.2ml/h；……，以此类推，随后的计算同（3）。

表 4-1　靶控血浆时计算机运算原理

时间（min）	房室间药量（mg）			输注速度（ml/h）	中央室浓度（μg/ml）
	中央室	外周室1	外周室2		
0.00	0.00	0.00	0.00	1200	0.00
0.17	33.33	0.00	0.00	1080	3.33
0.33	60.00	1.67	0.56	214.5	6.00
0.50	60.00	4.63	1.55	211.7	6.00
0.67	60.00	7.51	2.55	209.1	6.00
0.83	60.00	10.32	3.55	206.5	6.00
1.00	60.00	13.06	4.54	204	6.00
…	…	…	…	…	…
24.83	60.00	117.14	130.91	60.3	6.00
25.00	60.00	117.21	131.69	0	6.00
25.17	57.15	117.28	132.47	0	5.71
25.33	54.59	117.20	133.20	0	5.46
…	…	…	…	…	…
36.83	20.27	64.36	151.15	0	2.03

续表

时间（min）	房室间药量（mg）			输注速度 （ml/h）	中央室浓度 （μg/ml）
	中央室	外周室 1	外周室 2		
37.00	20.10	63.77	151.24	2.2	2.01
…	…	…	…	…	…
56.00	20.00	41.33	159.69	66.8	2.00
56.17	20.00	41.30	159.76	745.3	2.00
56.33	40.00	41.27	159.82	97.3	4.00
…	…	…	…	…	…

注：1. 假定参数值：$V_1 = 10L$，$k_{10} = 0.2/min$，$k_{12} = 0.3/min$，$k_{21} = 0.15/min$，$k_{13} = 0.1/min$，$k_{31} = 0.01/min$；$\Delta T = 10s$，将其折换成 $10/60min$，以保持与速率常数单位一致；2. 药物浓度 $10mg/ml$；3. 输注泵的最大输注速度 $1200ml/h$；4. 因为有效数字取舍，计算结果可能略有差异

第四节　TCI 使用注意事项和影响因素

由 TCI 系统计算方法可知，药动学参数是其基础，尽管群体分析方法提高了药动学参数的精确度，同时可综合考虑患者协变量的影响，但其主体仍然取决于参数群体特征值，而个体间参数存在巨大的变异性，因此，要达到预测与实测浓度绝对准确是不可能的。除此而外，临床使用 TCI 输注时尚有许多地方值得关注。

一、TCI 使用注意事项

（一）ΔT 的设置

TCI 的计算精度（特别是靶控初期）依赖于 ΔT，通常取值范围 5～30 秒，尽管理论上来说，ΔT 越小越好，趋近于无穷小时即为微积分，但以目前的技术要使输注泵达到瞬时改变速度是不可能的（输注泵滞后）。

（二）选择合适的药物

并非所有的药物均可使用靶控输注方式给药。例如芬太尼的半衰期很长，持续输注时很难达到稳态且药理效应消除需要相当长的时间。如用于靶控输注，必须在手术结束前 2 小时停止输注。

（三）技术误差

TCI 计算的前提是体内没有该药，如果在 TCI 前人工注入负荷剂量再施以靶控输注，则系统计算的预测浓度可能与实测浓度差异巨大。同样，如在输注过程中导管脱落、血管外输注，系统依然假设药物已经注入体内，此时预测浓度与实测浓度也差异巨大。此外，管道夹闭、高速输注时药物反流、药物配制浓度不准确等均可导致实际输注量和软件计算的药物需要量之间的差异。上述情况下，临床测定的药理效应不可能准确。

（四）关注效应部位浓度滞后现象

由于血浆浓度-药理效应间的滞后，当靶控血浆浓度达峰时，药物效应室浓度和药理效应

并未达峰,因此,靶控血浆浓度时,尽管血浆浓度已经达到预设浓度,仍须等待足够的时间施行临床操作以保证药物疗效。

二、TCI 的影响因素

开环控制输注已经向"蒸发器"迈进了一步,但尚有许多局限性。包括:输注量的准确性、药代学参数的精确性以及药效动力学的准确性等。

(一) 输注泵的精确度

强效麻醉剂通常溶解或悬浮在少量液体中,无论是开环或闭环系统,输注泵必须保证输注量准确。现代输注泵在每10秒改变输注速度的情况下速度误差大约±5% ~ 10%,大体上可满足要求,但仍有一些未解决的难题,例如泵不够平滑,因而并不能提供真正的"持续"输注,有随着时间累计增加的瞬时流速误差。

(二) 药理学变异性

目前的 PK-PD 模型不能解决变异性问题,药代学参数不匹配可能引起较大的误差。且不同手术刺激和麻醉技术,静脉麻醉药治疗窗也无明确定义。特别是在多种药物相互作用的情况下没有精确的量化数据。例如,对于一个85岁需要开胸或剖腹手术患者,如用咪达唑仑作为麻醉前用药,同时静脉输注丙泊酚,那么,开始手术时舒芬太尼的浓度应该是多少?由于现有的静脉麻醉药治疗浓度范围多为国外研究结果,由于可能的人种间药代学和药效学差异,因而本章未列出常用静脉麻醉药的参考浓度范围。例如,根据我们的经验,丙泊酚2.5 ~ 3μg/ml,大部分患者均能入睡,而国外报道的 EC_{50} 为3.4μg/ml,EC_{95} 为5.4μg/ml。瑞芬太尼≤3ng/ml 已能维持相当平稳的麻醉,而国外研究认为需要7ng/ml。

(三) 药代学参数失配

药代学参数失配是最常见的误差来源,通常模型及其参数来源于小样本群体研究,由于取样时间、药物混合不充分等均可能影响药物早期的分布相及中央室容积的正确估算,因而衍生的某些参数可能缺乏准确性。手术期间失血、失液、电解质紊乱、血流动力学的变化、靶控药物引起短时的生理学变化(例如剂量依赖性药代学)以及伍用药物也可能改变药物的药代学。

未来 TCI 可能不会使用房室模型参数,而是整合生理学参数的混合模型,这些混合模型可能改善输注泵的性能。闭环控制可能将包括先进的模糊逻辑技术,仿效临床专家的实际控制活动。TCI 也可能扩展到手术室外,但即便 TCI 永远不会获得临床广泛应用,其在临床药理学研究中的作用已经得到证实,可使研究者可以获得接近于靶浓度的稳态药物水平。TCI 也可用于模拟研究,研究者能够对两种不可能用其他方法进行研究的药物进行比较。

第五节　TCI 系统性能的评价指标

任何 TCI 系统在投入应用之前,必须对其性能进行测试和评价。系统性能评测通常采用计算机模拟的预期浓度与实际血药浓度的一致性分析。TCI 系统的精确性以预测浓度(C_P)与实测浓度(C_M)的误差来衡量,对于每个实测浓度与预期浓度的误差,用执行误差(performance error,PE)的百分数(PE%)表示。计算公式为 $PE\% = \dfrac{C_m - C_p}{C_p} \times 100\%$。

对于系统效果的评价,通常用以下指标:

（一）　偏离（bias）

代表达到预期浓度系统的误差,偏离可以用中位执行误差（median performance error, MDPE）,即执行误差的中位数表示。

（二）　不准确度（inaccuracy）

代表达到预期浓度所期望的测定值的误差。不准确度用中位绝对执行误差（median absolute performance error,MDAPE）,即执行误差绝对值的中位数表示。

（三）　分散度（divergence）

代表一定时间内的执行效果的稳定度,用每小时的执行误差的绝对值（APE）变化表示。

（四）　摆动（wobble）

代表执行误差的易变性。摆动用中位绝对偏差（median absolute deviation of the performance error from the MDPE,MDADPE）,即执行误差相对于 MDPE 的偏差绝对值的中位数表示。

（张马忠）

第五章 | 镇静催眠药

凡能促进和维持近似生理性睡眠的药物均称为催眠药（hypnotic）；仅能消除烦躁、恢复平静情绪的药物称为镇静药（sedative）。随着用药剂量的加大，它们对中枢神经系统抑制的程度加深，有些可产生抗惊厥和麻醉作用。镇静药和催眠药之间没有明显的界限。

生理性睡眠可分为快动眼睡眠（rapid eye movement sleep，REMS）和非快动眼睡眠（non rapid eye movement sleep，NREMS）。NREMS 可分为 1、2、3、4 期，其中 3、4 期合称为慢波睡眠（slow wave sleep，SWS）。正常情况下，REMS 和 NREMS 保持一定的比例，梦境多发生在 REMS 时相内，而夜惊、梦游症多发生在 NREMS 的 SWS 时相内。若用药物缩短 REMS 时间，停药后可引起 REMS 反跳性延长，患者可出现焦虑、多梦。为此，患者常继续服药，从而产生耐受性和依赖性。

镇静催眠药包括苯二氮䓬类、巴比妥类及其他类药物。镇静催眠药长期使用均可产生依赖性，突然停药可产生戒断综合征，故应按精神药品进行管理。

安定药（tranquilizers）是可消除焦虑和紧张而不明显抑制大脑皮质的药物，根据药物作用的强弱可分为强安定药（major tranquilizers），如吩噻嗪类和丁酰苯类，多用于治疗精神分裂症，也称抗精神病药；弱安定药（minor tranquilizers），如苯二氮䓬类，因具有较强的抗焦虑作用，也称抗焦虑药（antianxiety drugs）。

镇静催眠药和安定药多具有镇吐、遗忘及强化麻醉的作用，在临床麻醉上主要用于麻醉前给药、静脉复合麻醉以及局部麻醉的辅助用药。由于苯二氮䓬类药物有较好的抗焦虑和镇静催眠作用，安全范围大，目前几乎取代了巴比妥类等传统镇静催眠药。

第一节　苯二氮䓬类

一、概　述

苯二氮䓬类（benzodiazepines，BZ 或 BDZ）是常用的镇静催眠药和抗焦虑药。此类化合物是苯并二氮䓬环上的氢被不同基团取代后的产物，因此苯二氮䓬类药物的基本药理作用类似。但由于对苯二氮䓬受体的亲和力和选择性不同，加之药代动力学差异较大，因此临床用途并不完全相同。最早的苯二氮䓬类药物是 1960 年用于临床的氯氮䓬，此后人们通过消除与生理活性无关的基团，和对分子结构中活性较高的部分进行改构，开发出了副作用更小、在体内更稳定的苯二氮䓬类新药。

【体内过程】口服吸收快而完全，口服后 0.5~2 小时达血药峰浓度。肌内注射吸收缓慢且不规则，紧急时应静脉注射。脂溶性较高，容易通过机体内各种屏障。生物利用度大多在 80% 以上，与血浆蛋白结合率都较高。主要经肝药酶生物转化后形成代谢物。一些代谢产物具有与母体相似的药理活性，而 $t_{1/2}$ 更长，因此连续应用长效苯二氮䓬类药物时，应注意药物的蓄积作用。苯二氮䓬类及其代谢产物最终均经肾排泄（表 5-1、图 5-1）。

表5-1　常用苯二氮䓬类的药代动力学参数

药物	口服后达峰时间(h)	生物利用度(%)	血浆蛋白结合率(%)	表观分布容积(L/kg)	血浆 $t_{1/2}$ (h)	清除率(ml/min)
地西泮	0.5 ~ 1.5	80 ~ 100	97	1.1	25 ~ 50	26
劳拉西泮	1 ~ 2	80 ~ 100	94	0.9	10 ~ 16	55
硝西泮	1 ~ 3	60 ~ 90	86	2.5	25 ~ 40	65
氟硝西泮	1 ~ 2	80 ~ 90	80	5	20 ~ 30	250
氯硝西泮	2 ~ 4	80 ~ 100	50	3.2	24 ~ 36	75
咪达唑仑	0.5 ~ 1	30 ~ 40	98	0.8 ~ 1.6	2 ~ 3	400

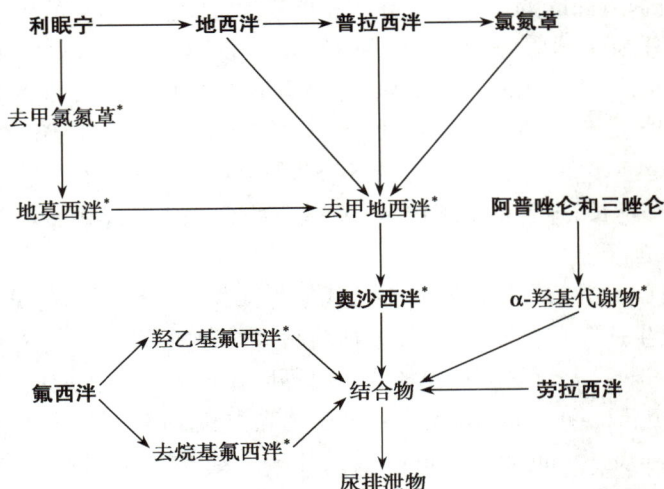

图5-1　苯二氮䓬类生物转化过程
粗体为临床可用的药物；*表示活性代谢物

【药理作用和临床应用】

1. 中枢神经系统

（1）抗焦虑：小剂量苯二氮䓬类即有良好的抗焦虑作用,显著改善紧张、忧虑、激动和失眠等症状。这可能是选择性作用于边缘系统的结果。主要用于焦虑症。对持续性焦虑状态则宜选用长效类药物,对间断性严重焦虑患者则宜选用中、短效类药物。临床常用地西泮和三唑仑等。苯二氮䓬类对多种原因引起的焦虑有显著疗效,为抗焦虑首选药。

（2）镇静催眠:随着剂量增大,苯二氮䓬类能引起镇静催眠作用。与巴比妥类相比,其优点是:①治疗指数高,对呼吸、循环功能抑制轻;②对肝药酶无明显诱导作用,联合用药时相互干扰少;③对 REMS 时相影响小,停药后反跳现象轻,使 NREMS 的第 2 期延长、第 4 期缩短,可减少夜惊和夜游症;④连续应用依赖性较轻;⑤有特异性拮抗药。因此,苯二氮䓬类已逐渐取代了巴比妥类药物在镇静催眠上的应用。

本类药物在临床麻醉中应用较广:①用于麻醉前给药,可消除焦虑、产生遗忘,降低代谢、预防局麻药毒性反应等;②作为部位麻醉辅助用药,使患者产生镇静、遗忘、并预防局麻药毒性反应;③用于全麻诱导,主要适用于心血管功能较差的患者;④作为复合全麻的组成部分,可增强全麻药作用,减少全麻药用量,并预防某些麻醉药(如氯胺酮)的不良反应。

（3）抗惊厥、抗癫痫:大多苯二氮䓬类药物都有抗惊厥作用,其中地西泮、咪达唑仑和三唑仑的作用尤其显著,临床用于辅助治疗破伤风、子痫、小儿高热惊厥和药物中毒性惊厥。地西泮是目前用于治疗癫痫持续状态的首选药,常采用静脉注射。对于其他类型的癫痫发作则以硝西泮和氯硝西泮的疗效为较好。

（4）中枢性肌松:可缓解肌肉痉挛,且由于肌肉松弛有助于解除焦虑和诱导睡眠。可以缓解局部病变引起的骨骼肌反应性痉挛、脑性瘫痪、手足抽动症以及僵人综合征所引起的肌痉挛和风湿性疼痛等。此类作用比骨骼松弛药弱得多,不能满足手术需要。

2. 心血管系统

（1）血压:苯二氮䓬类可使血压下降,下降程度与药物剂量和给药途径有关,还取决于机体用药时的状态。一般情况下,仅使血压轻度下降。原来血压高和处于焦虑状态者下降幅度增加。低血容量或一般情况不良和(或)心力衰竭患者,其降压作用更为显著,须慎用。

（2）心脏:对心肌收缩力影响小,轻度增加心率。由于心脏前负荷和后负荷都下降,药物可在不明显影响心排血量的同时降低心肌耗氧量。这对心功能不全和冠心病患者都是有利的。但因调节心率的压力反射也受到抑制,心脏的代偿机制受到一定削弱。临床上适用于心血管功能较差的患者的全麻诱导。

3. 呼吸系统

对呼吸的抑制较巴比妥类轻。口服一般剂量对呼吸的抑制不明显,若静脉注射速度较快、剂量过大时,可再发生一次性呼吸暂停,阻塞性肺病患者慎用。

根据苯二氮䓬类作用持续时间的长短可分为长效、中效和短效三类。常用的苯二氮䓬类药物特点见表5-2。

表5-2　常用的苯二氮䓬类药

类别	药物	主要特点
长效激动药	地西泮	常用于抗焦虑、镇静、催眠、抗惊厥、麻醉前给药等
	氯氮䓬	作用与地西泮相似而较弱,用于焦虑症、失眠与癫痫
	氟西泮	催眠作用强而持久,缩短REMS轻,不易产生耐受性
中效激动药	劳拉西泮	作用为地西泮的5~10倍,常用作麻醉前给药
	硝西泮	催眠、抗癫痫较佳
	氯硝西泮	抗惊厥、抗癫痫较佳
	艾司唑仑	镇静、催眠、抗焦虑作用强,宿醉反应少,常用于麻醉前给药
短效激动药	三唑仑	催眠作用强而短暂,宿醉反应少,依赖性较强
	咪达唑仑	水溶性,作用强而短,在麻醉上可取代地西泮
阻断药	氟马西尼	用于苯二氮䓬类过量的诊治,$t_{1/2}$短,静脉注射或滴注
反向激动药	β-CCE	用于激动苯二氮䓬受体,但产生与激动药相反的作用如焦虑、惊厥等

【作用机制】放射配体结合实验证明,脑内有地西泮的高亲和力的特异结合位点苯二氮䓬（BZ或BDZ）受体。苯二氮䓬类药物与其结合产生药理效应。苯二氮䓬受体在中枢神经系统的分布与$GABA_A$受体的分布基本一致。电生理实验证明,苯二氮䓬类能增强GABA能神经传递功能和突触抑制效应;还有增强GABA与$GABA_A$受体相结合的作用。$GABA_A$受体是氯离子通道的门控受体,由两个α和两个β亚单位($α_2β_2$)构成Cl^-通道。β亚单位上有GABA受点,当GABA与之结合时,Cl^-通道开放,Cl^-内流,使神经细胞超极化,产生抑制效应。在α亚单位上则有苯二氮䓬受体,苯二氮䓬与之结合时,并不能使Cl^-通道开放,但它通过促进GABA与$GABA_A$受体的结合而使Cl^-通道开放的频率增加(不是使Cl^-通道开放时间延长或使Cl^-流增大),更多的Cl^-内流。这就是目前关于$GABA_A$受体/苯二氮䓬受体——Cl^-通道大分子复合

体的概念。现在苯二氮䓬受体/GABA$_A$受体的基因密码已被克隆,并在爪蟾卵上得到表达。

苯二氮䓬受体分布以皮质为最密,其次为边缘系统和中脑,再次为脑干和脊髓。苯二氮䓬类药物与边缘系统的受体结合后产生抗焦虑和镇静作用;与中脑网状结构的苯二氮䓬受体结合,减弱网状结构对脊髓反射的易化,并直接抑制脊髓的多突触反射,产生中枢性肌肉松弛作用;与脑皮质的苯二氮䓬受体结合则产生抗惊厥作用。

【不良反应】本类药物毒性小、安全范围大,发生严重后果少,可见以下不良反应。

1. **中枢神经反应** 小剂量连续应用可致头昏、乏力、嗜睡及淡漠等,大剂量可导致共济失调,故驾驶员等机械操作人员禁用。

2. **呼吸及循环抑制** 静注速度过快时易发生。6个月以下的婴儿及重症肌无力患者禁用。

3. **急性中毒** 剂量过大可致昏迷及呼吸、循环衰竭,可用苯二氮䓬受体阻断药氟马西尼(flumazenil)救治。

4. **依赖性** 长期服用可产生耐受性及依赖性,突然停药可出现戒断反应,故不可长期用药。

5. **致畸** 可通过胎盘屏障,有致畸性,妊娠早期妇女禁用。

二、地 西 泮

地西泮(diazepam,安定)是临床上最常用的镇静催眠和抗焦虑药物,是苯二氮䓬类药物的代表。地西泮为白色至黄色结晶粉末,难溶于水。临床上所用的注射剂为溶于有机溶媒(主要为丙二醇、苯甲醇或聚乙基代蓖麻油等)的黏稠溶液。

【体内过程】口服吸收完全而迅速,0.5~2小时血药浓度达峰值,直肠给药10~30分钟血药浓度达峰值。口服如同时应用阿片制剂及阿托品,因胃排空延迟影响吸收而使血药峰浓度降低。肌内注射后吸收缓慢而且不规则。因此给药途径尽可能采用口服,不能口服时采用静脉注射为宜。

由于其脂溶性高,吸收后很快透过血-脑脊液屏障而进入中枢神经系统,很快地再分布到其他组织。地西泮血浆蛋白结合率为97%,由于表观分布容积大(1~1.5L/kg),故尽管消除$t_{1/2}$长达25~50小时,单次用药后作用消失快。

地西泮主要在肝脏中代谢,两种代谢产物均具有类似地西泮的活性,最终代谢产物经肾脏排泄,部分经胆汁排泄,有肠肝循环。也可经乳汁排泄,浓度为血浆的1/10。

此药易透过胎盘,并在胎儿体内蓄积,导致新生儿呼吸抑制、嗜睡,甚至体温不升,故不宜用于待产妇。老年、肝功能障碍、血浆蛋白减少时,可使地西泮增效,注意减量或延长用药时间间隔。地西泮与芬太尼或哌替啶合用可使消除$t_{1/2}$降低。

【临床应用】除上述用于焦虑症、镇静催眠、抗惊厥外,地西泮也是临床麻醉中常用的药物:①作为麻醉前用药,口服5~10mg,可消除焦虑和恐惧,镇静效果明显,并有助于预防局麻药毒性反应。②用于麻醉辅助用药,诱导前静脉注射10~20mg可增强麻醉效果,减少琥珀胆碱所致的眼压升高、术后肌痛等不良反应,适合眼内手术。与氯胺酮合用,可减轻氯胺酮的心血管兴奋反应及术后精神症状。③心律转复和局麻下施行内镜检查之前静脉注射10mg,可使患者消除紧张,产生肌肉松弛,并遗忘操作过程;④静脉注射用于全麻诱导,对心血管的影响轻微,但起效慢,故只限用于不宜用硫喷妥钠的重危患者。

【不良反应】地西泮毒性小,一般不产生不良反应。长期服用或剂量偏大时可有嗜睡、眩晕、头痛、幻觉等不良反应,影响技巧性操作和驾驶安全。大剂量可有共济失调、震颤。减量或停药后可恢复,偶可引起躁动、谵妄、兴奋等反应。用毒扁豆碱可消除此种不良反应。静脉注射可发生血栓性静脉炎,与丙二醇的刺激性有关。长期口服可有依赖性,突然停药可出现戒断症状,但其程度比巴比妥类轻。偶有过敏反应如皮疹、白细胞减少等。

三、咪 达 唑 仑

咪达唑仑(midazolam,咪唑安定)是半衰期最短的短效苯二氮䓬类药物。咪达唑仑为淡黄色结晶性粉末。微溶于水,在 pH<4 的酸性溶液中可形成稳定的水溶性盐,故临床常用其盐酸盐和马来酸盐;pH 3.3,避光条件下其水溶液稳定且无刺激性,与葡萄糖溶液、生理盐水及乳酸林格液相溶性好,也可与吗啡、东莨菪碱及阿托品混合,不产生沉淀,但不能与硫喷妥钠等碱性药物相混。在体内生理性 pH 条件下,其亲脂性碱基释出,可迅速透过血-脑脊液屏障。由于其不需用有机溶剂,故肌内注射后容易吸收,局部刺激性也小。

【体内过程】脂溶性高,口服后吸收迅速,0.5~1 小时血药浓度达峰值。由于明显的首关消除,口服生物利用度低,肌内注射生物利用度可达 90%。其分布容积为 0.8~1.6L/kg,消除 $t_{1/2}$ 短,为 2~3 小时,仅为地西泮的 1/10。小儿直肠注入后吸收迅速,约 16 分钟血药浓度达峰值。但由于经吸收后进入门静脉,通过肝的首过消除也较大,生物利用度不到 60%。静脉注射起效快,60~90 秒药效达高峰,持续时间短,2~3 小时可完全清醒。肌内注射后吸收迅速且基本完全,注药后 30 分钟血药浓度达峰值。此药也可透过胎盘,但透过的量较地西泮少。

此药作用短暂,除与再分布有关外,主要与其生物转化迅速有关。其咪唑环上 1 位的甲基使之易于氧化,故代谢迅速。其主要代谢途径是通过肝微粒体酶的氧化机制使其羟化,产生的代谢物为 1-羟基咪达唑仑,以及少量 4-羟基咪达唑仑和极少量 1,4-二羟基咪达唑仑。其中 1-羟咪达唑仑有较弱的药理活性,但 $t_{1/2}$ 短,不会延长作用时间。代谢产物均与葡萄糖醛酸结合后由尿中排出。12 小时排出量占注入量的 35%~43%,24 小时占 90%。约 0.5% 以原形从尿中排出,2%~4% 自粪便排出。与地西泮不同,此药的代谢不受西咪替丁的影响。

【药理作用】咪达唑仑与苯二氮䓬类受体的亲和力约为地西泮的 2 倍,故其强度约为地西泮的 1.5~2 倍,具有较强的抗焦虑、催眠、抗惊厥、肌松和顺行性遗忘作用。其药理效应个体间差异较大,且与麻醉前用药和剂量相关。镇静药可增强其抗焦虑作用。临床研究结果显示,血药浓度为 302ng/ml 时患者保持清醒,达 385ng/ml 时镇静,达 429ng/ml 时入睡,600ng/ml 以上呈深度睡眠状态。

咪达唑仑有抗惊厥作用,可预防局麻药中毒所致惊厥,且比地西泮更有效。其顺行性遗忘作用有明显的剂量依赖性,合用硫喷妥钠可增强其遗忘作用,认为是咪达唑仑的顺行性遗忘和硫喷妥钠逆行性遗忘协同作用的结果。咪达唑仑可轻度降低脑耗氧量、脑血流量及灌注压,以及颅内肿瘤患者的颅内压。因此,对脑缺氧具有一定的保护作用,也适用于颅内肿瘤患者。

咪达唑仑有一定的呼吸抑制作用,其程度与剂量和注射速度相关,静脉注射速度越快呼吸频率、潮气量降低越明显。临床上小剂量(0.075mg/kg)静脉注射对呼吸无影响。静脉注射 0.15mg/kg 的分钟通气量降低与地西泮 0.3mg/kg 相当。对慢性阻塞性肺疾病患者的呼吸抑制更为明显,并可增强中枢抑制药对呼吸的抑制作用。静脉注射诱导时呼吸暂停发生率低于等效剂量的硫喷妥钠。

此药临床剂量对正常人的心血管系统影响轻微,静脉注射 0.15mg/kg 表现为心率轻度增快,收缩压和舒张压轻度下降,左室充盈压和心搏量轻度减少,但对心肌收缩力无影响。对循环系统的抑制作用维持时间短,多在 5~20 分钟内恢复。

咪达唑仑可减轻但不能完全消除气管插管引起的交感神经兴奋反应,如同时辅用芬太尼则可消除此反应。亦能减轻氯胺酮引起的交感反应及麻醉后的精神症状。它可使眼压降低,但不能防止静脉琥珀胆碱气管插管时的眼压升高。

咪达唑仑不引起组胺释放,对肾上腺皮质功能亦无抑制作用。此药本身无镇痛作用,但可增强其他麻醉药的镇痛作用,剂量达 0.6mg/kg 时使氟烷最低肺泡有效浓度(minimum alveolar concentration,MAC)降低约 30%。

【临床应用】咪达唑仑具有水溶性和消除 $t_{1/2}$ 短的特点,药效不受给药途径的影响,无论口服、肌内注射、静脉注射或小儿鼻腔滴入或直肠灌注均吸收完全,起效快,代谢清除率高,排泄快,作用时间短,故与地西泮相比,更适于在临床麻醉上应用。该药的强效镇静、遗忘及抗惊厥作用为麻醉所需要。对呼吸、循环影响轻微,适用于危重患者、颅脑手术、心脏手术及心肌缺血患者。其主要用途有:①麻醉前用药。肌内注射剂量为 5~10mg,注射后 10~15 分钟产生镇静效应,经 30~45 分钟产生最大效应。口服剂量须加倍。对小儿可用直肠注入,剂量为 0.3mg/kg。②全麻诱导和维持。静脉注射咪达唑仑作诱导,主要适用于不宜用硫喷妥钠的危重患者,剂量 0.1~0.4mg/kg,依年龄、病情和是否用术前药而定。在我国临床上常将咪达唑仑与丙泊酚联合作为催眠药用于麻醉诱导,此时两种药物的用量均大大减少,如 0.02~0.04mg/kg 的咪达唑仑,可使丙泊酚的麻醉诱导剂量降低 50%~65%,并在遗忘效果和循环稳定方面获益。用于静脉复合或静吸全麻的维持,可采取分次静脉注射或持续静脉滴注的方法,并与其他有高镇痛效能的药物合用,尤其适用于心血管手术和颅脑手术。③各类麻醉镇静。可用于局部麻醉、神经阻滞和椎管内麻醉的辅助镇静,可产生镇静、松弛、遗忘作用,并可提高局麻药的惊厥值。还特别适用于消化道内镜检查,以及其他诊断性操作(如心血管造影)和治疗性操作(如心律转复等),镇静效果较地西泮为优,副作用较硫喷妥钠少。剂量为 0.1~0.15mg/kg 静脉注射。④ICU 患者镇静。对于需用机械通气支持的患者,可用此药使患者保持镇静,控制躁动,即使用于心脏手术后患者,对血流动力学的影响也很小。

【不良反应】不良反应少且轻。常见不良反应有:麻醉恢复期的嗜睡、镇静过度、共济失调。但应注意,静脉注射可引起呼吸抑制,在合用阿片药物时,遗忘呼吸更易出现,需注意呼吸管理。与乙醇和中枢抑制药有协同作用。精神分裂症、抑郁症、器质性脑损伤患者和孕妇禁用。

四、艾司唑仑

艾司唑仑(estazolam,舒乐安定)是新型的中短效类苯二氮䓬类药物,其为白色结晶性粉末,不溶于水,可溶于三氯甲烷和甲醇。

艾司唑仑口服 40 分钟左右即可入睡,3 小时后达到血药浓度峰值,维持时间 5~8 小时,半衰期 14~24 小时。其镇静、催眠作用比硝西泮强 2.4~4 倍,为高效镇静催眠药。具有用量小、疗效确切、起效快速及毒副作用小等特点,安全性较大,亦有较强的抗焦虑、抗惊厥作用和较弱的中枢性肌松作用,但无镇痛作用。

临床多用于治疗焦虑、失眠、紧张、恐惧及癫痫的发作。麻醉前用药于麻醉前 1 小时口服 2~4mg。

本药毒副作用少,个别患者有乏力、口干、头胀和嗜睡等反应,一般无须特殊处理,减量即可。

五、瑞米唑仑

瑞米唑仑(remimazolam)是一种新型超短效水溶性苯二氮䓬类衍生物,其镇静作用起效迅速、持续时间短,患者认知能力恢复快且完全,$t_{1/2}$ 约为 6 分钟,清除率为(70.3±13.9)L/h,分布容积约为(34.8±9.4)L,能迅速被组织酯酶水解为无活性的代谢产物,对心血管和呼吸系统影响小,无注射痛,对心电图无影响,有望成为一个新的安全有效的临床镇静催眠药。

临床多用于短效麻醉或镇静,可根据调整滴定剂量控制预见的麻醉时间。

六、氟 马 西 尼

氟马西尼(flumazenil)是第一个人工合成的苯二氮䓬受体阻断药,化学名为 3-羟-甲基-β-咔啉,是可溶于水的白色粉末。

【体内过程】 氟马西尼口服吸收迅速,20~40 分钟血药浓度达峰值。但由于首过消除大,生物利用率仅 16%。静脉注射后 5 分钟血药浓度达峰值,与血浆蛋白结合率为 40%~50%,分布容积为 1.02~1.20L/kg,清除率为 1.14~1.31L/kg。消除 $t_{1/2}$ 仅 50 分钟,较临床上常用的苯二氮䓬类为短。因此,单次注射后的拮抗作用持续时间短暂,常于 1 小时后再现苯二氮䓬类的作用,患者可再入睡。以小量分次静脉注射或静脉持续滴注给药,则恢复迅速、平稳而安全。

【药理作用】 氟马西尼的化学结构与苯二氮䓬类相似,只是 5 位上无苯环。其与苯二氮䓬受体有特异性亲和力,但无内在活性,通过竞争性结合苯二氮䓬受体而拮抗苯二氮䓬类药的抗焦虑、催眠、遗忘及抗惊厥等药理作用,但对巴比妥类及羟丁酸钠引起的中枢抑制则无效。氟马西尼对苯二氮䓬类药的拮抗作用是可逆的,对苯二氮䓬类药过量的患者应用氟马西尼后出现惊厥者,再用地西泮可解除。

氟马西尼毒性很小,其本身对呼吸无影响;对苯二氮䓬类引起的呼吸抑制有一定的拮抗作用;对巴比妥类和麻醉性镇痛药引起的呼吸抑制则无拮抗作用。此药对心血管系统无明显影响。

【临床应用】 氟马西尼用于:①麻醉后拮抗苯二氮䓬类药的残余作用,促使手术后早期清醒;②用于苯二氮䓬类药过量中毒的诊断和解救。对于可疑为药物中毒的昏迷患者,可用此药鉴别。如果有效,基本上肯定是苯二氮䓬类中毒;③对 ICU 中长时间用苯二氮䓬类控制躁动、施行机械通气的患者,如果要求恢复意识,停用机械通气,可用此药拮抗苯二氮䓬类作用。

【不良反应】 常见的不良反应有恶心、呕吐、烦躁和焦虑不安等。有癫痫病史的患者可以诱发癫痫发作,长期服用苯二氮䓬类药物的患者使用本品可以诱发戒断症状。

第二节　新型镇静催眠药

一、右美托咪定

α_2 肾上腺素受体激动剂具有镇静、抗焦虑、催眠、镇痛和解交感作用。右美托咪定(dexmedetomidine)是美托咪定的右旋异构体,一种较高选择性 α_2 肾上腺素受体激动剂,对 α_2 受体选择性激动为 α_1 受体的 1600 倍。1999 年被美国 FDA 批准应用于 ICU 镇静,现在可用于包括手术室内的镇静和辅助镇痛,诊断和介入操作等。

【体内过程】 分布迅速,绝大部分在肝脏代谢,经尿和粪便排泄。它通过结合反应(41%)、N-甲基化(21%)或者先羟基化反应进行代谢。其蛋白率为 94%,其全血和血浆药物浓度比值为 0.66。分布 $t_{1/2}$ 为 6 分钟,消除 $t_{1/2}$ 为 2~3 小时,稳态分布容积为 2~3L/kg。右美托咪定对血流动力学影响较大,并可影响其自身药代动力学。大剂量时引起显著的血管收缩,导致药物分布容积减少。持续输注时量相关半衰期随输注时间延长增加显著,如输注 10 分钟时,时量相关半衰期为 4 分钟,而输注 8 小时则可延长达 250 分钟。故麻醉维持中如长时间输注,会显著影响术后清醒。

【药理作用】 右美托咪定为较高选择性 α_2 肾上腺素受体激动剂。α_2 肾上腺素受体是跨膜 G 蛋白,在人体已发现三种 α_2 肾上腺素受体亚型,即 α_{2A}、α_{2B}、α_{2C},α_{2A} 主要分布在外周,而 α_{2B}、α_{2C} 主要分布于脑和脊髓。在外周位于突触后的 α_2 肾上腺素受体激动后引起血管收缩,而突触前的 α_2 肾上腺素受体激动后抑制去甲肾上腺素释放,减弱血管收缩。其总体反应与中枢神经系统 α_2 肾上腺素受体兴奋有关,产生交感抑制、镇静、镇痛效应。右美托咪定引发的镇静催眠效果类似于自然睡眠状态,这是其具有很大临床应用价值的重要原因之一。

1. **对呼吸系统影响** 右美托咪定在镇静的同时对呼吸影响轻微,在血药浓度达到具有明显镇静作用时,可使志愿者分钟通气量减少,但对二氧化碳反应曲线不变。

2. **对循环系统影响** α_2 肾上腺素受体激动剂对心血管系统的影响主要是减慢心率,降低外周血管阻力,间接降低心肌收缩力、心排血量和血压。右美托咪定肌注或静脉应用可引起少数患者出现严重心动过缓,偶尔发生窦性停搏,通常可以自行缓解,或给予抗胆碱药缓解。

【临床应用】 作为麻醉辅助用药,右美托咪定在临床麻醉中主要用于镇静、抗焦虑、减少麻醉药的用量、降低麻醉和手术引起的交感兴奋效应,从而提高血流动力学的稳定。主要用途有:①麻醉诱导,诱导前静注 $0.5 \sim 1\mu g/kg$,可有效减少其他麻醉诱导药物用量,减轻诱导插管过程中的循环波动;②全麻维持,以 $0.2 \sim 0.4\mu g/(kg \cdot h)$ 持续静脉输注,辅助其他麻醉镇痛药物维持麻醉,可使麻醉更易管理,亦可降低患者麻醉恢复期烦躁的发生率。但长时间输注会使麻醉清醒时间延长,故需提前停药。同时,其具有良好的术中唤醒特点,在神经外科手术中更显其优势。③术中镇静,可用于局部麻醉、神经阻滞和椎管内麻醉的辅助镇静,可有效控制患者紧张和焦虑,剂量范围为 $0.2 \sim 0.7\mu g/(kg \cdot h)$。④ICU 镇静,肌注剂量为 $1\mu g/kg$。相比其他现有镇静药,右美托咪定具有镇静同时可被唤醒,对呼吸影响小,明确的镇痛作用及血流动力学稳定等特点。

【不良反应】 常见不良反应包括:低血压、心动过缓及口干(与唾液分泌减少有关)。迷走张力高、糖尿病、高血压、高龄、肝功能或肾功能有损伤的患者更易发生心动过缓,甚至窦性停搏,重度心脏传导阻滞和重度心室功能不全患者禁用。出现低血压或心动过缓应减量或停止给予右美托咪定,加快输液,抬高下肢,静脉注射阿托品或麻黄碱。

二、可 乐 定

可乐定(clonidine)是咪唑啉衍生物,具有较强 α_2 肾上腺素受体激动效应。其脂溶性很高,可以迅速通过血-脑屏障和胎盘屏障。口服后 $70\% \sim 80\%$ 吸收,吸收后很快分布到各器官,组织内药浓度比血浆中浓度高,能通过血-脑脊液屏障蓄积于脑组织。蛋白结合率为 $20\% \sim 40\%$。口服 $30 \sim 60$ 分钟起效,$3 \sim 5$ 小时血药浓度达峰值,一般为 $1.35ng/ml$,作用持续时间 $6 \sim 8$ 小时。消除 $t_{1/2}$ 为 12.7 小时,肾功能不全时延长。肝内代谢,$40\% \sim 60\%$ 以原形于 24 小时内经肾排泄,20% 经肠肝循环由胆汁排出。

研究显示可乐定与受体的结合在脑干的前腹侧髓质(交感穿出的最终通路)最多,可激活这一区域的抑制性神经元。其总的效应是降低交感活性,增加副交感神经张力,减少循环中儿茶酚胺含量。有研究证实,可乐定的抗高血压作用主要通过与非肾上腺素能(咪唑啉)受体结合而起作用的。但可乐定的镇痛作用,特别是在脊髓水平,是通过兴奋突触前(也可能有突触后)α_2 肾上腺素受体、阻断伤害性刺激的传导发挥作用。可乐定也可以作用于外周神经,具有一定局麻效应,因此可与局麻药复合应用。

可用于治疗高血压,作用为降低交感神经张力,降低外周血管阻力、心率与血压。用于围术期麻醉联合用药,可减轻气管插管时的心血管反应,加强麻醉药物的作用强度和时间,减轻麻醉药物的用量和不良反应。可乐定可与局麻药联合用于硬膜外、骶管及外周神经阻滞,可显著延长局麻麻醉和镇痛的时间。硬膜外给予可乐定通常与局麻药和(或)阿片类药混合应用,以 30μg/h 的剂量开始输注。可乐定也可用于术后镇痛和术后寒战预防。不良反应包括口干、头晕和便秘。

唑吡坦、佐匹克隆、扎来普隆等亦属于新型镇静催眠药。还有许多药物如水合氯醛、甲丙胺酯、羟嗪、格鲁米特、甲喹酮等也具有镇静催眠作用。但自从苯二氮䓬类问世后,这些药物已逐渐少用。

第三节　巴比妥类

一、概　　述

巴比妥类(barbiturates)药物为巴比妥酸的衍生物,难溶于水,临床上常用其钠盐。巴比妥类药物随着母核上取代基团的不同,其作用强度、起效和维持时间亦有不同。脂溶性高的药物起效快,维持时间短。此类药物长期以来用于镇静、催眠。因缩短快动眼睡眠时间而引起非生理性睡眠,久用停药易发生反跳现象,并伴有多梦而引起睡眠障碍。此类药物容易产生躯体依赖性和耐受性,因此现在已经基本被更为安全有效的苯二氮䓬类药物所取代。目前巴比妥类药物在临床上主要用于抗惊厥、抗癫痫及辅助麻醉。

根据巴比妥类药物起效的快慢可分为(超)速、中、慢效类;而根据作用维持时间的长短可分为(超)短、中、长效类(表5-3)。

表 5-3　常用巴比妥类的分类

分类	药名	显效时间(h)	维持时间(h)	主要用途
长(慢)效类	苯巴比妥	0.5~1	6~8	抗惊厥
	巴比妥	0.5~1	6~8	镇静催眠
中效类	戊巴比妥	0.25~0.5	3~6	抗惊厥
	异戊巴比妥	0.25~0.5	3~6	镇静催眠
短(速)效	司可巴比妥	0.25	2~3	抗惊厥、镇静催眠
超(速)短效	硫喷妥钠	iv 立即	0.25	静脉麻醉

【体内过程】巴比妥类口服后的吸收速率、血浆蛋白结合率和通过血-脑脊液屏障的速率均与其脂溶性呈正相关。脂溶性高的药物可迅速进入大脑皮质,并迅速再分布到其他组织(主要是骨骼肌和脂肪),起效快,作用持续时间也短,如硫喷妥钠;脂溶性低的药物进入脑和再分布都较慢,如苯巴比妥静脉注射后须经20分钟才被脑摄取,故起效慢,作用持续时间长。血浆 pH 降低时,药物的解离减少,血浆蛋白结合率下降,进入中枢神经系统的药物增加。因此,严重酸中毒患者对巴比妥类的敏感性增强。

巴比妥类主要于肝内代谢。这些代谢物无药理活性,极性更强,易溶于水,或是以这些形式从肾排出,或是与葡萄糖醛酸结合后从肾排出。低脂溶性巴比妥类还有相当一部分以原形经肾缓慢排出。如果服用碳酸氢钠使尿液碱化,则增加其在肾小管中的解离程度,从而减少其再吸收和加速其排出。

其消除 $t_{1/2}$ 都很长,因此反复应用都有蓄积作用。所谓长效或短效,主要与其消除方式不同有关。脂溶性高的药物如司可巴比妥等主要在肝脏代谢,故作用持续时间较短;而脂溶性低的药物如苯巴比妥有相当部分自肾脏排泄而消除,因可被肾小管重吸收,故持续时间较长。巴比妥类在肝硬化患者中的 $t_{1/2}$ 延长,故在此类患者中应慎用。

巴比妥类药物大多是肝药酶的诱导剂,可增加肝药酶的活性而加快一些药物(激素、洋地黄类、香豆素类抗凝药)的代谢,与这些药物合用时应注意相互影响。由于酶诱导的作用,巴比妥类在体内可增加卟啉的生成,加重紫质症(porphyria,卟啉症)的急性发作,故禁用于急性间歇性紫质症。

【药理作用和临床应用】

1. **对中枢神经系统的作用** 巴比妥类对中枢神经系统有剂量依赖性抑制作用,随着剂量加大,依次引起镇静、催眠、抗惊厥、麻醉、延髓麻痹等作用,剂量过大可麻痹生命中枢而致死。

(1) 镇静催眠:巴比妥类可缩短入睡时间、减少觉醒次数和延长睡眠时间,但缩短 REMS,久用停药后可有 REMS 时相的反跳性延长,导致多梦而引起睡眠障碍。小剂量巴比妥类具有镇静、缓解焦虑和烦躁的作用。中等剂量产生的睡眠与生理性睡眠相似,可缩短入睡时间、减少觉醒次数和延长睡眠时间,但缩短了 REMS 时相。

巴比妥类在非麻醉剂量时主要抑制了大脑皮质和脑干网状结构上行激活系统的单突触和多突触传递,减弱易化,增强抑制。巴比妥类主要通过延长氯离子通道的开放时间,增加 γ-氨基丁酸(GABA)介导的 Cl^- 内流,引起超级化,从而减弱谷氨酸介导的除极。

(2) 抗惊厥、抗癫痫:巴比妥类在一定剂量下都有不同程度的抗惊厥作用,其中苯巴比妥的作用较突出,镇静剂量即可产生抗惊厥作用,对多种原因引起的惊厥都有较好的疗效;肌内注射给药能抑制破伤风及子痫引起的惊厥发作。主要用于小儿高热、破伤风、脑膜炎、脑炎等引起的惊厥。危重患者采用生效快的异戊巴比妥钠盐。苯巴比妥还可用于强直痉挛性发作和部分性癫痫发作。

(3) 麻醉和麻醉前给药:巴比妥类药物在麻醉上常用于麻醉前给药和预防局麻药的毒性反应,目前这一地位已经渐被苯二氮䓬类药代替。仍在使用的巴比妥类多为苯巴比妥,美索比妥在儿童直肠给药也可以达到诱导麻醉效果。麻醉剂量的巴比妥类可减轻因手术、外伤或缺血引起的脑水肿,缩小梗死面积,减少死亡率。此外,硫喷妥钠可用做静脉麻醉,参见第八章。

2. **对呼吸系统的作用** 巴比妥类均降低呼吸中枢对 CO_2 的敏感性,抑制呼吸,其程度与剂量相关。

3. **对心血管系统的作用** 一般催眠剂量使血压轻度下降,心率稍有减慢。较大剂量可由于对血管运动中枢的抑制作用和小动脉扩张作用而使血压显著下降。

4. **酶诱导作用** 巴比妥类诱导肝药酶活性,加速自身代谢,也加速其他一些药物如皮质激素类、苯妥英钠、香豆素类等的代谢,长期合用应调整剂量。肝药酶诱导作用中以苯巴比妥作用最强,可增加卟啉的生成,加重紫质症的急性发作,故禁用于急性间歇性紫质症。

【不良反应】

1. **后遗效应** 巴比妥类特别是长效巴比妥类,催眠剂量时可致醒后出现眩晕和困倦、精细运动不协调及定向障碍等,也称为宿醉(hangover)反应。

2. **呼吸抑制** 中等剂量的巴比妥类可轻度抑制呼吸中枢,大剂量巴比妥类可致急性中毒,严重者表现为深昏迷、各种反射消失、呼吸显著抑制、血压下降,甚至休克。呼吸衰竭是主要致死原因。

口服巴比妥类药物未超过 3 小时者,可用大量温生理盐水或 1:2000 的高锰酸钾溶液洗胃(注意防止液体流入气管内,以免引起吸入性肺炎)。洗毕,再以 $10\sim15g$ 硫酸钠(忌用硫酸镁)导泻。并给碳酸氢钠或乳酸钠碱化尿液,加速药物排泄。亦可用甘露醇等利尿剂增加尿量,促进药物排出。因呼吸抑制所致的呼吸性酸中毒时,可促进药物进入中枢,加重中毒反应,因此保证呼吸道通畅尤为重要，必要时进行气管切开或气管插管、吸氧或人工呼吸。亦可适当给予中枢兴奋药。血压偏低时，可静脉滴注葡萄糖盐水或低分子右旋糖酐。

3. **耐受性、依赖性**　短期内反复应用巴比妥类可产生耐受性。耐受性发生的机制一方面是巴比妥类药物诱导了肝药酶导致自身降解加速，另一方面是神经组织对药物发生了适应。突然停药易发生反跳现象。此时，快动眼睡眠时间延长，梦魇增多，迫使患者继续用药，终致成瘾。成瘾后停药，戒断症状明显，表现为激动、失眠、焦虑，甚至惊厥。

4. **过敏反应**　偶见粒细胞减少症、剥脱性皮炎等严重过敏反应。

5. **其他**　罕见视力受累、色觉改变、结膜炎、眼睑下垂及复视。

二、苯巴比妥

苯巴比妥（phenobarbital，鲁米那）属于长效巴比妥类。其注射剂苯巴比妥钠易溶于水，10% 水溶液 pH 9.7。

口服吸收完全，生物利用度95%。肌内注射后生物利用度为口服的80%。约40% 与血浆蛋白结合，因脂溶性低不易透过血-脑脊液屏障，产生作用较慢，口服后 30～40 分钟起效，维持6～8 小时。脑脊液药物浓度与血药浓度的比值为 0.49。表观分布容积为 0.8L/kg。清除率为 0.09ml/（kg·min）。75% 在肝内被羟化为对羟苯巴比妥而灭活，由肾排出，25% 以原形经肾排出。因体内代谢缓慢，且在肾小管被重吸收后排泄也慢，故作用时间较长，消除 $t_{1/2}$ 24～140小时，平均 90 小时，久服易致蓄积中毒。

苯巴比妥为典型的肝微粒体药物代谢酶的诱导剂，能使药物代谢率增快将近 1 倍，酶诱导作用在巴比妥类中最强，停药后酶诱导作用仍可持续一段时间。经诱导可提高肝对双香豆素、氢化可的松、地塞米松、性激素类、氯丙嗪、地高辛及苯妥英钠等的代谢速度，也可使在体内活化的药物增加，如环磷酰胺等。

苯巴比妥与其他中枢神经抑制药如镇静药、催眠药、抗精神病药、抗组胺药及乙醇等合用，可增强它们的中枢抑制作用。

苯巴比妥对中枢神经系统的运动区皮质有特殊的抑制作用，不仅能升高病灶周围正常神经元的兴奋阈值，阻滞癫痫发作时放电的扩散，而且能降低病灶内神经元的兴奋性，抑制其癫痫灶放电。故此药在临床上主要用于治疗癫痫大发作和癫痫持续状态。用于麻醉前给药，可减轻和消除围术期的恶心、呕吐、焦虑、紧张和烦躁不安。

本品易致蓄积中毒，最好在连用 4～5 天后停药 1～2 天。如病情需要连用，应使用小量，血药浓度高于 8～10mg/100ml 时有生命危险。

三、异戊巴比妥

异戊巴比妥（amobarbital，阿米妥）属于中效巴比妥类。

口服后吸收迅速，$t_{1/2}$ 为 8～42 小时，15～30 分钟生效，维持 3～6 小时。吸收后分布于体内各组织及体液中。因脂溶性高，易通过血-脑脊液屏障，起效较快。50% 在肝脏羟化代谢，代谢物和少量原形药物从肾脏排泄。

异戊巴比妥为肝酶诱导剂，不但加速自身代谢，还可加速其他药物代谢。与乙醇、全麻药、中枢性抑制药或单胺氧化酶抑制药合用时，可相互增强抑制作用。与乙酰氨基酚类合用，会增加肝中毒的危险性。与钙通道阻滞药合用时，可引起血压下降。与氟哌啶醇合用治疗癫痫，可引起癫痫发作形式改变。与吩噻嗪类和四环类抗抑郁药合用时可降低惊厥阈值。

异戊巴比妥主要用于催眠、镇静、抗惊厥和麻醉前给药。

苯二氮䓬类与巴比妥类的比较见表5-4。

表5-4　苯二氮䓬类与巴比妥类的比较

	苯二氮䓬类	巴比妥类
对 CNS 作用的选择性	高	低
特异性受体	苯二氮䓬受体	无
特异性拮抗剂	氟马西尼	无
对氯离子通道	增加开放频率	延长开放时间
抗焦虑作用	强	弱
引起麻醉	不能	能
对 REMS 影响	小	大
依赖性	弱	强
抑制呼吸、循环	轻	重
肝药酶诱导作用	弱	强
治疗指数	大	小
中毒时的特殊抢救措施	氟马西尼	碱化血液、尿液

第四节　吩噻嗪类

一、概　述

吩噻嗪类(phenothiazines)属强安定药,基本结构为吩噻嗪核。原来称为神经松弛药(neuroleptics),因主要用于治疗精神分裂症,故近年多称其为抗精神病药(antipsychotic drugs)。

【体内过程】 吩噻嗪类口服吸收生物利用度低,仅为肌内注射的1/10。吸收后血浆蛋白结合率高,消除半衰期为 10～20 小时。经肝代谢脱甲基后的产物失去药理活性,主要由肾排出。

【药理作用】 吩噻嗪类的典型代表是氯丙嗪,其主要作用是安定和抗精神病作用,同时具有镇吐作用以及影响自主神经和内分泌的作用。这类药本身无镇痛作用,但可增强麻醉性镇痛药的作用。吩噻嗪类的其他药物的药理作用与氯丙嗪基本相似,只是程度不同(表5-5)。

表5-5　常见吩噻嗪类的作用比较

药名	抗精神病	镇静	镇吐	抗胆碱	降压	抗组胺	锥体外系反应
氯丙嗪	+++	+++	+++	+++	+++	+	++
乙酰丙嗪	++	+++	+++	+++	++	+	++
三氟丙嗪	+++	+++	+++	+++	+	+	+++
奋乃静	+++	++	+++	++	+	+	+++
三氟拉嗪	+++	++	+++	+	+	+	+++
异丙嗪	-	+++	+++	+	+	+++	+

注:-无,+弱,++中等,+++强

吩噻嗪类抗精神病的主要作用机制是阻滞中枢神经系统内的多巴胺受体,降低多巴胺能神经元的功能,从而产生一系列作用。阻滞中脑-边缘系统和中脑-皮质系统的多巴胺受体,产生抗精神病和安定作用;阻滞结节漏斗部多巴胺受体,产生对内分泌的影响;阻滞延髓催吐化学感受区多巴胺受体,产生镇吐作用;阻滞黑质纹状体多巴胺受体,产生锥体外系症状。吩噻嗪类还可阻滞 α 肾上腺受体、M 胆碱受体和 H_1 受体,分别产生降压、抗胆碱和抗组胺作用。

【临床应用】 吩噻嗪类临床上主要用于治疗精神分裂症或其他精神病的躁狂症状,消除幻觉、妄想和躁狂等。其镇吐作用还用于防治多种原因所致的呕吐,如癌症、放射病等多种疾病及药物引起的呕吐,对刺激前庭引起的晕动病呕吐无效。临床麻醉中曾广泛用于麻醉前给药和辅助用药,由于不良反应较多,除异丙嗪外,其他药物已被丁酰苯类取代。

【不良反应】

1. **一般反应** 嗜睡、淡漠、无力(中枢抑制症状)、口干、无汗、便秘、视力模糊、眼压升高(M 受体阻断症状)、鼻塞、血压下降、直立性低血压及反射性心动过速(α 受体阻断症状)等。

2. **锥体外系反应** 长期大剂量用药可引起肢体震颤、肌张力增高、运动减少、静坐不能等锥体外系症状。一般在停药后可消失,症状严重时可用抗胆碱药治疗。

3. **神经松弛药恶性综合征**(neuroleptic malignant syndrome,NMS) 用吩噻嗪治疗的患者中有 0.5% ~14% 可发生一种类似恶性高热的综合征。首先出现血压变化、心率增快和心律失常等自主神经功能不稳定的症状;随后 24 ~72 小时出现高热、意识模糊、全身骨骼肌张力增高,甚至影响呼吸运动,转氨酶和肌酸磷酸激酶常增高,病死率高达 20% ~30%。原因不明,可能与中枢多巴胺受体过度阻滞所致的多巴胺能神经传递功能障碍有关。与恶性高热的区别是非去极化肌松药在本综合征中可使骨骼肌松弛。

二、氯 丙 嗪

氯丙嗪(chlorpromazine,冬眠灵)化学名为 2-氯-10-(3-二甲氨基丙基)-吩噻嗪。临床上所用的制剂为其盐酸盐,呈酸性,故不应与碱性药物相混。本药局部刺激性较强,可深部肌内注射。静脉注射可致血栓性静脉炎,应以生理盐水或葡萄糖溶液稀释后缓慢注射。接触日光后渐变为棕红色,应避光保存。

【体内过程】 口服吸收慢而不规则,有首关消除,生物利用度较低,到达血药浓度峰值的时间为 2 ~4 小时。胃中食物、同时服用抗胆碱药均能明显延缓其吸收。肌内注射吸收迅速,吸收后分布广泛,表观分布容积达 20L/kg,与血浆蛋白结合率为 90%,易透过血-脑脊液屏障。主要在肝内代谢,由尿和粪便排出,$t_{1/2}$ 为 6 ~17 小时。氯丙嗪可通过胎盘,产妇应用可使新生儿中枢抑制。此药的体内过程个体差异大,老年人代谢和消除速率尤为缓慢,故在临床上给药剂量应个体化,以小剂量分次给予较安全。

【药理作用】

1. **中枢神经系统** 氯丙嗪有较强的中枢神经系统抑制作用,能显著控制活动状态和躁狂状态而不影响感觉能力;正常人口服治疗量的氯丙嗪出现安静、活动减少、情感淡漠,答话缓慢而理智正常,安静环境下易入睡,脑电图改变与生理性睡眠相似,入睡后呼之能醒,加大剂量也不引起麻醉;可增强催眠药、镇痛药和其他中枢神经系统抑制药的效应。

氯丙嗪对下丘脑体温调节中枢有很强的抑制作用,使体温调节功能降低,消除寒冷反应,有利于降温。氯丙嗪有较强的镇吐作用,小剂量可抑制第四脑室底部极后区的催吐化学感受区。大剂量可直接抑制呕吐中枢。

对延髓呼吸中枢无抑制作用,临床剂量对潮气量和呼吸频率无明显影响。对哌替啶引起的呼吸抑制有对抗作用。此药本身无神经肌肉阻滞作用,但可增强肌松药的效应。

2. 自主神经系统　氯丙嗪阻断 α 肾上腺素受体导致血管扩张、血压下降,对高血压或服用降压药的患者,降压作用尤为明显。这种血管扩张作用可引起直立性低血压,故用药后切忌急剧改变体位。氯丙嗪引起的低血压用去氧肾上腺素或去甲肾上腺素较好。氯丙嗪静脉注射易发生心动过速,可能是对血压下降的代偿反应,也可能与其抗胆碱作用有关。其抗肾上腺素作用使心肌应激性降低,可预防肾上腺素诱发的心律失常。阻断 M 胆碱受体作用较弱,可使呼吸道分泌物、唾液和胃液分泌减少;并可抑制消化道平滑肌张力,缓解痉挛。

【临床应用】

1. 麻醉前用药　氯丙嗪 12.5～25mg 肌内注射作为麻醉前用药,可产生镇静作用,并加强镇痛药和麻醉药的效应,还可减少手术后恶心、呕吐。对于手术中发生的顽固性呃逆,静脉注射氯丙嗪 10～20mg 可迅速制止。对手术后呕吐和其他原因所致的呕吐,用此药也可收到显著效果。此药在临床麻醉中曾一度广泛应用,近年来由于苯二氮䓬类和丁酰苯类的问世,此药已很少应用。

2. 低温麻醉　低温麻醉的主要目的是用物理降温的方法将患者体温降至预定范围内,以降低组织代谢,延长机体耐受缺氧的时间,便于手术操作而不会导致不可逆性损害。广泛用于心血管手术、神经外科手术、肝和肾的手术、创伤大、出血多的手术、控制高热及脑复苏等。降温时若不能控制全身的防御反应,则引起寒战、代谢升高,体温难以下降,故降温必须在全身麻醉下进行。小剂量氯丙嗪在降温前使用可阻滞自主神经系统,以防止寒战及血管痉挛,使末梢血管扩张,有利于体温下降。

3. 人工冬眠　氯丙嗪与异丙嗪、哌替啶组成冬眠合剂 1 号曾用于实施人工冬眠,适用于高热、烦躁的患者,呼吸衰竭者慎用。现此概念已被弃用,此合剂已被神经安定镇痛合剂取代。

【不良反应】除上述吩噻嗪类一般不良反应和锥体外系症状等不良反应外,极少数患者应用此药 2～4 周后可发生黄疸,临床表现类似梗阻性黄疸,同时有皮疹及发热。其发生与用药时间及剂量无关,在已有肝损害和黄疸的患者多见且较严重。据认为这是一种变态反应,由于肝内胆管阻塞、胆汁淤滞所致,停药后即自行消退。有惊厥史或癫痫史者,不宜应用。

三、异　丙　嗪

异丙嗪(promethazine,非乃更)是最早合成的吩噻嗪类,化学名为 10-(2-二甲氨基丙基)-吩噻嗪。

此药除无抗精神病作用外,其他对中枢神经系统的作用与氯丙嗪相似。其镇静作用更强,用药后较快入睡。抗肾上腺素能作用较弱;抗胆碱能作用显著,使唾液及支气管分泌减少。对呼吸有轻度兴奋作用,分钟通气量及呼吸频率增加,松弛支气管平滑肌。与其他吩噻嗪类不同的是此药为强效 H_1 受体阻断药,有突出的抗组胺作用,通过与组胺竞争 H_1 受体发挥抗过敏作用,对支气管和胃肠道痉挛具有解痉作用。体内过程也与氯丙嗪相似。

异丙嗪在临床上主要用于治疗过敏性疾病,如荨麻疹、过敏性鼻炎、支气管哮喘等;可预防和治疗输血和输液时出现的过敏反应。此外,临床麻醉中此药常作为麻醉前用药,有较好的镇静、抗过敏和抗呕吐作用。加强麻醉药及中枢抑制药的效应,可减少麻醉药的用量。此药与哌替啶合用组成哌异合剂(俗称度非合剂),常作为硬脊膜外麻醉辅助用药。

第五节　丁　酰　苯　类

一、概　　述

丁酰苯类(butyrophenones)属于强安定药,作用于 D_2 受体。虽然这类药的化学结构与吩噻嗪类不同,但作用却相似。

丁酰苯类通过阻断边缘系统、下丘脑和黑质-纹状体系统等部位的多巴胺受体而产生很强的安定作用和镇吐作用,也可产生锥体外系反应,也有抗胆碱和阻滞 α 肾上腺素能受体的作用。丁酰苯类的氟哌啶醇和氟哌利多常作为辅助药用于临床麻醉。

二、氟哌利多

氟哌利多(droperidol,氟哌啶)为黄色至橙色结晶粉末,微溶于醇、醚,略溶于水,易溶于三氯甲烷。因遇光变色,应避光保存。

【体内过程】氟哌利多与血浆蛋白结合率为 85%～90%,分布容积为 2.0L/kg,消除半衰期为 2～3 小时。约 10% 以原形随尿排出,其余均在肝内生物转化,大部分代谢物在 24 小时内随尿或粪便排出。

【药理作用】氟哌利多作用于脑干网状结构上行激活系统,抑制皮质下中枢而发挥强效镇静安定作用,其安定作用相当于氯丙嗪的 200 倍、氟哌啶醇的 3 倍。静脉注射后起效快,5～8 分钟生效,作用持续时间较短,最佳效应持续 3～6 小时。此药可增强其他中枢抑制药的效应,但不产生遗忘,也无抗惊厥作用。可抑制延髓呕吐中枢,镇吐作用为氯丙嗪的 700 倍,并可对抗阿扑吗啡所导致的呕吐。能使脑血管收缩,脑血流减少,而降低颅内压,但脑耗氧量并不相应地下降,故对颅内压升高的患者有利,对脑缺血患者有不利影响。

氟哌利多在 0.1～0.15mg/kg 范围内对心血管系统影响轻微,仅有心率轻度增加和血压稍低,且有抗肾上腺素性心律失常作用,可能与延长心肌的不应期有关。伴有低血容量、动脉硬化性高血压、高龄及重症患者应用时,血压可显著下降。剂量超过 1mg/kg 时,可出现心收缩力降低,心率减慢,心排血量降低及血压下降等循环抑制表现。因此,美国食品和药品管理局(FDA)已经在产品说明中发出"黑盒子"的警告,即较大剂量(5～15mg)应用时,可能造成 QT 间期延长和尖端扭转型室速的心律失常。值得注意的是,此药对嗜铬细胞瘤患者反可引起显著高血压,可能与诱发肾上腺髓质释出儿茶酚胺或抑制嗜铬细胞摄取儿茶酚胺有关。因此应慎重掌握用药剂量及适应证。

氟哌利多不抑制呼吸中枢,但可加强镇痛药的呼吸抑制作用。能缓解组胺引起的支气管痉挛。还可增强对低氧血症的通气反应,可能与阻滞多巴胺对颈动脉体的抑制作用有关,故可用于慢性阻塞性肺疾病患者麻醉前用药。

【临床应用】氟哌利多是目前临床麻醉中应用最广泛的强安定药。围术期应用氟哌利多主要限于其止吐和镇静作用。其止吐作用强大,在较小剂量即可达到其止吐的极效应。剂量范围为 10～20μg/kg。作为麻醉前用药多以氟哌利多、哌替啶和阿托品合用于术前 1 小时肌内注射。作为麻醉辅助用药,氟哌利多与芬太尼合用可增强静脉麻醉或吸入麻醉的中枢抑制效应,并可预防术后呕吐及不安等不良反应,适合年老体弱、心血管疾病,危重及休克患者的麻醉。最初曾将此二药以 50∶1 的比例配成神经安定镇痛 Ⅱ 型(NLA Ⅱ)合剂,又称氟芬合剂,商品名为英诺佛(innovar)。由于氟哌利多的作用持续时间长,手术中很少需要追加,而芬太尼的作用持续时间短,手术中需反复追加,现已不再主张制成合剂,而以分别应用更为灵活方便。氟哌利多与氯胺酮合用,可增强镇静作用和防止氯胺酮所致幻觉及躁动。

【不良反应】可产生锥体外系症状,但发生率较低。氟哌利多可延长心肌复极化过程,引起 QT 间期延长,诱发尖端扭转型室性心动过速。因此,使用静注氟哌利多时应注意心电监测。

【制剂与用法】

1. **苯巴比妥**(phenobarbital,luminal,**鲁米那**)　镇静:15～30mg/次。催眠:60～

100mg/次,睡前服。抗癫痫:大发作从小剂量开始,15~30mg/次,3次/天,最大剂量60mg/次,3次/天。

2. **苯巴比妥钠**（phenobarbital sodium） 抗惊厥:0.1~0.2g/次,肌内注射。癫痫持续状态:0.1~0.2g/次,缓慢静脉注射。麻醉前给药:1~2mg/kg 于术前1小时肌内注射。

3. **异戊巴比妥**（amobarbital） 催眠:0.1~0.2g/次,睡前服。

4. **地西泮**（diazepam，**安定**） 抗焦虑、镇静:2.5~5mg/次,3次/天。癫痫持续状态:5~20mg/次,缓慢静脉注射。常用量:10~25mg/次。

5. **氯氮䓬**（chlordiazepoxide，**利眠宁**） 抗焦虑、镇静:5~10mg/次,3次/天。催眠:10~20mg/次,睡前服。

6. **氟西泮**（flurazepam，**氟安定**） 催眠:15~30mg/次,睡前服。

7. **咪达唑仑**（midazolam） 催眠:0.25~0.5mg/次,睡前服。

8. **右美托咪定**（dexmedetomidine） 麻醉诱导:静注0.5~1μg/kg;全麻维持:0.2~0.4μg/(kg·h);术中镇静:剂量范围为0.2~0.7μg/(kg·h);ICU镇静:肌注1μg/kg。水合氯醛10%溶液 催眠:5~10ml/次,睡前服。抗惊厥:10~20mg/次。

9. **盐酸氯丙嗪**（chlorpromazine hydrochloride） 肌内注射或静脉注射,剂量依据具体情况而定。

10. **盐酸异丙嗪**（promethazine hydrochloride） 麻醉前用药或麻醉辅助用药:25~50mg,肌内注射或静脉注射。

11. **氟哌利多**（droperidol） 麻醉前用药:2.5~5.0mg肌内注射。麻醉辅助用药:静脉滴注,剂量依具体情况而定。

（王国林）

第六章 | 麻醉性镇痛药与拮抗药

第一节 概 述

阿片类镇痛药(opiate)主要包括激动阿片受体的镇痛药(包括阿片生物碱类镇痛药、合成阿片类镇痛药)和具有镇痛作用的阿片受体部分激动药。它们主要作用于中枢神经系统的阿片受体,选择性地消除或缓解痛觉,同时消除因疼痛引起的情绪反应。阿片类物质包括阿片生物碱、合成与半合成阿片受体药物及内源性阿片肽。本类药物多数反复应用易致成瘾性和耐受性,临床上又称为麻醉性镇痛药(narcotic analgesics)。

一、阿 片 受 体

阿片受体主要分为 μ、κ 及 δ 型,这三类受体均属于 G 蛋白偶联受体,其基因同源性达到 55% ~58%。1994 年曾克隆出一种与阿片受体结构类似,但功能特性不同的阿片样受体,是一种孤儿阿片受体,称为 ORL1 受体。ORL1 受体与经典阿片受体有 48% ~49% 的基因同源性,但它与经典阿片受体的各种配体结合能力均很弱。根据亲和力不同,μ、κ 阿片受体又可分为 1、2、3 三种亚型,δ 阿片受体则分为 1、2 两种亚型。μ、κ、δ 受体最近已被成功克隆,并已确定其一级结构。阿片受体在脑内分布广泛但不均匀,在脊髓胶质区、中央导水管周围灰质、丘脑内侧、中缝核、边缘系统、蓝斑核、纹状体、下丘脑等均有高度密集的阿片受体。

二、内源性阿片肽

至今已发现脑内有近 20 种作用与阿片生物碱相似的肽类,统称为内源性阿片肽(或内阿片肽)。主要有①脑啡肽(enkephalin)家族:包括甲硫氨酸脑啡肽和亮氨酸脑啡肽;②内啡肽家族:该家族包括 β-内啡肽(β-endorphin)、α-内啡肽和 γ-内啡肽;③强啡肽(dynorphin)家族:主要包括强啡肽 A 和强啡肽 B。内啡肽在脑内的分布与阿片受体相一致,与阿片受体结合后产生吗啡样作用,这种作用可被吗啡拮抗药(纳洛酮)所拮抗。各种内阿片肽对不同类型的阿片受体的亲和力不同,现认为亮氨酸脑啡肽及强啡肽分别为 δ 及 κ 受体的内源性配体。除了以上三大家族外,还发现一组新型高选择性的内源性肽——内吗啡肽(endomorphin),包括内吗啡肽-1 和内吗啡肽-2,对 μ 受体有极高的亲和力和选择性,被认为是 μ 受体的内源性配体,σ 受体的内源性配体尚未明确。ORL1 受体的内源性配体最近也已找到,称为孤啡肽(orphanin,或 nociceptin)。孤啡肽结构虽与强啡肽 A 极似,但与经典阿片受体无高亲和力,而与 ORL1 受体亲和力很强。

三、阿片受体功能

在中枢及外周神经系统中,内阿片肽与其他神经肽或神经递质、调质共存,可能作为神经递质、神经调质或神经激素与阿片受体构成强大的内源性痛觉调制系统,并对心血管活动、胃肠功能、免疫反应、内分泌等功能亦具有重要的调节作用。μ 受体激动药的镇痛作用最强;κ 受体则与内脏化学刺激疼痛有关,并参与吗啡成瘾的形成;δ 受体参与吗啡的镇痛作用。对孤啡肽的初步研究结果表明,孤啡肽对痛觉调制具有双重作用,在脑内引起痛觉过敏(hyperalgesia)及异常疼痛(allodynia)作用;在脊髓内也具有镇痛作用,并参与了吗啡耐受和电针耐受的形成。

孤啡肽在下丘脑、脑干(特别是中脑导水管周围灰质、蓝斑等)、海马、杏仁复合体、丘脑含量较高,提示它可能参与执行痛觉调制、学习记忆、运动调控等功能。阿片受体的功能、类型和分布部位见表6-1。

表 6-1　阿片受体的功能、类型和分布部位

功能	受体类型	分布部位
痛抑制	μ 和 δ	脊髓及其以上水平延髓网状结构
	σ	—
	κ	脊髓水平
体温调节	μ:可能调节降温	下丘脑
	δ:可能调节升温	—
运动	μ:加强运动	A_9,A_{10},DA 系统
行为、精神活动	μ、δ 和 κ:镇静	—
	σ:致幻	—
	μ 和 δ:欣快	—
	κ 和 σ:烦躁不安	—
呼吸	μ 和 δ 可能调节呼吸抑制	脑干
心血管调节	μ、δ 和 κ	孤束核
食欲调节、摄食行为	μ、δ 和 κ	腹侧背盖区

阿片类药物的作用机制可能是通过与体内不同部位的阿片受体结合,模拟内阿片肽而发挥作用的。在脊髓感觉神经末梢也发现有阿片受体,研究表明脑啡肽可能通过抑制感觉神经末梢释放 P 物质,从而干扰痛觉冲动传入中枢。新近研究发现,疼痛时,外周感觉神经的阿片受体上调,内源性阿片肽可由免疫细胞(T 和 B 淋巴细胞、单核细胞和巨噬细胞)释放而产生局部镇痛作用,由于不通过血-脑脊液屏障,可避免中枢的不良反应,可能发展成一类新型的外周镇痛药。

第二节　阿片受体激动药

阿片受体激动药(opioid agonists)是指主要作用于 μ 受体的激动药。其典型的代表是吗啡。自从哌替啶合成以来,又相继合成了一系列药物,其中临床麻醉应用最广泛的是芬太尼及其衍生物。麻醉性镇痛药也主要指这类药物。

一、吗　啡

阿片(opium)为罂粟科植物罂粟(papaver somniferum)未成熟蒴果浆汁的干燥物,含20余

种生物碱,含量达 25% 。吗啡(morphine)是阿片中的主要生物碱,在阿片中的含量约为 10% 。其化学结构于 1925 年被确定。吗啡及其他有镇痛作用的阿片生物碱都具有由 Ⅰ、Ⅱ、Ⅲ 三个环构成的氢化菲核(phenanthrene)作为基本骨架(图 6-1)。吗啡的环 Ⅰ 的 3 位和环 Ⅲ 的 6 位分别有一个羟基,具有重要的药理作用。3 位羟基被甲氧基取代,成为可待因,其镇痛作用减弱;3 位和 6 位羟基均被甲氧基取代,成为蒂巴因,后者经结构修饰成为能产生强大镇痛作用的药物如埃托啡(etorphine)。环 Ⅰ 与环 Ⅲ 之间有氧桥连接。此氧桥如被破坏,就形成阿扑吗啡(apomorphine),失去其镇痛效能而产生很强的催吐作用。环 Ⅱ 9 位与 13 位之间有乙撑胺链[—CH$_2$CH$_2$—N(CH$_3$)—]相连。吗啡的镇痛作用取决于 γ-苯基-N-甲基吡啶的存在(图 6-1)。这也是许多合成镇痛药所共有的基本结构。此结构的 N 上的甲基被烯丙基取代,则变成吗啡的拮抗药物,如烯丙吗啡和纳洛酮。

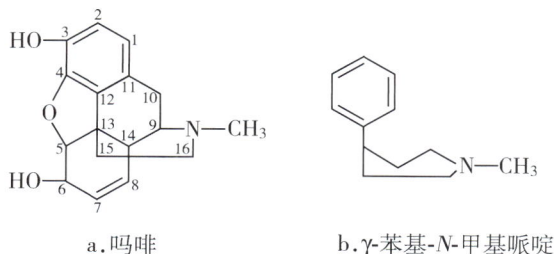

a. 吗啡   b. γ-苯基-N-甲基哌啶

图 6-1　吗啡的化学结构

【体内过程】皮下注射吸收不恒定,肌内注射吸收良好,15 ~ 30 分钟出现作用,45 ~ 90 分钟达高峰,作用维持时间 4 ~ 6 小时。吗啡吸收后分布全身,仅少量通过血-脑脊液屏障,可透入胎盘、乳汁中。主要在肝内与葡萄糖醛酸结合,10% 代谢为去甲基吗啡,主要经肾脏排出。

【药理作用】

1. 中枢神经系统

(1) 镇痛作用:特点为高选择性、高效、范围广、作用较持久,同时伴有镇静作用。作用机制为与不同脑区的阿片受体(主要为 μ 受体)结合,产生类似阿片介导的作用,拟内源性镇痛系统而发挥镇痛作用;抑制痛觉初级传入神经末梢 P 物质的释放,减少或阻断痛觉冲动向中枢传递;改变情绪反应,提高机体对痛觉的耐受性。

(2) 抑制呼吸:抑制呼吸中枢,使呼吸频率减慢及潮气量减少。主要为降低呼吸中枢对 CO$_2$ 的敏感性,也可能为吗啡对 μ$_2$ 受体激动的结果。

(3) 镇咳作用:抑制咳嗽中枢,与它作用于延髓孤束核阿片受体有关。因易成瘾,一般不作镇咳用。

(4) 其他:尚有缩瞳、恶心、呕吐等其他中枢作用。

2. 消化道　有止泻和致便秘的作用。主要是提高胃肠道平滑肌张力,甚至达到痉挛的程度,蠕动受抑制,使胃肠内容物的通过受阻,减弱便意反射,抑制消化液分泌等因素所致。也使胆道括约肌收缩使胆囊压力升高。

3. 心血管系统　扩张阻力血管及容量血管,引起体位性低血压。与释放组胺及作用于孤束核阿片受体,使中枢交感张力降低有关。

【临床应用】

1. 镇痛　对各种疼痛有效,但易成瘾,短期用于其他镇痛药无效的急性剧痛及晚期癌症患者的三阶梯止痛。

2. 治疗心源性哮喘　除输氧及用强心苷外,静脉注射吗啡可暂时缓解肺水肿症。

3. 止泻　常选用阿片酊或复方樟脑酊。

4. 手术前辅助麻醉用药 可缓解疼痛和焦虑情绪。与安定药合用,静脉注射可用于全身麻醉。

【不良反应】 包括:①眩晕、恶心、呕吐、呼吸抑制、便秘、排尿困难、嗜睡、心动过缓、直立性低血压等;②连用 3~5 天即产生耐受性,1 周以上可成瘾;③过量可引起急性中毒,主要表现为昏迷、呼吸深度抑制、瞳孔极度缩小或呈针尖样大、血压下降甚至休克。急性中毒的解救措施包括人工呼吸、给氧等,静脉注射阿片受体阻断药纳洛酮有显著对抗效果。

【禁忌证】 呼吸衰竭、颅内压增高和颅脑损伤患者、支气管哮喘,肺源性心脏病代偿失调、严重肝功能障碍患者,哺乳妇、待产妇、婴儿禁用。

二、哌 替 啶

哌替啶(pethidine)又名度冷丁(dolantin),为苯基哌啶的衍生物。其化学结构见图 6-2。

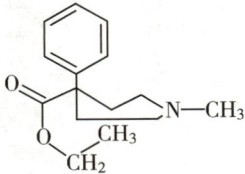

【体内过程】 肌内注射后 10 分钟出现镇痛作用,45 分钟达高峰,维持 2~4 小时。分布至各组织,可通过胎盘屏障,少量经乳汁排出。主要经肝脏代谢为哌替啶酸、去甲哌替啶酸,与葡萄糖醛酸形成结合型或游离型经肾脏排出,少量原形经肾排出。

图 6-2 哌替啶的化学结构

【药理作用】 镇痛强度为吗啡的 1/10~1/8。等效剂量时产生与吗啡同样的镇痛、镇静及呼吸抑制作用,但出现较迟,维持时间较短。中度提高平滑肌张力,致便秘作用较弱,对胆道括约肌的兴奋作用使胆道压力升高,但亦较吗啡弱。仅有轻微镇咳作用。对妊娠末期子宫,不对抗缩宫素兴奋子宫的作用,不改变子宫节律性收缩,也不延缓产程。无缩瞳作用(因其有抗胆碱作用)。成瘾性较轻,产生也较慢。有弱的局麻作用。

【临床应用】 代替吗啡用于各种剧痛,对内脏绞痛(胆绞痛及肾绞痛)须与阿托品合用,用于分娩止痛时,须监视本品对新生儿的呼吸抑制作用。常与氯丙嗪、异丙嗪组成人工冬眠合剂。也用于心源性哮喘、麻醉前辅助给药及静脉复合麻醉。

【不良反应】 急性中毒表现为呼吸抑制、嗜睡,进而昏迷、血压下降;偶尔可出现阿托品样中毒症状、瞳孔散大、心动过速、兴奋、谵妄甚至惊厥,然后转入抑制。对中毒出现的兴奋惊厥等症状,纳洛酮可使其症状加重,此时只能用地西泮或巴比妥类药物解除。禁忌同吗啡。

三、芬太尼及其衍生物

芬太尼(fentanyl)及其衍生物——舒芬太尼(sufentanil)、阿芬太尼(alfentanil)和瑞芬太尼(remifentanil)都是合成的苯基哌啶类药物,其化学结构见图 6-3。

由于这四药对心血管系统影响小,常用于心血管手术麻醉。芬太尼是当前临床麻醉中最常用的麻醉性镇痛药,舒芬太尼与阿芬太尼的应用也有逐渐增多。瑞芬太尼是芬太尼家族中的最新成员,由于其独特的性能,被誉为 21 世纪的阿片类药。芬太尼及其衍生物都可产生依赖性,但较吗啡和哌替啶轻。

(一)芬太尼

【体内过程】 静脉注射 1 分钟出现作用,4 分钟达高峰,镇痛作用维持 30~60 分钟。肌内注射约 7~8 分钟出现作用,维持 1~2 小时。主要在肝脏代谢,肾脏排泄。

【药理作用】 芬太尼(fentanyl)为 μ 型阿片受体激动药,属短效镇痛药。作用与吗啡相似。镇痛强度为吗啡的 80~100 倍;作用快而短,静脉注射后 1~2 分钟达高峰,维持约 10 分

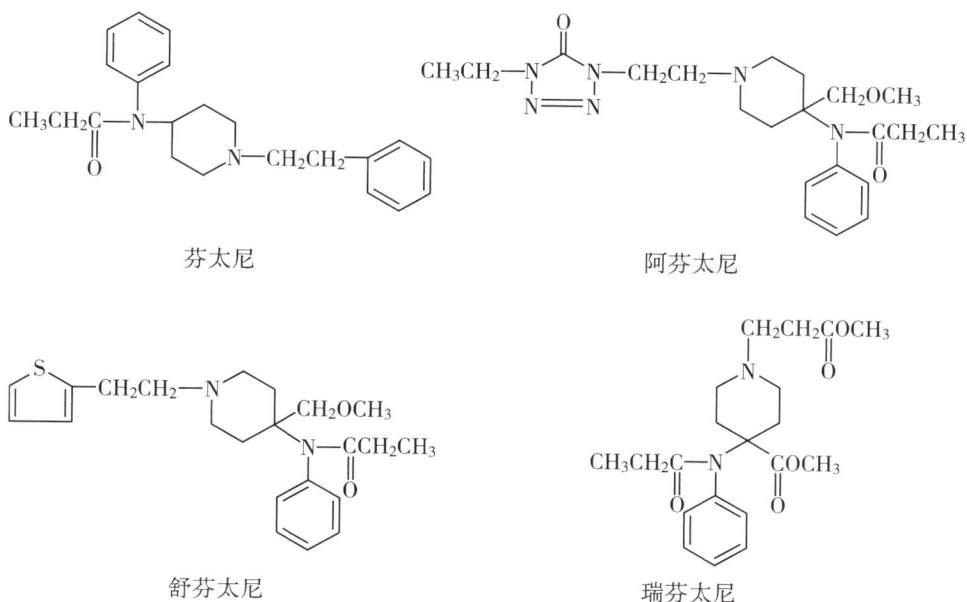

图 6-3　芬太尼及其衍生物的化学结构

钟;肌内注射 15 分钟起效,维持 1 ~ 2 小时;不释放组胺,对心血管功能影响小,对呼吸抑制作用弱于吗啡。此外,有微弱的拟胆碱作用。

【临床应用】　一般不单用于镇痛,主要用于麻醉辅助用药和静脉复合麻醉,或与氟哌啶合用,组成所谓 II 型 NLA。由于此药对心血管系统影响小,常用于心血管手术麻醉。并适用胃镜、泌尿系统检查和处理等短时强效镇痛。

【不良反应】　可见眩晕、恶心、呕吐、胆道括约肌痉挛,偶见肌抽搐或强直。静脉注射速度过快或大剂量易抑制呼吸。反复用药能产生依赖性。不宜与单胺氧化酶抑制药合用。禁用于支气管哮喘、重症肌无力、颅脑肿瘤或颅脑外伤引起昏迷的患者以及两岁以下小儿。

（二）阿芬太尼和舒芬太尼

【体内过程与药理作用】　阿芬太尼(alfentanil)为超短效麻醉性镇痛药。镇痛强度为芬太尼的 1/4,持续时间为其 1/3。起效快,静脉注射后,1 ~ 2 分钟内出现最大效应,持续 10 分钟。在肝脏内代谢,代谢产物从肾排泄。

舒芬太尼(sufentanil)与芬太尼、阿芬太尼比较,因其亲脂性更高,易于透过血-脑脊液屏障,与阿片受体亲和力强,故其镇痛作用最强,为芬太尼的 5 ~ 10 倍,持续时间为芬太尼的 2 倍。注射后在肝中代谢,代谢产物从肾排泄。

【临床应用】　阿芬太尼和舒芬太尼在临床麻醉中也主要用作复合全麻药的组成部分。舒芬太尼的镇痛作用最强,用于复合全麻的效果更佳,心血管状态更稳定。镇痛作用强、作用时间长,而且对心血管影响小,用于复合麻醉的效果更理想。阿芬太尼很少出现蓄积作用。短时间手术可分次静脉注射,长时间可用持续静脉滴注。应用更加灵活。

【不良反应】　舒芬太尼快速滴注可引起胸壁和腹壁肌肉僵硬而导致影响通气,可用非去极化型神经肌肉阻断药或阿片受体拮抗药处理。舒芬太尼反复注射或大剂量注射后,可在用药后 3 ~ 4 小时出现呼吸抑制,临床上应引起注意。肝、肾功能不全者慎用;不用于分娩过程。

（三）瑞芬太尼

【体内过程与药理作用】　瑞芬太尼(remifentanil)是纯 μ 受体激动药。瑞芬太尼的效价与芬太尼相似,为阿芬太尼的 15～30 倍。注射后起效迅速,药效消失快,是真正的短效阿片类药。瑞芬太尼可增强异氟烷的麻醉作用,降低其 MAC,其程度与年龄有关。瑞芬太尼对呼吸的抑制程度与阿芬太尼相似,但停药后恢复更快,停止滴注后 3～5 分钟即恢复自主呼吸。可使动脉压和心率下降 20% 以上,下降幅度与剂量不相关。

瑞芬太尼由于其结构中有酯键,可被组织和血浆中非特异性胆碱酯酶迅速水解,主要代谢物经肾排出。消除率不依赖于肝、肾功能,即使在严重肝硬化患者,其药代动力学与健康人相比无显著差别,只是对通气抑制更敏感,可能与血浆蛋白含量低、游离药物增加有关。不论静脉输注时间多长,其血药浓度减半的时间(即静输即时半衰期,context-sensitive half-time)始终在 4 分钟以内。

【临床应用】瑞芬太尼由于其独特的药代学特点,更适合于静脉滴注。控制输注速率时,可达到预定的血药浓度。用于心血管手术患者,其消除率在心肺转流后无改变。其缺点是手术结束停止滴注后没有镇痛效应。手术后改用镇痛剂量滴注。目前所用的制剂中含甘氨酸,不能用于椎管内注射。部分麻醉性镇痛药的药代动力学参数见表 6-2。

表 6-2 麻醉性镇痛药的药代动力学参数

药名	与血浆蛋白结合率(%)	分布容积(L/kg)	清除率[ml/(min·kg)]	清除半衰期
吗啡	30	3.2～3.7	14.7～18.0	2～3h
哌替啶	60	3.8	10.4～15.1	2.4～4h
芬太尼	84	4.1	11.6～13.3	4.2h
舒芬太尼	92.5	1.7	12.7	2.5h
阿芬太尼	92	0.86	6.4	1.2～1.5h
瑞芬太尼	70	0.39	41.2	9.5min

四、其他阿片受体激动药

(一)羟考酮

【体内过程】本药口服吸收迅速,1 小时后达最大效应,单剂作用可持续 3～4 小时(控释制剂作用可持续 12 小时)。本药进入体内后可分布于骨骼肌、肝脏、肠道、肺、脾和脑组织中。在肝脏广泛代谢,代谢产物为有活性的去甲羟考酮和羟吗啡酮,主要经肾脏排泄。

【药理作用】羟考酮(oxycodone)是从生物碱蒂巴因(thebaine)中提取的半合成阿片类药物(图 6-4)。羟考酮为半合成的纯阿片受体激动药,其药理作用及作用机制与吗啡相似,主要通过激动中枢神经系统内的阿片受体而起镇痛作用,镇痛效力中等。关于羟考酮的作用靶点,研究发现其原型可作用于 κ 型阿片受体产生抗伤害性感受作用,而其代谢产物羟吗啡酮(oxymorphone)作用于 μ 受体产生镇痛作用。

【临床应用】由于羟考酮生物利用度高,给药途径多,因而在临床上应用广泛。但在临床发现羟考酮同样具有其他阿片类药物常见的不良反应。口服制剂主要用于治疗需要服用数天阿片类镇痛药物的中、重度疼痛患者,静脉制剂也常用于围术期镇

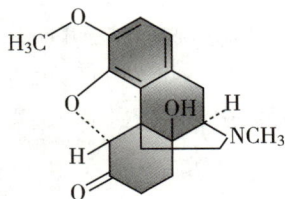
图 6-4 羟考酮的化学结构

痛。临床适用于关节痛、背痛、癌性疼痛、手术后疼痛等。同时,在癌痛治疗中也常被用于吗啡的替代药物。

【不良反应】常见不良反应有欣快、便秘、乏力、眩晕、恶心呕吐、瘙痒等。罕见不良反应有食欲减退、焦虑、腹泻、尿潴留、呼吸抑制等。在大剂量时,也可引起呼吸减浅、心动过缓、呼吸停止甚至死亡。

(二) 氢吗啡酮

【体内过程】氢吗啡酮的口服、鼻内给药等方式生物利用度较低。在治疗血药浓度下,氢吗啡酮与血浆蛋白的结合率为 8% ~ 19%,在静脉注射一定剂量后,稳态分布容积为 302.9L。氢吗啡酮是通过肝脏中的葡糖糖醛酸大量代谢,主要代谢为氢吗啡酮-3-葡糖甘酸,并伴随少量的 6-羟基还原代谢产物。氢吗啡酮静脉注射后最终消除半衰期约为 2.3 小时,但患者存在肾功能损害时,其消除半衰期可长达 40 小时。

【药理作用】氢吗啡酮(hydromorphone)又名二氢吗啡酮或双氢吗啡酮,是一种纯 μ 阿片类受体激动药的半合成衍生物。氢吗啡酮具有较吗啡更高的脂溶性及透过血-脑屏障的能力,因此其药效更强,一般为吗啡的 5 倍。

【临床应用】主要用于镇痛治疗,因其口服及经鼻给药等方式生物利用度低,故一般使用其静脉制剂。

【不良反应】与盐酸氢吗啡酮注射液有关的严重不良反应包括呼吸抑制和循环抑制。一般常见的不良反应有头晕、眩晕、便秘、恶心呕吐、瘙痒等。

第三节　阿片受体部分激动药

一、喷他佐辛

【体内过程】喷他佐辛(pentazocine)又名镇痛新,其化学结构见图 6-5。此药皮下注射、肌内注射均易吸收,口服有明显首关消除,1 小时后产生作用。体内过程个体差异大。经肝脏代谢,口服药的 8% ~ 24% 以原形随尿排出。

【药理作用】喷他佐辛镇痛效力为吗啡的 1/3,呼吸抑制为吗啡的 1/2,成瘾性小,属非麻醉性镇痛药。对心血管作用与吗啡不同,引起血压升高和心率加快,肺动脉压升高,增加心脏负荷,因此不用于心绞痛患者。

【临床应用】喷他佐辛适用于慢性中度疼痛和麻醉前给药。

【不良反应】本品可致恶心、呕吐、眩晕、便秘、尿潴留等。大剂量可引起呼吸抑制、血压上升及心率加速。肌内注射时可有注射区疼痛,严重者可组织坏死。

二、丁丙诺啡

【体内过程】丁丙诺啡(buprenorphine)为蒂巴因(thebaine)的半合成衍生物,结构与埃托啡极其相似,化学结构见图 6-5。该药口服首关消除明显,有效镇痛时间可维持 5 ~ 8 小时。在肝代谢,肾排泄。能透过血-脑脊液屏障和胎盘屏障。

【药理作用】镇痛作用强于哌替啶、吗啡,等效剂量为吗啡的 1/25。其特点为起效慢、持续时间长。达到一定剂量后,再增量反而使镇痛作用减弱。成瘾性轻,不引起便秘。该药既可诱发吗啡成瘾者的戒断反应,也可抑制吗啡反应。

【临床应用】用于中度至重度的止痛,如各种术后疼痛、癌性疼痛、烧伤痛、肢体痛、心绞

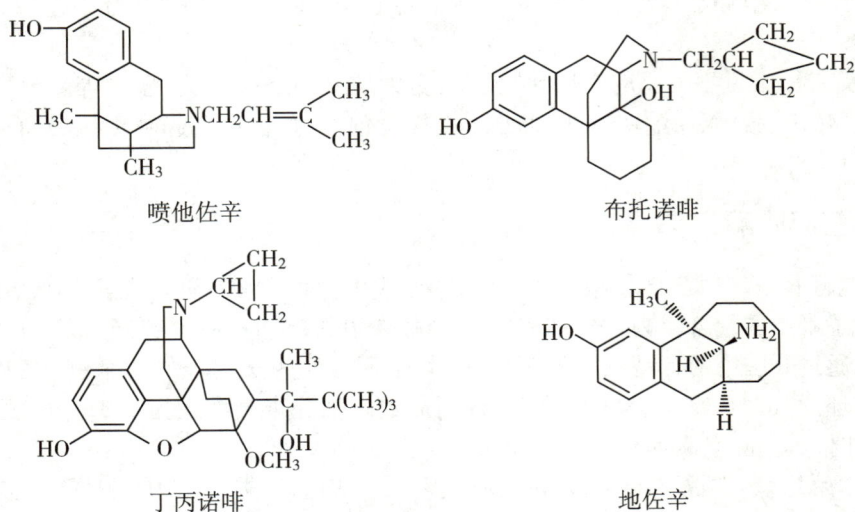

图 6-5　阿片受体部分激动药的化学结构

痛等。也可作为戒毒的维持治疗。也可用于辅助麻醉和戒毒。

【不良反应】常见有头晕、嗜睡、恶心、呕吐等。在使用其他阿片类药物的基础上使用可能有戒断症状。呼吸抑制出现时间晚,在给药后约 3 小时发生,持续时间长,呼吸抑制需较大剂量纳洛酮才能对抗。长期应用亦能产生耐受性与成瘾性,戒断症状较轻。

三、布 托 啡 诺

布托啡诺(butorphanol)化学结构见图 6-5。该药作用类似喷他佐辛。镇痛强度为吗啡的 3～7 倍、哌替啶的 30～40 倍、喷他佐辛的 20 倍。对平滑肌兴奋作用弱。口服首关消除明显。肌内注射后 10 分钟生效,30 分钟达高峰,维持 3～4 小时。大部分在肝脏和葡萄糖醛酸结合,主要随胆汁排出。

布托啡诺用于中度至重度疼痛,如术后、外伤、癌症、肾或胆绞痛等的止痛。也可用作麻醉前用药。

常见嗜睡。呼吸抑制、拟精神病等作用与吗啡相似。呼吸抑制时间与剂量相关。镇痛剂量可使心脏兴奋,肺动脉压升高,因而不能用于心肌梗死的疼痛。

四、地 佐 辛

地佐辛(dezocine)化学结构见图 6-5。该药作用强于喷他佐辛,是 κ 受体激动药,也是 μ 受体拮抗剂。成瘾性小。最常给药方式为静脉给药,皮下、肌内也可给药,肌注 30 分钟内生效,静注 15 分钟内生效。地佐辛 5～10mg 的镇痛效力相当于哌替啶 50～100mg。$t_{1/2}$ 为 2.2～2.8 小时。在肝脏代谢,用药 8 小时内 80% 以上经尿排泄。用于术后痛、内脏及癌性疼痛。

常见不良反应有恶心、呕吐、镇静、头晕、厌食、定向障碍、幻觉、出汗、心动过速。静脉注射可引起呼吸抑制,纳洛酮可对抗此抑制作用。冠心患者慎用。

第四节 阿片受体阻断药

一、纳 洛 酮

【体内过程】纳洛酮(naloxone)又名 N-烯丙去甲羟基吗啡酮(N-ally-noroxymorphone),化学结构见图6-6。此药首关消除明显,口服大部分被肝脏迅速代谢失效。静脉或气管内给药1~3分钟,肌内注射或皮下给药5~12分钟产生效应,作用持续45~90分钟。主要在肝脏中与葡萄糖醛酸结合,形成纳洛酮-3-葡萄糖醛酸化合物,经肾脏排泄。纳洛酮代谢快,常需重复给药以保持所需血药浓度。

【药理作用】纳洛酮与吗啡结构极相似,为阿片受体的完全、特异性阻断药,对阿片受体阻断作用强度依次为 μ>κ>δ 受体。注射0.4~0.8mg纳洛酮后,1~2分钟即能拮抗吗啡、哌替啶、芬太尼、二氢埃托啡的作用,消除中毒症状,如呼吸抑制、瞳孔缩小、胃肠道痉挛、颅内压升高,并立即诱导吗啡等成瘾者的戒断症状。

治疗量(0.4~0.8mg)的纳洛酮本身无明显药理效应及毒性作用,使用比治疗剂量大几十倍(6~12mg)的纳洛酮也没有明显的药理效应。动物使用较大剂量才对呼吸和循环产生轻微影响。

【临床应用】用于麻醉性镇痛药急性中毒,或手术后因阿片类药物引起的中枢抑制的解毒,对脑梗死、急性乙醇中毒、镇静催眠药中毒也有较好的疗效。纳洛酮能拮抗吗啡所产生的全部效应,也作为成瘾者或复吸者的诊断及用戒毒药后的支持疗法,在镇痛药的研究中是重要的工具药。最近研究发现,而极小剂量[0.25μg/(kg·h)左右]使用不仅能减少或减轻吗啡所致的不良反应,还能增强吗啡的镇痛作用。

【不良反应】毒性很低,偶有纳洛酮有引起急性心肌梗死、急性肺水肿、惊厥、抽搐等不良反应报道,个别患者可出现恶心、呕吐,多发生于用药后5分钟,为一过性。

二、纳 曲 酮

纳曲酮(naltrexone)化学结构(图6-6)、药理作用与纳洛酮极为相似,可竞争阿片受体,阻断吗啡及类似物的各种作用,作用强而持久。对阿片类成瘾者可促发戒断症状。常用于防止

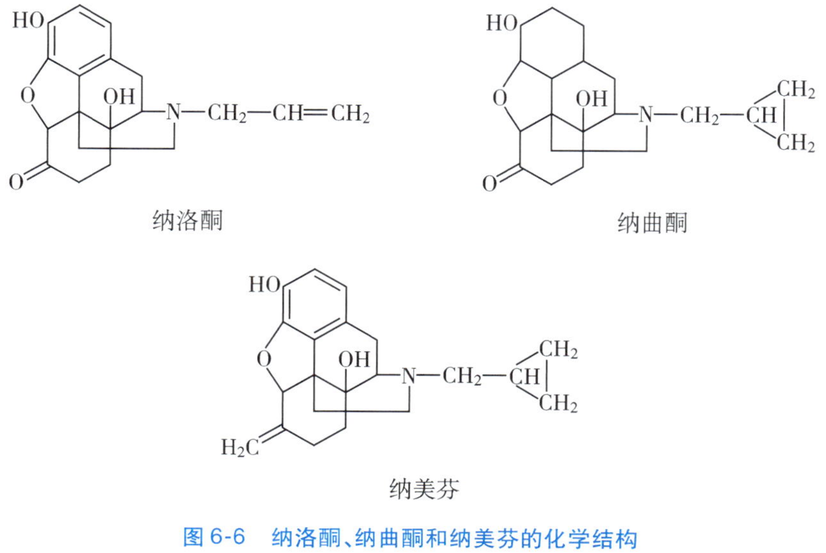

纳洛酮   纳曲酮

纳美芬

图6-6 纳洛酮、纳曲酮和纳美芬的化学结构

成瘾者戒断后的复吸。用于戒毒治疗,成瘾者必须先戒断 7～10 天,或尿检分析及纳洛酮激发试验阴性,方可应用。由于此药目前只有口服制剂,临床麻醉中无应用价值。

三、纳　美　芬

纳美芬(nalmefene)为纳曲酮的衍生物,与后者的区别是 6 位的氧被亚甲基取代(图 6-6)。这 6 位的亚甲基团不仅可增加其效价和延长半衰期,而且增加其生物的利用度。纳美芬作用与纳洛酮相似,但作用维持时间长。口服有效,$t_{1/2}$ 为 11 小时,静脉注射后的 $t_{1/2}$ 为 8～9 小时。

用于术后阿片类药物的呼吸抑制和阿片类药物过量中毒解救。先静脉注射 0.5mg/70kg,2～5 分钟后增加至 1mg/70kg,总量不超过 1.5mg/70kg。不良反应主要为眩晕、嗜睡、疲劳感和恶心。

第五节　非阿片类中枢镇痛药

曲　马　多

曲马多的化学结构见图 6-7。

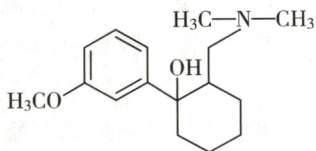

【**体内过程**】 曲马多(tramadol)口服与肌内注射等效。口服后吸收迅速完全,20～30 分钟出现作用,2 小时达峰,作用维持 4～6 小时。在肝内代谢,通过氮、氧位脱甲基,原药及代谢产物由肾脏排出。可透过胎盘,进入乳汁。

图 6-7　曲马多的化学结构

【**药理作用**】 作用比吗啡弱。常用量 50～100mg 与 300mg 喷他佐辛相当,镇痛作用为可待因的 1/2。无呼吸抑制、便秘等不良反应,欣快感、依赖性都很低,对心血管、肝、肾功能、平滑肌、骨骼肌均无影响。不抑制吗啡戒断症状,也不为纳洛酮所催瘾。此外,还有镇咳作用,强度约为可待因的 50%。

【**临床应用**】 长期应用可导致依赖性,故不用于一般性疼痛。用于手术后、创伤、晚期癌症引起的疼痛;对呼吸和心血管系统影响较少,故对老年人和患有呼吸道疾病者镇痛较适用。经试用认为该药是肾结石和胆结石体外碎石术疗法中的重要辅助用药。临床镇痛效果个体差异较大。曲马多对吗啡的戒断症状无效,不能作为吗啡类药物的代用品用于脱毒治疗。

【**不良反应**】 偶见头晕、出汗、恶心、呕吐、排尿困难等。少数患者可见皮疹、低血压等过敏反应。剂量过大抑制呼吸,久用可成瘾。静脉注射太快可出现面红、出汗,短暂心动过速。

禁与单胺氧化酶抑制药合用,孕妇及哺乳妇不宜使用。

【**制剂与用法**】

1. **盐酸吗啡**(morphine hydrochloride) 注射剂:10mg/ml;片剂:5mg。①常用量:口服,5～10mg/次;缓释片和控释片只用于晚期癌症患者的镇痛,个体差异较大;10～20mg/首次,每 12 小时 1 次,根据镇痛效果调整用药剂量;皮下注射,10mg/次;②极量:口服,30mg/次,100mg/d;皮下注射,20mg/次,60mg/d。

2. **盐酸哌替啶**(pethidine hydrochloride) 注射剂:50mg/ml、100mg/2ml。50～100mg/次,肌内注射。极量:肌内注射 150mg/次,600mg/d。

3. **枸橼酸芬太尼**（fentanyl citrate） 注射剂:0.1mg/2ml。0.05～0.1mg/次,皮下或肌内注射。

4. **盐酸曲马多**（tramadol hydrochloride） 胶囊剂:50mg/粒;注射剂:50mg/2ml。50mg/次,3次/天,口服;50～200mg/d,缓慢静脉滴注。

5. **纳洛酮**（naloxone） 注射剂:0.4mg/ml。0.4～0.8mg/次,肌内注射或静脉注射。

（董海龙）

吸入麻醉药(inhalational anesthetics, inhaled anesthetics),是一种气体或挥发性液体,通过吸入而发挥麻醉作用的全身麻醉药。如氧化亚氮(nitrous oxide)为气体可直接吸入体内,七氟烷(sevoflurane)为挥发性液体必须通过蒸发器转化为气体才能吸入体内。

理想的吸入麻醉药应具备以下条件:①理化性质稳定;②对气道无刺激性;③在血和组织中溶解度低,可控性强;④麻醉作用强;⑤诱导和苏醒迅速、平稳、舒适;⑥良好的镇痛、肌松、安定和遗忘作用;⑦抑制异常应激反应;⑧代谢率低,代谢物无药理作用和毒性;⑨安全范围大,毒性低;⑩所需设备简单,使用方便,性价比高。目前临床应用的吸入麻醉药有异氟烷、七氟烷、地氟烷和氧化亚氮。这些吸入麻醉药各有优缺点,但都不能完全达到上述标准。

第一节 理化性质与分类

吸入麻醉药的理化性质关系到临床上设计全麻工具、给药方法、诱导期长短、苏醒快慢、全麻深度的调节以及如何保证患者和手术室工作人员的安全等。

根据吸入麻醉药在常温常压下是挥发性液体还是气体,分别称之为挥发性吸入麻醉药和气体吸入麻醉药。血/气分配系数是吸入麻醉药的一个重要性质。分配系数指分压相等,即达到动态平衡时,麻醉药在两相中浓度的比值。例如,N_2O 的肺泡浓度为80%,达到平衡(分压相等)时血中 N_2O 的浓度为37.6%。故其的血/气分配系数就等于37.6%/80% = 0.47。血/气分配系数大,表示药物在血中的溶解度大,可称为"易溶性"或"高溶性"药物,甲氧氟烷和乙醚的血/气分配系数大,血液犹如一个巨大的贮库,必须溶解更多的药物方能使其分压明显升高,故诱导缓慢。同理,停止给药后,血中麻醉药的分压下降缓慢,故苏醒期较长。而血/气分配系数小的麻醉药如 N_2O,则诱导、苏醒均较迅速。近年来应用于临床的七氟烷、地氟烷的血/气分配系数分别低至0.69和0.42。血/气分配系数低和代谢率低是两大突出优点,代表了研制新型吸入麻醉药的方向。吸入麻醉药还可根据化学结构进行分类(表7-1)。常用吸入麻醉药的理化性质和MAC见表7-2。

表7-1 吸入麻醉药分类

按化学结构分类	代表药物	血/气分配系数分类	代表药物			
烃基醚	乙醚	易溶性	乙醚	甲氧氟烷		
卤代烃基醚	甲氧氟烷 恩氟烷 异氟烷 七氟烷 地氟烷	中等溶解度	氟烷	恩氟烷	异氟烷	
卤烃	氟烷	难溶性	N_2O	七氟烷	地氟烷	氙气

注:气体吸入麻醉药包括 N_2O、环丙烷、乙烷、氙气

表 7-2 吸入麻醉药的理化性质和 MAC

	乙醚	氟烷	甲氧氟烷	恩氟烷	异氟烷	七氟烷	地氟烷	氧化亚氮
化学结构	(结构式)	(结构式)	(结构式)	(结构式)	(结构式)	(结构式)	(结构式)	N≡N=O
分子量	74.1	197.4	165.0	184.5	184.5	200	168	44.0
沸点(1个大气压)℃	34.6	50.2	104.7	56.5	48.5	58.5	23.5	-88.0
蒸气压 20℃(mmHg)	442	241	22.5	175	240	156.9	670	39 000
味	刺激性臭味	果香	果香	无明显刺激	有刺激	香,无刺激	有刺激	甜,舒适
汽化热(kcal/g)	87(20℃)	65(20℃)	83.7(20℃)	62(25℃)	63(25℃)	—	—	—
蒸气相对密度(空气=1)	2.6	8.8	6.1	6.4	6.4	—	—	—
液体密度(g·ml⁻¹)	0.72	1.86	1.43	1.52	1.50	1.25	—	1.53
每 ml 液体产生的蒸气(ml)20℃	233	227	208	198	196	—	—	—
MAC(vol%)吸入 O$_2$	1.92	0.77	0.16	1.68	1.15	1.85	6	104
吸入 70% N$_2$O	1.0	0.29	0.07	0.57	0.50	—	—	—
分配系数 血/气	12.0	2.5	15.0	1.8	1.4	0.69	0.42	0.47
油/气	65.0	224.0	825	98.5	94.0	53.9	19.0	1.4
脑/血	2.0	2.0	1.4	1.4	1.6	1.7	1.3	1.1
肌肉/血	1.3	3.4	1.6	1.7	2.9	3.1	2.0	1.2
(37℃)脂肪/血	5.0	51.0	38.0	36.0	45.0	48.0	27.0	2.3
代谢率(%)	>10	20	30~75	2~8	0.2	1~5	0.1	0.004

第二节　作　用　机　制

吸入麻醉药临床应用已超过170年,虽然作用效果非常确实,但其作用机制还不清楚。现在主流的学说有:疏水区作用学说(Meyer-Overton 法则)、容积膨胀学说、亲水区作用学说和蛋白质作用学说。

一、疏水区作用学说(Meyer-Overton 法则)

早在20世纪初,Meyer 和 Overton 发现吸入全身麻醉药均具有较高的脂溶性,而且脂溶性的大小与其麻醉效能密切相关,并据此推测全身麻醉药与神经组织脂质发生物理化学结合,使神经细胞各组分的正常关系发生改变而产生麻醉。此种麻醉效能与脂溶性关系特性称为Meyer-Overton 法则,即全身麻醉机制的脂质学说。尽管各种吸入麻醉药之间的油/气分配系数和麻醉效能(MAC 值)相差甚大,可达100 000倍,但两者的乘积却十分相近,趋于一个常数。该发现导致更多研究者致力于在细胞疏水区寻找麻醉作用的分子基础。但以下现象与Meyer-Overton 法则不相符:①某些具有相似脂溶性的同分异构体却无相似的麻醉效能;②某些脂溶性的烷烃及醚类完全被卤化或其终末甲基完全卤化时,趋向于麻醉效能减弱、致惊厥作用增强;③长链脂溶性化合物分子链增加到一定长度时,即使脂溶性较强,但麻醉效能减弱或消失,称之为麻醉截止效应;④某些特殊受体激动剂对全身麻醉药具有俭省效应,如右旋美托咪定有而左旋体则没有。

二、蛋白质作用学说

与经典的脂质学说不同,近年来提出的"蛋白质学说"可能更注重吸入麻醉药的主要作用位点,如对不同离子通道和受体的作用最终产生麻醉效应。认为麻醉药不是与膜脂质结合而是直接与神经元膜上的蛋白质囊或裂隙(pockets)结合,引起蛋白质构象的轻度改变,从而影响膜蛋白的活性,且主要影响离子通道蛋白。其主要依据有:①临床浓度的麻醉药对脂质双层的影响甚少,不超过温度改变1℃的影响;②在无脂肪的发光性萤光素酶(firefly luciferase),麻醉药抑制其活性的 IC_{50} 与在动物的 ED_{50} 很接近;③异氟烷对小鼠的麻醉作用具有立体特异性,$S(+)$异氟烷比 $R(-)$异氟烷强50%等。"蛋白质学说"已被越来越多的学者所接受。吸入麻醉药通过作用于中枢神经系统的不同部位而产生相应的麻醉临床效应,现在认为从皮质到脊髓的整个中枢神经系统都是吸入麻醉药的作用部位,其中脊髓是吸入麻醉药镇痛作用的主要部位,而引起催眠、意识和认知功能障碍的部位则在大脑。吸入麻醉药主要增强抑制性的 γ-氨基丁酸 A($GABA_A$)受体和甘氨酸(Glee)受体,抑制兴奋性的 N-甲基-D-天冬氨酸(NMDA)受体和神经烟碱乙酰胆碱(nnACh)受体,激活双孔钾离子(K2P)通道,抑制突触前钠离子通道;气体吸入麻醉药在临床浓度主要阻断 NMDA 受体,激活特定的 K2P 通道。

但各麻醉药究竟作用于何种中枢? 何种突触? 与其麻醉效应是何关系? 目前多数仍不清楚。但大多数学者认为全麻原理并非单一,对不同的麻醉药来说,其作用机制不尽相同。而且,同一麻醉药也可能作用于多个部位,有多种机制,甚至既有特异性机制又有非特异性机制。因此,尚需从多方面进行艰苦探索。

第三节 药代动力学

一、麻醉药的转运过程

麻醉深度取决于脑组织中麻醉药的浓度。吸入麻醉药进入脑组织前,先进入肺泡,透过肺泡膜弥散入血,再随血液循环透过血-脑脊液屏障进入脑组织。其过程如图 7-1 所示。

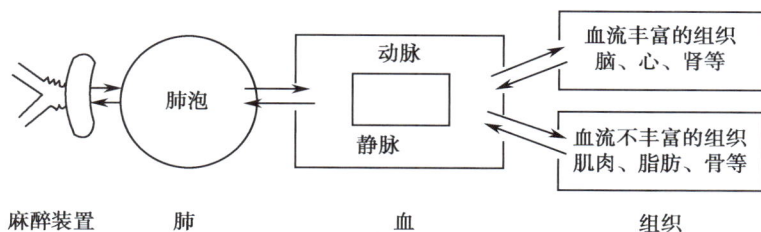

图 7-1 麻醉药从麻醉装置向肺、心和组织的转运

二、影响经膜扩散速度的因素

药物入脑需穿透若干生物膜,吸入麻醉药总是从分压高的一侧向低的一侧扩散,直到两侧分压相等为止。其经膜扩散速度受膜两侧药物的分压差、药物在组织(包括血液)中的溶解度、扩散面积和距离、温度以及药物的分子量等的影响。扩散速度和它们的关系可用下式表示:

$$扩散速度 \propto \frac{分压差 \times 扩散面积 \times 温度 \times 气体溶解度}{扩散距离 \times \sqrt{分子量}}$$

在上述诸因素中,对于给定的患者和药物来说,通常仅分压差是一个可变因素。因此,实际上药物经膜扩散速度是由膜两侧的分压差所决定的,提高膜两侧药物的分压差,便可加快药物的扩散。

对于不同的患者来说,扩散面积和距离可有所不同。例如肺泡膜的扩散面积可因肺本身的疾病(如肺实变、肺不张、肺气肿等)或肺毛细血管的关闭和阻塞而减少;经肺泡膜的扩散距离,即肺泡膜的厚度可因肺纤维化和肺水肿而增厚。这些都使气体的扩散速度减慢。

三、进入肺泡的速度

吸入气体中的麻醉药经过气道到达肺泡,再弥散入血。影响麻醉药进入肺泡速度的因素有两个:吸入浓度和肺通气量。

1. **吸入浓度的影响** 吸入浓度指吸入麻醉药在吸入的混合气体中的浓度,它与肺泡麻醉药的浓度呈正相关,吸入浓度越高,进入肺泡的速度越快,肺泡气浓度升高越快,血中麻醉药的分压上升越快,这叫做浓度效应(concentration effect)。吸入浓度加大,若功能余气量不变,肺泡浓度或肺泡分压(P_A)自然随之增大,与血中麻醉药的分压差也加大,进入血液的速度加大,动脉血中麻醉药的分压(Pa)便迅速上升。另一方面,吸入浓度增大,血液摄取肺泡内麻醉气体的容积增多,产生较大的负压,引起被动性吸气量增加,以补充被摄取去的容积。这也加快了麻醉药向肺内的输送。例如,让患者吸入 75% 的 N_2O 和 25% 的 O_2,在麻醉的前几分钟,血液和组

织摄取气体的速度可达 1L/min。然而,如果只吸入 10% 的 N_2O,则每分钟摄取量仅约 150ml。显然,前者通气量要比后者多得多。故为缩短诱导期,在麻醉开始时应吸入较高的浓度。

第二气体效应(second gas effect):同时吸入高浓度气体(如 N_2O)和低浓度气体(如氟烷)时,低浓度气体的肺泡气浓度及血中浓度提高的速度,较单独使用相等的低浓度时更快。因高浓度气体的浓度愈高,由肺泡向血中扩散的速率愈快,肺泡迅速缩小,低浓度气体在肺泡中浓度迅速升高,即浓缩效应。同时,高浓度气体被大量吸收后,产生较大负压,使肺通气量增加,吸入的混合气体也增多,混合气体又可带来一些低浓度气体,即增量效应。这两种因素都加快了低浓度气体向血中的转运。此时的高浓度气体称为第一气体,低浓度气体为第二气体,故这种效应称为第二气体效应。临床上常把含氟吸入麻醉药与 N_2O 合用,就可利用第二气体效应加快诱导。同时,由于吸入麻醉药的协同效应,可使用更低浓度的含氟吸入麻醉药,从而减轻其不良反应。此外,N_2O 的心血管兴奋作用还可拮抗含氟吸入麻醉药的心血管抑制作用,有利于维持循环功能的稳定。

2. **肺通气量的影响**　每次吸气都给肺泡带进一些麻醉药,如果每分通气量增大,带进的麻醉药也会增多,肺泡内麻醉药的浓度增大加快,动脉血中的分压也随之迅速上升。因此,麻醉开始时增加通气量可缩短诱导期,增加肺通气量可使更多的药物进入肺泡以补偿(图7-2)。

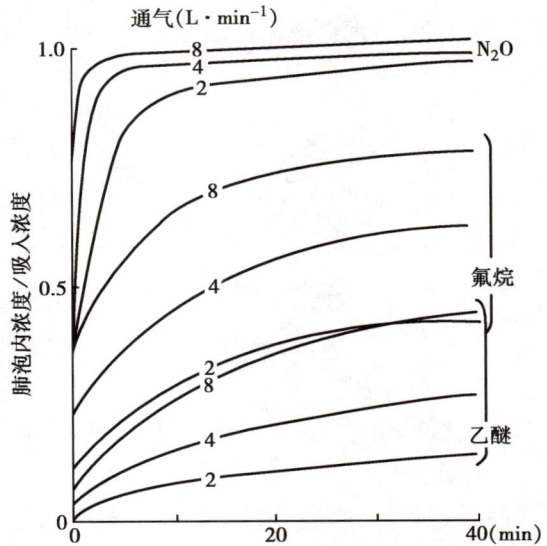

图 7-2　通气量对肺泡麻醉药物浓度的影响

四、进入血液的速度

正常肺泡膜对麻醉气体进出的转运没有屏障性阻碍。但在某些病理情况下会阻碍麻醉气体从肺泡到血液的有效转运,其中之一是肺气肿使肺泡通气分布不匀。在通气不畅的肺泡,麻醉气体的分压较低,流经这个部位的血液中麻醉气体的分压也较低。

在通气正常的情况下,有三个因素决定麻醉药进入血液的速度:麻醉药在血中的溶解度、心排血量和肺泡-静脉血麻醉药的分压差。血液对麻醉气体的摄取量等于以上三个因素的乘积除以大气压力,即:

$$摘取量 = \lambda \times Q \times (P_A - P_V)/大气压$$

式中,λ 为该麻醉药在血中的溶解度;Q 为心排血量;P_A 为麻醉药在肺泡中的分压;P_V 为在麻醉药静脉血中的分压。显然,三因素中有一项为零时,摄取量为零;任一因素增加,则摄取量增加。

1. **麻醉药在血中的溶解度**　常以血/气分配系数表示。血/气分配系数越大,表示麻醉药在血中的溶解度越大。此时血液犹如一个巨大贮库,必须溶解更多的药物方能使其分压明显升高,与吸入气之间达到平衡需要很长时间,故麻醉诱导期较长,如甲氧氟烷和乙醚。相反,血/气分配系数小的麻醉药如 N_2O,则起效快,诱导期短。

苏醒期时,恰与诱导期相反,药物由脑经血从肺排出。乙醚在血中溶解度大,故分压下降缓慢,苏醒期较长;N_2O则较短。

2. 心排血量　因麻醉药通过血液输送离开肺,故心排血量越大,麻醉药进入血液的速度越快。

3. 肺泡-静脉血麻醉药分压差　肺泡与静脉血(肺动脉血)间的麻醉药分压差越大,血液摄取越快。诱导初期,静脉血内麻醉药分压很低,肺泡分压与之相差甚大,血液对麻醉药的摄取很快。随着麻醉的进行,静脉血中麻醉药的分压逐渐升高,血液摄取逐渐减少。当静脉血中麻醉药与肺泡分压相等时,则不论此时溶解度与心排血量如何,摄取均为零。但是完全的平衡只有理论上的设想,需要无限长时间的麻醉才能达到。实际上,静脉血与肺泡分压仅能接近平衡,此时,全麻醉药进入血液的速度极慢。

五、进入组织的速度

影响麻醉药从血液进入组织的速度有三个因素:麻醉药在组织中的溶解度、组织的局部血流量、动脉血与组织内麻醉药的分压差。

1. 麻醉药在组织中的溶解度　可用组织/血分配系数表示,此概念与血/气分配系数相似。不同的是,各种麻醉药的组织/血分配系数(除脂肪/血分配系数外)的差别不像血/气分配系数差别那样大。绝大部分麻醉药的组织/血分配系数接近于1,这意味着平衡时各组织(脂肪除外)内麻醉药浓度与血液接近。由于麻醉药在脂肪以外的各不同组织内的溶解度相似,因此这些组织内麻醉药分压的上升速度就主要取决于该组织的血流量。与此相反,在脂肪组织中,所有麻醉药的脂肪/血分配系数均大于1,因此在达到平衡时,麻醉药在脂肪中的浓度大大超过血液中的浓度,而且不同麻醉药的脂肪/血分配系数的差别很大。由于麻醉药在脂肪中溶解度大而血流量少,故达到平衡所需的时间甚长。组织/血分配系数越大,组织内分压上升越慢;反之则上升快。

2. 组织的局部血流量　组织的局部血流量对组织摄取影响甚大。由于麻醉药通过血液进入组织,故血流量越大,组织摄取越快,组织内麻醉药分压升高越快。

根据组织的血供情况,可将组织分为四组(表7-3)。

表7-3　组织按血供情况分组

	血管丰富组	肌肉组	脂肪组	血管稀疏组
占体重(%)	9	50	19	22
70kg患者所占容量(L)	6	33	14.5	12.5
占心排血量的(%)	75	18.1	5.4	1.5
心排血量6L/min时的灌流量(L/min)	4.5	1.09	0.32	0.08

脑的血管丰富,单位重量的血流量要比脂肪、肌肉高数十倍,因此麻醉药进入脑组织非常迅速,很快与血液中麻醉药分压达到平衡,而肌肉、脂肪则需很长时间。故有人建议,急救时,为加速麻醉诱导,可让患者吸入一些二氧化碳。这是因为二氧化碳既可兴奋呼吸、增加肺通气量、加速动脉血中麻醉药分压的上升,又能扩张脑血管、增加脑血流量,从而加快脑内麻醉药分压的上升速度而加速麻醉诱导。

3. 动脉血与组织内麻醉药的分压差　麻醉药从动脉血弥散到组织内的速度与两者之间的分压差成正比。麻醉的最初几分钟,组织摄取麻醉药的速度很快,组织中麻醉药的分压迅速增高;随后,由于组织中的分压愈来愈接近动脉血中的分压,组织对麻醉药的摄取逐渐减慢。

六、生物转化

以往认为很多吸入麻醉药在体内没有生物转化,全部以原形从肺部排出。现今研究得知不少吸入麻醉药仍有部分在体内代谢,具体代谢过程详见各药。在吸入麻醉药中,虽然氟烷、恩氟烷、异氟烷和地氟烷在体内的代谢率各不相同,但均以氧化还原的方式代谢,尤其是氧化代谢的产物三氟乙酰化物可作为半抗原酰化肝脏生物大分子产生免疫反应,进而造成肝脏损伤。所以,这几种相似代谢方式药物的肝毒性性质相同,发生率的巨大差异主要是由于其体内代谢率不同而生成毒性产物多少不同所致,以代谢率高的氟烷常见,而极低代谢率的异氟烷和地氟烷很少见。而七氟烷主要以水解的方式代谢生成无毒产物为六氟异丙醇(hexafluoroiso-propanol,HFIP),HFIP 通过糖基化过程,其产物排出体外,因而七氟烷被认为是肝损伤最小的吸入麻醉药之一。

七、排　　泄

吸入麻醉药除一部分被机体代谢外,大部分以原形从肺排出。少量经手术创面、皮肤、尿等排出体外,其中氧化亚氮经皮肤排出体外较多。当停止吸入麻醉药时,静脉血不断地把组织中的药物转运至肺,并从肺排出体外,此过程恰与麻醉诱导期相反。停止麻醉后,吸入不含麻醉药气体"冲洗"肺部时,首先动脉血中的麻醉药分压下降,随后组织中分压也下降。肺及血流丰富的组织麻醉药分压下降快,脂肪最慢,不同的吸入麻醉药在停药后,肺内浓度下降的曲线不尽相同,但与各药诱导期肺泡上升曲线完全相反,脂溶性高,血/气、组织/血分配系数大的麻醉药,其肺泡内浓度下降缓慢,清醒也慢;反之,肺泡内浓度下降快,患者清醒也快。增加通气量可以加快吸入麻醉药从肺脏的排泄。这一点具有重要的实践意义是,一旦发现麻醉过深,除立即停止给药外,应加大通气量,促使麻醉药加速排泄。

第四节　药效动力学

药效学是研究药物血浆浓度和效应之间的关系,吸入麻醉药量效关系的指标是最低肺泡有效浓度(minimum alveolar concentration,MAC),吸入麻醉药对各器官系统的影响及吸入麻醉药的脏器保护作用。

一、最低肺泡有效浓度

最低肺泡有效浓度(MAC)指在一个大气压下,使 50% 的人(或动物)在受到伤害性刺激时不发生体动的肺泡气中吸入麻醉药的浓度。MAC 相当于药理学中反映量-效曲线的 ED_{50},如果同时使用两种吸入麻醉药如七氟烷和氧化亚氮(笑气、N_2O)时,还能以相加的形式来计算,如两种麻醉药的 MAC 均为 0.5 时,可以认为它们的总 MAC 为 1.0MAC。定义中的伤害性刺激是指外科手术切皮。常用吸入麻醉药的 MAC 值(30~60 岁)见表 7-4。

表 7-4　常用吸入麻醉药的 MAC 值(30~60 岁)

药物	N_2O	氟烷	恩氟烷	异氟烷	七氟烷	地氟烷
MAC	104	0.77	1.68	1.15	1.85	6

（一）MAC 的临床意义

1. 反映吸入麻醉药的效能 MAC 可作为所有吸入麻醉药效能的统一评价标准，MAC 值越大，该吸入麻醉药的效能越弱，如地氟烷 MAC 为 6，是挥发性吸入麻醉药中效能最低的。

2. 判断吸入麻醉深度 MAC 是判断吸入麻深度的一个重要指标，当达到平衡时，肺泡气内吸入麻醉药的浓度与动脉血及效应部位的浓度平行，因此可通过监测 MAC 来了解效应部位吸入麻醉药的浓度，更加方便直观地对麻醉深度进行判断。

（二）MAC 的扩展值

1MAC 所达到的麻醉深度大都不能满足临床麻醉所需的深度，因此在麻醉时必须增加 MAC 或与其他麻醉药如阿片类药物、静脉麻醉药和肌肉松弛药联合应用。MAC 提供了一种麻醉药效能的测量方法，它反映的是吸入麻醉药量-效反应曲线中的一个设定点，即有效剂量的中位数，其他端点则代表了不同水平的麻醉深度。

1. 半数苏醒肺泡气浓度（$MAC_{awake50}$） 指 50% 患者对简单指令能睁眼时的肺泡气吸入麻醉药浓度，可视为患者苏醒时脑内麻醉药分压，大约为 1/4 ~ 1/3 MAC（表 7-5）。

表 7-5 常用吸入麻醉药 $MAC_{awake50}$

吸入麻醉药	$MAC_{awake50}$	$MAC_{awake50}$/MAC
氧化亚氮	68%	0.64
氟烷	0.41%	0.55
异氟烷	0.49%	0.38
七氟烷	0.62%	0.34
地氟烷	2.5%	0.34

2. 95% 有效剂量（MAC_{95}） 指使 95% 人（或动物）在受到伤害性刺激不发生体动时的肺泡气吸入麻醉药的浓度，相当于 1.3MAC。

3. 半数气管插管肺泡气浓度（$MAC\ EI_{50}$） 指吸入麻醉药使 50% 患者于喉镜暴露声门时容易显露会厌、声带松弛不动，插管时或插管后不发生肢体反应时的肺泡气吸入麻醉药浓度，相当于 1.5MAC。$MAC\ EI_{95}$ 是指 95% 患者达到上述气管插管标准时吸入麻醉药的肺泡气浓度相当于 1.9MAC。

4. MAC_{BAR} 指阻滞自主神经反应的肺泡气吸入麻醉药浓度，相当于 1.7MAC。与其他吸入麻醉药不同，七氟烷的 MAC_{BAR} 为 2.2MAC。术中知晓是临床麻醉中较为严重的并发症，一直受到麻醉医生的关注。当吸入麻醉药达到 0.6MAC 以上时就具有很好的意识消失和遗忘作用，因此建议临床应用时应达到 0.6MAC 以上，或同时使用其他静脉麻醉药。

（三）影响吸入麻醉药 MAC 的因素

1. 降低吸入麻醉药 MAC 的因素 ①年龄：随着年龄的增加，中枢神经系统对吸入麻醉药的敏感性有所增加。因此，MAC 随年龄的增长有所减小。6 ~ 12 个月婴儿的 MAC 最大，80 岁时大约是婴儿的一半。②低体温：随着体温的降低，吸入麻醉药 MAC 亦有所下降。体温每降低 1℃，MAC 值约降低 2% ~ 5%。③合并用药：多种药物可使吸入麻醉药的 MAC 值降低，包括阿片类药物、静脉麻醉药、α_2 受体激动剂、局麻药及使中枢神经儿茶酚胺减少的药物如利血平等。④妊娠:妊娠期妇女对麻醉药的敏感性增加,吸入麻醉药的 MAC 值也随之降低。妊娠 8 周时 MAC 降低 1/3,而产后 72 小时 MAC 恢复至正常水平。⑤中枢神经系统低渗,如脑内 Na^+ 浓度降低。⑥急性大量饮酒。

2. 增加吸入麻醉药 MAC 值的因素　①随着年龄的降低,MAC 值有所增加;②体温升高时吸入麻醉药的 MAC 值增加,但超过 42℃后反而降低;③兴奋中枢神经系统的药物如右旋苯丙胺、可卡因等;④慢性嗜酒;⑤中枢神经系统高渗,如脑内 Na^+ 浓度增加。

二、吸入麻醉药对各器官系统的影响

(一) 吸入麻醉药对呼吸系统的影响

1. 呼吸抑制作用　吸入麻醉药呈剂量依赖性地直接抑制延髓呼吸中枢和肋间肌功能,导致潮气量降低、呼吸频率增加,分钟通气量降低和动脉血中的二氧化碳分压升高。同时,也剂量依赖性地降低了中枢系统对低氧和高碳酸血症所产生的通气反应。

2. 支气管平滑肌的作用　随着用量的增加,氟烷、恩氟烷和七氟烷可抑制乙酰胆碱、组胺引起的支气管收缩,对哮喘患者有效。

3. 气道刺激性　吸入麻醉药的气道刺激性也与吸入浓度呈正相关。研究表明在吸入 1MAC 以下时均无明显的气道刺激作用,而当浓度超过 1MAC 时可发生气道刺激。地氟烷的作用最为明显,异氟烷其次,而氟烷、N_2O 或七氟烷较小或没有,因此七氟烷是吸入麻醉诱导的首选药物。气道刺激可能是由于黏液纤毛活性增加所致,地氟烷使纤毛活性增强的作用比异氟烷和氟烷强。

4. 对缺氧性肺血管收缩(hypoxic pulmonary vasoconstriction,HPV)**的影响**　HPV 是一种使肺血流转离低氧区域,以此优化气体交换的自身平衡机制,是人体的一种自我保护作用。动物实验表明,吸入麻醉药呈剂量依赖性抑制缺氧性肺血管收缩。但临床使用的吸入麻醉药浓度并没有对 HPV 产生抑制作用。因此,对于吸入麻醉药是否具有抑制 HPV 的作用还有待更多的研究证实。

(二) 吸入麻醉药对循环系统的影响

常用的吸入麻醉药对循环系统都有不同程度的影响,随着麻醉加深,尤其是对血压和心率产生较大的影响。

1. 剂量相关性对血压、心率及外周血管阻力的影响(表 7-6)　在 1MAC 时,心肌收缩力抑制的程度依次为:氟烷=安氟烷>地氟烷=异氟烷=七氟烷。快速增加异氟烷和地氟烷吸入浓度引起的心血管效应可被芬太尼、艾司洛尔和可乐定缓解。七氟烷对心率的影响较小,几乎不引起心率的变化。

表 7-6　吸入麻醉药引起的循环系统变化

	N_2O	氟烷	异氟烷	七氟烷	地氟烷
血压	N/C	↓↓	↓↓	↓	↓↓
心率	N/C	↓	↑	N/C	N/C 或↑
外周血管阻力	N/C	N/C	↓↓	↓	↓↓
心输出量	N/C	↓	N/C	↓	N/C 或↓

注:N/C:无变化;↓:降低;↑:增加

2. 致心律失常作用 除了氟烷外,其他吸入麻醉药均不易引起心脏室性期前收缩。七氟烷可延长 QT 间期,因此先天或继发性 QT 延长的患者应慎用七氟烷。心律失常发生率依次为:七氟醚<异氟醚<地氟醚<安氟醚<氟烷。

3. 对冠状动脉的影响 异氟烷有较强的冠状动脉扩张作用,七氟烷和地氟烷扩张冠状动脉的作用较弱,1.5MAC 的异氟烷、七氟烷和地氟烷均未发现冠脉窃血现象。

(三) 吸入麻醉药对中枢神经系统的影响

吸入麻醉药通过影响脑和脊髓的神经元功能,使患者出现记忆丧失和不能运动。同时还能影响患者的脑血流(cerebral blood flow,CBF)、脑代谢率(cerebral metabolic rate,CMR)、颅内压(intracranial pressure,ICP)和脑电活动。表 7-7 示吸入麻醉药对脑血流、颅内压和脑代谢的影响。

表 7-7 吸入麻醉药对脑血流、颅内压和脑代谢的影响

吸入麻醉药	N_2O	氟烷	异氟烷	七氟烷	地氟烷
脑血流(CBF)	↑	↑↑	↑	↑	↑
颅内压(ICP)	↑	↑↑	↑	↑	↑
脑代谢(CMR)	↑	↓	↓↓	↓↓	↓↓

↓:降低;↑:增加

1. 对脑血流的影响 不同的吸入麻醉药对 CBF 影响程度有所差别,由强到弱依次为:氟烷>恩氟烷>异氟烷=七氟烷=地氟烷。

2. 对颅内压的影响 吸入麻醉药对 ICP 的影响取决于两个因素基础 ICP 和 $PaCO_2$。常用吸入麻醉药促使脑血管扩张、CBF 增加,从而继发 ICP 升高,其升高的程度为:氟烷>恩氟烷>氧化亚氮>地氟烷>异氟烷。

3. 对脑电图(EEG)的影响 强效吸入麻醉药会影响脑电活动,增加 EEG 频率的同步化并增高波幅,1MAC 时 EEG 进行性慢波化,随着麻醉药浓度的增加,爆发抑制、等电位或癫痫样放电逐渐加剧。但不同的吸入麻醉药对 EEG 影响特征也各不相同。恩氟烷和七氟烷易诱发大脑产生惊厥性电活动,如顽固性癫痫患者吸入 1.5MAC 七氟烷比吸入 1.5MAC 异氟醚期间棘波发生率高。因为恩氟醚、七氟烷能影响脑惊厥活动,而地氟烷或异氟烷则无此影响,所以后二者就很适用于神经外科手术麻醉。

(四) 吸入麻醉药对肝脏的影响

1. 对肝血流的影响 由于卤族类吸入麻醉药对心血管系统存在剂量相关性的抑制作用,即减慢心率、降低心输出量和平均动脉压,其下降程度与剂量呈正相关,因此各器官的血流均可能受到不同程度影响。N_2O-O_2 麻醉时,肝血流量无明显改变。其他吸入麻醉药几乎都使肝血流量不同程度地减少(表 7-8)。

表 7-8 吸入麻醉药对肝血流的影响

药物	N_2O	氟烷	异氟烷	七氟烷	地氟烷
肝血流	N/C	↓↓	↓	↓	↓

N/C:无变化;↓:降低;↑:增加

2. 对肝功能的影响 卤族类吸入麻醉药在肝脏中的生物转化主要依赖细胞色素 P450 氧化酶系统。不同吸入麻醉药在肝脏内代谢率不同,氟烷最高为 20%,其他依次为七氟烷、恩氟

烷、异氟烷和地氟烷,分别为 5% 、2.4% 、0.2% 和 0.02% 。

（五） 吸入麻醉药对肾脏的影响

1. 对肾血流量、肾小球滤过率和尿量的影响　几乎所有的吸入麻醉药在某种程度上均可使肾血流、肾小球滤过率和尿量减少。N_2O 主要是通过增加肾血管阻力来减少肾血流量。而卤族类吸入麻醉药则是通过对循环的抑制,降低血压和 CO,进一步导致肾血流量的降低。

2. 吸入麻醉药的肾毒性　吸入麻醉药代谢所产生的氟化物和复合物 A（compound A）对肾脏有一定的毒性作用,可能对患者的肾功能产生一定程度影响。

（六） 其他

吸入麻醉药具有肌肉松弛效能,增强神经肌肉阻滞作用,延长肌松时效,与非去极化肌松药有协同作用,强度依次为:异氟烷>七氟烷>恩氟烷>氟烷>氧化亚氮。

三、吸入麻醉药对脏器的保护作用

基础和临床研究证实吸入麻醉药具有脏器保护功能,特别是对多种器官的缺血再灌注损害产生一定的保护作用。

（一） 吸入麻醉药对心脏的保护作用

通过离体和整体动物实验发现并证实所有卤族类吸入麻醉药均具有心肌保护作用,主要表现为缩小心肌梗死的面积,改善心肌功能、心肌顿抑的恢复过程,抑制冠状动脉血管收缩,减轻再灌注心律失常和心肌细胞损伤、降低心输出量综合征及室颤发生率等。吸入麻醉药的心肌保护作用主要通过预处理和（或）后处理方式来实现,但具体分子机制则由不同信号通道参与。进一步研究发现 PKC 激活是预处理保护作用分子机制的中心事件,而作为其下游的 ATP 敏感钾通道的开放发挥着十分重要的作用。

吸入麻醉药的心脏保护作用与以下因素有关:①吸入麻醉药浓度大于 1MAC,可产生显著的心脏保护效应,0.5～0.6MAC 虽有心脏保护作用,但保护效能已显著下降;②用药时机:心脏缺血前或缺血再灌注期间用药,均可产生显著的心脏保护效应;也有缺血后预处理的报道;③用药时间:吸入麻醉药用药 5 分钟,即可产生显著的心脏保护效应,延长用药时间 15～20 分钟,甚至更长时间,心脏保护效应并无进一步增强。2006—2009 年期间,有三项荟萃分析支持吸入麻醉药的临床心肌保护作用。但上述研究的对象均为冠脉搭桥（CABG）患者,而在非CABG 的其他瓣膜手术和心脏冠脉支架手术和非心脏手术患者中并未发现吸入麻醉药的心肌保护作用。

（二） 吸入麻醉药的脑保护作用

吸入麻醉药脑保护作用的研究都停留在动物实验水平,目前还没有可靠的临床证据证明其保护效应。动物研究结果显示七氟烷、氟烷和异氟烷等卤族类吸入麻醉药对局灶性、半球和全脑严重缺血均具有显著的保护作用,表现为减轻脑组织学损害、减少细胞死亡和脑梗死范围,降低实验动物死亡率,改善缺血后脑功能和行为表现。文献报道在大鼠脑缺血再灌注损伤模型中,七氟烷组海马神经元中的凋亡小体仅为对照组的 40%。细胞内 Ca^{2+} 超载是神经细胞死亡的重要机制之一。吸入麻醉药恩氟烷、异氟烷、七氟烷和氟烷,均可通过电压门控的 Ca^{2+} 通道抑制 Ca^{2+} 内流,突触 Ca^{2+} 内流的抑制,又可减少 Ca^{2+} 内流诱发的谷氨酸的释放。此外,吸入麻醉药还可通过改善残余脑组织血流的分布,改变缺血期间脑组织对儿茶酚胺反应性等机制参与脑保护。

(三) 吸入麻醉药的肺保护作用

吸入麻醉药肺保护作用的研究较集中在肺的缺血再灌注损伤上,但其是否具有有效的保护作用目前尚未有定论。

(四) 吸入麻醉药对肝脏的保护作用

肝脏缺血再灌注引起的损伤主要与炎症细胞因子反应、氧自由基、钙离子超载、微循环障碍、线粒体功能受损以及能量代谢障碍等因素有关。多项研究表明吸入麻醉药预处理能减轻缺血再灌注所引起的肝损伤,对肝脏具有一定的保护。但其确切机制目前尚不完全清楚。

虽然吸入麻醉药对全身很多器官均显示有保护作用,但保护机制在各器官间有所不同。在富含炎性细胞的器官如肝肺,吸入麻醉药的保护作用主要通过抑制炎症反应而起作用。很少含有炎性细胞但有可兴奋细胞的器官如心脏,吸入麻醉药的保护作用主要通过激活某些信号蛋白起作用。在既有炎性细胞又有兴奋细胞的器官如神经系统,吸入麻醉药的保护作用既通过抑制炎症反应又通过激活某些信号蛋白起作用。相关的临床研究还未得出完全一致的结论。因此,吸入麻醉药器官保护作用在临床实践中的真正作用和重要价值还有待进一步深入研究和探讨。

第五节　临床常用的吸入麻醉药

一、七　氟　烷

七氟烷(sevoflurane,七氟醚)于 1968 年由 B. M. Regan 合成,结构式为 $CH_2FOCH(CF_3)_2$。

【理化性质】　七氟烷为无色透明液体,无恶臭味。临床使用的浓度不燃不爆,但在氧中浓度达到 11%、在 N_2O 中达到 10% 时可燃烧。对金属无腐蚀性。其血/气分配系数仅 0.69,低于前述各挥发性麻醉药。化学性质不够稳定,碱石灰可吸收、分解七氟烷,高温时尤甚。

【体内过程】　由于血/气分配系数低,七氟烷经肺摄取后,在血中的分压迅速升高。七氟烷大部分以原形从肺呼出;小部分经肝微粒体酶催化生成六氟异丙醇,后者再与葡萄糖醛酸结合生成葡萄糖醛酸酯,从胆汁和尿排出;其余分解为 F^+、CO_2 和 H_2O,其反应式为: $CH_2FOCH(CF_3)_2$ → $CH(CF_3)_2OH+HCHO$,前者(六氟异丙醇)与葡萄糖醛酸相结合,而后者(甲醛)被氧化为 CO_2、H_2O,七氟烷在体内的代谢率约为 3%。

【药理作用】　七氟烷全麻效能高,强度与恩氟烷相似,其 MAC 在成年人为 1.71%,在儿童增至 2.49% 左右,在老人降至 1.48% 左右,1~1.5MAC 为临床实用浓度范围。由于血/气分配系数很低,七氟烷的诱导、苏醒作用均很迅速,诱导过程平稳,很少有兴奋现象,苏醒期亦平稳,麻醉深度容易调节。

七氟烷浅麻醉时脑电图呈现高幅慢波,深麻醉时波幅更高、更慢,有时出现类似巴比妥类引起的棘状波群,其诱发癫痫型脑电活动的可能性较小,有报道其可能性介于恩氟烷与异氟烷之间。

七氟烷增加脑血流、增高颅内压、降低脑耗氧量的作用与异氟烷相似,但比氟烷弱。

七氟烷有一定肌松作用,能增强并延长非去极化肌松药的作用,故可减少合用肌松药的剂量和给药次数。

七氟烷对循环系统有剂量依赖性的抑制作用,血压随吸入浓度的增高而降低,左室收缩功能降低。血压降低与心排出量减少、阻力血管扩张有关。七氟烷诱导后插管,可引起血压增高,但较为短暂、轻微。心率通常无明显变化,不像异氟烷常引起明显心率增快。犬实验显示,七氟烷麻醉时血中肾上腺素浓度低于氟烷和恩氟烷;静脉滴注肾上腺素时,引起心律失常的作用以氟烷为最强,恩氟烷、异氟烷次之,七氟烷最弱。实验结果表明,七氟烷不增加心肌对儿茶酚胺的敏感性,可用于嗜铬细胞瘤手术及合用肾上腺素。临床观察也显示七氟烷很少引起心律失常。七氟烷可扩张冠状血管、降低冠状动脉阻力,强度与异氟烷相近。

七氟烷对呼吸道无刺激性,呼吸道分泌物不增加,诱导时很少引起咳嗽。动物实验表明,七氟烷可松弛支气管平滑肌;抑制乙酰胆碱、组胺引起的支气管收缩,故可用于哮喘患者。与其他挥发性麻醉药一样,七氟烷可产生剂量依赖性抑制作用。1.1MAC 时,七氟烷和氟烷对通气抑制程度相似;1.4MAC 时,七氟烷的每分通气量和呼吸频率均低于氟烷。但七氟烷抑制呼吸的作用在停药后消失较快。七氟烷抑制机体对缺氧和 $PaCO_2$ 增高的通气反应,但对低氧性肺血管收缩的抑制作用比氟烷弱。

七氟烷麻醉时,肝血流量下降,呈剂量依赖性,停药后迅速恢复正常,程度亦较氟烷、恩氟烷轻。临床研究发现,七氟烷可使 AST 轻度升高,1 周内恢复正常,其他生化指标未见明显异常。日本大量临床应用以来,尚未见七氟烷引起严重肝损害的报道。七氟烷既不经还原代谢,生成自由基中间产物,又不经氧化代谢,产生酰化产物,故几无肝毒性的可能。

七氟烷麻醉后,偶有少尿、多尿、蛋白尿、血尿出现,但发生率低于 1%。尽管七氟烷分子中含有 7 个氟原子,多于其他氟化麻醉药,但因代谢率低、在组织中溶解度低而排泄较快,临床浓度时,血清氟离子浓度一般不超过 $20\sim40\mu mol/L$;若长时间、高浓度吸入,血清氟离子浓度在人和动物均有超过 $50\mu mol/L$ 的报道,但因排泄迅速,未发现肾损害的证据。七氟烷的脱氟反应在肝脏,而甲氧氟烷的脱氟反应在肾脏,故前者氟离子浓度在肝脏较高,而后者在肾脏较高,所以七氟烷麻醉后血清氟离子浓度仅是甲氧氟烷的 $1/2$,尿中氟离子的排泄只是甲氧氟烷的 $1/4\sim1/3$。由于上述两原因七氟烷虽然与甲氧氟烷一样也能产生无机氟离子,而不像后者具有肾毒性。国内学者在动物实验中发现,七氟烷可剂量依赖性地减少肾血流,且恢复迟缓,提示患者休克或肾低灌注时应慎用。

七氟烷与碱石灰反应产生复合物 A,肾脏能摄取复合物 A-谷胱甘肽或复合物 A-半胱氨酸的共轭物,β 裂解酶分解代谢半胱氨酸共轭物能介导实验大鼠出现因复合物 A 诱导的肾损伤。大鼠的肾内 β 裂解酶活性以及复合物 A-半胱氨酸共轭物代谢率几乎是人类的 $8\sim30$ 倍。这种种间酶活性的差异可以解释复合物 A 介导的肾毒性具有明显的种属差异,即复合物 A 在包括大鼠在内的其他啮齿类动物体内是有毒性的,而在人类或哺乳动物则没有。

【临床应用】目前适用于各种年龄、各部位的大、小手术。由于诱导迅速、无刺激性、苏醒快,尤其适用于小儿和门诊手术。支气管哮喘、嗜铬细胞瘤及需合用肾上腺素者亦可使用。小儿全麻可用面罩吸入诱导法,与成人相似。将面罩贴紧面部,快速加大吸入七氟烷浓度至 2MAC(4.0%~8.0%)左右。一般 2 分钟内患儿可入睡,同时需注意呼吸抑制而应辅助呼吸。下列情况应慎用:使用卤化麻醉药后出现原因不明的黄疸和发热者;患者本人和家属对卤化麻醉药有过敏史或有恶性高热史者;患有肝、胆、肾疾病者。

把七氟烷与碱石灰放入密闭容器中加热到 120℃,可分离出 5 种裂解产物,故曾认为只能用于开放系统。以后的研究发现,碱石灰罐在麻醉过程中一般不超过 48℃,此时仅有 2 种裂解产物且含量很低,不会造成严重影响。因此,七氟烷也可用于紧闭麻醉。

【不良反应】 据 1364 例临床病例统计,七氟烷麻醉不良反应的总发生率为 13% 左右,以恶心、呕吐(3.67%)、心律失常(2.79%)和低血压(2.71%)较为多见。与其他挥发性麻醉药一样,过量可抑制呼吸、循环。七氟烷对肝、肾功能的影响如上所述。七氟烷的脱氟代谢稍强于恩氟烷,血浆 F^- 浓度有时超过肾损害阈值(50μmol/L),但临床并未见肾毒性。此外,七氟烷可与吸收剂作用分解产生三氟甲基和复合物 A,复合物 A 有肾毒性作用。低流量麻醉、CO_2 吸收剂干燥、高温、高浓度七氟烷和长时间麻醉,均可增加回路内复合物 A 的浓度。七氟烷与琥珀胆碱合用可诱发恶性高热,但较氟烷更为罕见。术后恶心呕吐发生率高。

二、地　氟　烷

地氟烷(desflurane,地氟醚、脱氟醚)为 Terrell 1959—1966 年合成的 700 多种化合物的第 653 个,故代号为 l-653。地氟烷的结构式为 $CHF_2OCFHCF_3$,与异氟烷相似,仅以一氟原子取代后者的氯原子。1990 年初应用于临床。

【理化性质】 地氟烷的分子量为 168,沸点仅为 23.5℃,22~23℃ 时饱和蒸气压高达 700mmHg,接近 1 个大气压,故不能使用标准蒸发器,而应使用电加温的直接读数蒸发器。地氟烷有刺激性气味,化学性质非常稳定,超过异氟烷。

【体内过程】 地氟烷抗生物降解能力强,在体内几乎无分解代谢,在肝脏代谢仅 0.02%,生物转化率只有异氟烷的 1/10,麻醉后血液中三氟醋酸含量极低,血清 F^- 也无增加。因此,地氟烷对肝肾毒性极低。

【药理作用】 地氟烷的麻醉作用强度小,成人的 MAC 高达 7% 左右,N_2O、芬太尼、咪达唑仑可降低其 MAC。地氟烷的血/气分配系数仅 0.42,为现有吸入麻醉药中最低者,故诱导、苏醒作用非常迅速,超过氟烷、异氟烷,但也有报道麻醉后期恢复与异氟烷无显著差别。地氟烷引起的脑电图改变与异氟烷相似,不引起癫痫样改变等异常脑电活动。大剂量时引起脑血管扩张、脑血流量增加、颅内压增高而脑耗氧量降低。

地氟烷对神经肌肉的阻滞作用比其他含氟麻醉药强,故麻醉时可产生满意的肌松效果。

地氟烷抑制循环功能呈剂量依赖性,可降低心肌收缩力、心排血量、外周血管阻力和血压,但程度比氟烷轻。低于 1MAC 时,心率无明显改变,达 1.5~2MAC 时出现心率加快。地氟烷很少引起心律失常,但有报道地氟烷可增加冠状动脉搭桥术患者心肌缺血的发生率。心血管功能影响小是地氟烷的突出优点之一。

地氟烷剂量依赖性地抑制呼吸,降低每分通气量、增加 $PaCO_2$ 并降低机体对 $PaCO_2$ 增高的通气反应。

地氟烷有一定的刺激性,可引起咳嗽、屏气、喉痉挛;诱导期间常见兴奋现象;术后恶心、呕吐约占 1/3。

【临床应用】 地氟烷可用于麻醉诱导,亦可用于麻醉维持;可单用,亦可与其他吸入麻醉药或静脉麻醉药合用。地氟烷诱导时,可比异氟烷更有效地抑制喉镜引起的心动过速和血压升高。初始吸入浓度<6%;按每次增加 0.5%~1% 的速度缓慢增加吸入浓度;地氟烷可用于各种全麻情况,尤宜于门诊及其他小手术。

地氟烷在血及组织中溶解低的特征,为临床麻醉提供了快速诱导和恢复的方法。在中年人群中,地氟烷的最低肺泡浓度是 6%。可导致催眠和遗忘。

【不良反应】　呼吸道刺激作用,交感活性增强,高浓度或突然增加吸入地氟烷浓度,可引起交感活性增强,而出现短暂血压升高、心率加快、心律失常。术后恶心、呕吐发生率与异氟烷类似,谵妄发生率低于异氟烷。与 CO_2 吸收剂作用降解产生 CO,CO_2 吸收剂的种类、干燥和温度影响 CO 的产生,钡石灰较钠石灰产生更多的 CO,干燥和温度升高使 CO 产生增加。在相同 MAC 时产生 CO 量的顺序是地氟烷>恩氟烷>异氟烷,而七氟烷和氟烷不产生 CO。

三、异　氟　烷

异氟烷(isoflurane,异氟醚)是恩氟烷的同分异构体,其化学结构为 $CF_3CHClOCHF_2$,1965 年由 Terrell 合成。

【理化性质】　异氟烷的理化性质在很多方面与恩氟烷相似,但有刺激性气味,且在任何温度下的蒸气压均高于恩氟烷。它的化学性质非常稳定,临床使用浓度不燃不爆,暴露于日光或与碱石灰接触也不分解,不腐蚀金属,无须加稳定剂,贮存 5 年未见分解产物。其血/气分配系数较低(1.41),麻醉深度易于调节。故除微有刺激性气味外,理化性质接近理想性质。

【体内过程】　异氟烷化学性质稳定;抗生物降解能力强,在机体内生物转化极少,几乎全部以原形从肺呼出。尿中代谢产物仅为异氟烷吸入量的 0.17%,其代谢率大约是恩氟烷的 1/10,氟烷的 1% 左右。

异氟烷在肝脏进行生物转化,亦为肝微粒体酶所催化,最终代谢产物是无机氟化物和三氟乙酸,其反应式为 $CF_3CHClOCHF_2 \rightarrow F_3CCOOH+2F^-+CO_2$。代谢产物随尿排出。

异氟烷麻醉的患者,其血清中氟化物的峰值与麻醉前相比,增加通常不超过 $10\mu mol/L$。用苯巴比妥、苯妥英钠或异烟肼等肝药酶诱导剂在试管内可增加异氟烷的代谢,而在整体则不能。异氟烷不发生还原代谢,故不产生自由基。

【药理作用】　异氟烷的血/气分配系数仅为 1.41,但因有难闻的气味,限制其吸入,故诱导并不比氟烷、恩氟烷快。苏醒较快,但与其他麻醉药相比差别不大。

异氟烷全麻效能高。MAC(1.15%)介于氟烷和恩氟烷之间。异氟烷对中枢神经系统的抑制作用与吸入浓度相关。低于 1MAC 时,脑电波的频率和电压均增高;刚超过 1MAC 时,脑电图为高幅慢波;1.5MAC 时出现暴发性抑制;2MAC 时出现等电位。即使麻醉很深或伴有 $PaCO_2$ 降低或给予听觉刺激,亦不出现恩氟烷那样的惊厥型脑电活动和肢体抽搐,故可用于癫痫患者。

异氟烷可因抑制呼吸,使 $PaCO_2$ 增高而引起脑血管扩张,从而增加脑血流量,增高颅内压。但程度比氟烷、恩氟烷轻,且低于 1MAC 时并不出现,这可能是异氟烷使脑内 cAMP 增加较少之故。此外,异氟烷增高颅内压短暂而轻微,兼之采用过度通气即容易控制(这在恩氟烷可能诱发抽搐),对颅内压增高者可谨慎使用。

异氟烷有一定的镇痛作用,有人认为比恩氟烷强,有人则认为不如恩氟烷。异氟烷可抑制猫的迷走和节前交感活性,但在任何麻醉深度,异氟烷对迷走活性的抑制都强于对交感活性的影响。

异氟烷可明显增强非去极化肌松药的神经肌肉阻滞作用。此作用与恩氟烷相似,显著强于氟烷、甲氧氟烷和 N_2O。因此异氟烷麻醉时,非去极化肌松药通常仅需常用量的 1/3。异氟烷产生神经肌阻滞的机制与恩氟烷相似,既有中枢性肌松作用,又作用于神经肌接头,可能在运动神经末梢产生突触前抑制;也有人认为异氟烷能干扰离子通过膜通道,抑制乙酰胆碱受体复合物引起的去极化。异氟烷增加肌血流量,可加快肌松药的消除,而异氟烷本身消除很快,这就使术后呼吸肌麻痹、通气不足的危险性大为减少。像恩氟烷一样,异氟烷适用于重症肌无力患者。此外,当患者肝、肾功能不全而使肌松药消除缓慢时,亦可使用异氟烷,可少用或不用肌松药。

异氟烷对循环功能有抑制作用,但弱于氟烷和恩氟烷。离体实验发现异氟烷对心肌有直接抑制作用,使猫乳头肌最大收缩速度、最大平均收缩力和其他收缩指标减低。但是在体实验中,异氟烷对心肌的抑制比氟烷、恩氟烷小得多。在健康的青年或老年人,保持$PaCO_2$正常,异氟烷在 1～2MAC 时,仅轻度抑制心脏功能。异氟烷在 0.9～1.4MAC 时,对右房压无明显影响;异氟烷在 1.9MAC 时,右房压稍增高,但低于N_2O、恩氟烷和氟烷。异氟烷虽使每搏量减少,但心率加快,使心排出量在 1～2MAC 内无明显减少。此时血压降低,但主要是外周血管阻力下降所致,此与其他氟化麻醉药不同。由于心排出量通常无明显减少,故重要脏器的灌注得以保证,即使在心排出量减少的情况下,这些器官也可得到较大比例的血流分配。异氟烷降低冠状动脉阻力,不减少甚至增加冠状血流量,降低心肌耗氧量。有报道,在冠心病患者中,可引起"心肌窃血",即正常冠状动脉供血增加而狭窄冠状动脉供血减少,但近年研究未予证实。异氟烷对肺的血流动力学几无影响。最初的报道提示异氟烷可抑制缺氧性肺血管收缩,但以后的报道未能加以证明。

异氟烷不减慢希-浦纤维的传导。与氟烷不同,异氟烷不诱发心律失常,不增加心肌对儿茶酚胺的敏感性。因此,异氟烷麻醉时尚可使用肾上腺素。

异氟烷具有很大的心血管安全性,其心脏麻醉指数(心脏衰竭时麻醉药浓度/麻醉所需浓度)为 5.7,大于甲氧氟烷(3.7)、恩氟烷(3.3)和氟烷(3.0)。

异氟烷对呼吸的抑制作用比恩氟烷轻,比氟烷、N_2O 重。在 1MAC 时,对 CO_2 的通气反应抑制 50%～70%;在 2MAC 时,反应消失,呼吸停止。对缺氧反应的抑制更甚,0.1MAC 时即抑制 50%～70%;1MAC 时反应消失。

异氟烷降低正常人的功能余气量和肺顺应性,增加呼吸道阻力,但改变程度都不大,无临床意义。异氟烷使收缩的支气管扩张,故有利于慢性阻塞性肺疾病和支气管哮喘的处理。与氟烷相比,呼吸道并发症的发生率并不增加。

异氟烷对肝、肾无明显损害,毒性低于氟烷、甲氧氟烷和恩氟烷。此与异氟烷排泄迅速、代谢率低、能较好地维持肝、肾血流等有关。鉴于氟化吸入麻醉药之间可能存在交叉反应,对于使用这类药物后曾发生肝损害的患者,以不再使用异氟烷为妥。异氟烷麻醉时虽减少肾血流量、肾小球滤过率和尿量,但术后迅速恢复,不遗留肾损害。

异氟烷降低或不改变儿童的眼内压,但可降低成人的眼内压,程度稍弱于恩氟烷。异氟烷浅麻醉时对子宫平滑肌影响不大,深麻醉时则有明显的抑制。异氟烷不升高血糖,故可用于糖尿病患者。

【临床应用】异氟烷具有很多优点,尤其是对循环影响轻,毒性小。除镇痛作用较差、对呼吸道有刺激性外,是较好的吸入麻醉药。异氟烷主要用于麻醉维持,常用维持浓度 0.8%～2%。可适用于各种年龄、各个部位以及各种疾病的手术,包括一些其他麻醉药不宜使用的疾病,如癫痫、颅内压增高、重症肌无力、嗜铬细胞瘤、糖尿病、支气管哮喘等。此外,异氟烷亦可用于控制性降压。

目前尚未发现异氟烷有肯定的禁忌证。仅在使用氟化吸入麻醉药后出现肝损害的患者不宜使用异氟烷。

【不良反应】异氟烷的毒性很低,不良反应少而轻,但过量仍可引起呼吸、循环衰竭。对呼吸道有刺激性,诱导期可出现咳嗽、屏气,故一般不用于麻醉诱导。苏醒期偶可出现肢体活动或寒战。深麻醉时可使产科手术出血增多。少数人出现恶心、呕吐、流涎、喉痉挛。

四、其他吸入麻醉药

(一) 氧化亚氮(nitrous oxide,N_2O)

氧化亚氮是气体麻醉药,俗名笑气。1772 年由 Priestley 制成。氧化亚氮是无色、带有甜味、无刺激性的气体,在常温常压下为气态。通常在高压下使 N_2O 变为液态贮于钢瓶中以便运输,应用时经减压后在室温下再变为气态以供吸入。N_2O 的血/气分配系数仅为 0.47,在吸入麻醉药中仅略高于地氟烷。由于 N_2O 在血液中溶解度很低,故诱导、苏醒均很迅速。即使长时间吸入,停药后也可在 1~4 分钟内完全清醒。诱导期患者无不愉快感觉。N_2O 全麻效能低,即使吸入浓度高达 80% 也难以使麻醉超过三期一级,如继续增大吸入浓度,则势必引起缺氧。因此,单独使用 N_2O 无法达到较深的麻醉。

N_2O 可增强交感神经系统的活动。有较强的镇痛作用,20% N_2O 产生的镇痛作用与 15mg 的吗啡相当,镇痛作用随浓度增加而增强。N_2O 的肌松作用差,吸入 80% N_2O 时骨骼肌仍不松弛,肌血流量也无明显改变。N_2O 可使脑血管扩张,脑血流量增多,颅内压升高,但脑血流量对 CO_2 仍有反应。体外实验发现,N_2O 对心肌有直接抑制作用,可增加离体血管平滑肌的反应性,其程度与浓度相关,但强度弱于挥发性麻醉药。目前,N_2O 是复合麻醉的常用药,与含氟麻醉药合用是目前国内外最通用的麻醉方法之一。N_2O 除了可加速诱导外,还可使合用的麻醉药的 MAC 明显下降,故可减少合用麻醉药的用量。此外,N_2O 还可与静脉麻醉药、麻醉性镇痛药、肌松药合用,组成复合麻醉。

禁忌证包括肠梗阻、气胸、空气栓塞、气脑造影等体内有闭合性空腔的患者;麻醉装置的氧化亚氮流量计、氧流量计不准确时禁用。

N_2O 是已知毒性最小的吸入麻醉药,如不缺氧,几乎没有毒性,对脑、心、肺、肝、肾等重要脏器均无明显毒性。其主要不良反应有:缺氧、闭合空腔增大、骨髓抑制等。

(二) 恩氟烷(enflurane,安氟醚)

恩氟烷的化学结构为 $HCFClCF_2OCHF_2$,于 1963 年由 Terrell 合成,于 20 世纪 70 年代应用于临床。恩氟烷为无色透明液体,无明显刺激性气味。化学性质非常稳定,遇空气、紫外线、碱石灰不分解,对金属、橡胶无腐蚀作用。临床使用浓度不燃不爆,无须加入稳定剂。血/气分配系数为 1.8(37℃)。被吸入的恩氟烷 80% 以上以原形从肺呼出,仅 2%~5% 被代谢。恩氟烷全麻效能高,强度中等。由于血/气分配系数较小,诱导、苏醒较快。

恩氟烷对中枢神经系统的抑制与剂量相关,浅麻醉时,脑电图呈高幅慢波。吸入 3%~3.5% 恩氟烷,可发展为暴发性抑制,有单发或重复发生的惊厥性棘波,并伴有面颈部和四肢肌肉的强直性或阵挛性抽搐。恩氟烷有中等的镇痛作用,其肌松作用比氟烷强。恩氟烷的肌松作用是由于影响了中枢神经系统和神经肌接头处的接头后膜,与非去极化肌松药有协同作用,新斯的明不能完全对抗。停止给药后,恩氟烷的肌松作用便迅速消失,用于重症肌无力患者有突出优点。恩氟烷对循环系统有抑制作用,其程度与吸入浓度有关。恩氟烷对呼吸道无明显刺激,不增加气道分泌,可扩张支气管,较少引起咳嗽、喉痉挛。恩氟烷抑制胃肠道蠕动和腺体分泌,麻醉后恶心、呕吐少。恩氟烷对子宫平滑肌有一定的抑制作用,深麻醉时可增加分娩和剖宫产的出血。恩氟烷可降低眼压,故适用于眼科手术。

恩氟烷除了使血中醛固酮升高、儿茶酚胺降低外,对皮质醇、胰岛素、促肾上腺皮质激素、抗利尿激素及血糖均无影响,故可用于糖尿病患者。

通常认为使用恩氟烷后肝脏损害的发生率远低于氟烷,不超过 1/25 万,且无足够证据证实恩氟烷是主要因素。动物实验和临床观察都证实恩氟烷对肝功能影响轻微。但有报道反复应用恩氟烷可发生肝坏死,故如以前使用恩氟烷后怀疑其过分敏感时,不应再使用恩氟烷。鉴于使用氟烷后再用恩氟烷亦可引起肝损害,故在使用氟烷后,短期内不宜使用恩氟烷。

恩氟烷可轻度抑制肾功能,但多在停药后 2 小时内迅速恢复。由于恩氟烷在体内代谢率低,血清氟离子浓度通常为 7 ~ 22.4μmol/L,尚未达到损害肾脏的阈值。即使肾衰竭的人或动物,在恩氟烷麻醉后血清氟离子浓度亦不增高,这可能是氟离子进入骨组织之故。因此,肾病患者可使用恩氟烷,但麻醉不能过深,时间不能过长。但亦有报道,恩氟烷可使原有肾病的患者出现暂时性肾功能损害,甚至无尿,并且血清氟化物颇高。因此,为慎重起见,严重肾功能不良者仍以不用恩氟烷为好。

(三) 氟烷(fluothane,halothane)

氟烷又名三氟氯溴乙烷,其化学结构式为 CF3CHBrCl,1951 年由 Suckling 合成,1956 年由 Johnston 首先应用于临床。氟烷为无色透明液体,略带水果香味,无刺激性,临床使用浓度不燃不爆。氟烷血/气分配系数较高为 2.5,故氟烷摄取较快而排出缓慢。氟烷麻醉效能高,效价强度比乙醚大,MAC(0.77%)约为乙醚的 40%。约 20% 在体内以还原代谢和氧化代谢方式进行生物转化,其余则以原形从其他途径排出。由于其高代谢率,生成毒性代谢产物三氟乙酰乙酸(TFA)是所有卤代类吸入麻醉药中最多,因此由此引起的自身免疫性肝损害的发生率较高,严重影响了其在临床的广泛使用。氟烷的镇痛作用差。氟烷可降低脑代谢,扩张脑血管,明显增加脑血流量,使颅内压明显升高。氟烷对循环系统有明显的抑制作用,且随麻醉加深而增强。突出表现是血压,尤其是收缩压下降,而舒张压下降多不明显。氟烷可增高心肌的自律性,增加心肌对儿茶酚胺的敏感性,因此,仍以不合用肾上腺素为宜。

(四) 甲氧氟烷(methoxyflurane)

甲氧氟烷于 1956 年由 Axtusio 和 van Poznak 合成,1959 年开始应用于临床。甲氧氟烷是无色透明带有果香的液体,临床使用浓度不燃不爆。血/气分配系数(15.0)在常用吸入麻醉药中最大。由于甲氧氟烷的血/气、脂肪/气分配系数大、易溶于橡胶及蒸发缓慢等原因,甲氧氟烷的诱导和苏醒均很缓慢。

吸入的甲氧氟烷 50% ~70% 经肝肾微粒体酶催化生成游离的氟化物、草酸、二氟甲氧乙酸和二氯乙酸,代谢率超过其他吸入麻醉药。代谢物草酸,尤其是氟化物可损害肾脏。

甲氧氟烷最重要的不良反应是肾毒性,其表现为多尿、尿渗透压降低和比重低。尿素清除率低,给予加压素仍难以纠正。这是因为氟离子能抑制髓袢升支和远曲小管近端的钠泵转运,使肾髓质渗透压下降之故。甲氧氟烷的肾毒性限制了它的临床应用,目前已基本被淘汰。

(五) 乙醚(diethyl ether)

乙醚化学名结构式为 $CH_3CH_2OCH_2CH_3$,于 1540 年由 Valerius Cordus 合成,1846 年由 Morton 应用于临床,开创了吸入麻醉历史,成为现代麻醉的标志。乙醚为无色液体,极易挥发;具刺激性臭味。乙醚蒸气的比重是空气的 2.6 倍,易沉积于手术室地面。乙醚易燃易爆,明火或过热物体(电路火花等)均可引起燃烧甚或爆炸(尤其是与氧合用时)。遇到光、热、空气易分解。血/气分配系数高达 12.0,在常用吸入麻醉药中,仅略低于甲氧氟烷,故诱导、苏醒缓慢。诱导期易出现兴奋、挣扎、躁动、喉痉挛和呼吸不规则等反应。由于这些突出的缺点乙醚已在临床麻醉中基本停止使用。

乙醚麻醉的分期:

1. 第一期(镇痛期) 从麻醉开始至神志消失。大脑皮质开始抑制。一般不在此期中施行手术。

2. 第二期(兴奋期) 从神志消失至呼吸转为规律。因皮质下中枢释放,患者呈现挣扎、屏气、呕吐、咳嗽、吞咽等兴奋现象,对外界反应增强,不宜进行任何操作。

3. 第三期(手术麻醉期) 从呼吸规律至呼吸麻痹为止。又分为 4 级,一般手术常维持在第 1、2 级。在腹腔或盆腔深处操作,为了获得满意的肌肉松弛,可暂时加深至第 3 级。

(1) 第 1 级:从规律的自主呼吸至眼球运动停止。大脑皮质完全抑制,间脑开始抑制。

(2) 第 2 级:从眼球运动停止至肋间肌开始麻痹。间脑完全抑制,中脑及脊髓自下而上开始抑制。

(3) 第 3 级:从肋间肌开始麻痹至完全麻痹。脑桥开始抑制,脊髓进一步抑制。

(4) 第 4 级:从肋间肌完全麻痹至膈肌麻痹。脑桥、脊髓完全抑制,延髓开始抑制。

4. 第四期(延髓麻痹期) 从膈肌麻痹开始至呼吸、心脏停搏。麻醉分期受多种因素影响,主要观察项目为呼吸、血压、脉搏及肌张力。

乙醚分期亦可作为其他吸入全麻分期的参考。

(六) 氙(xenon)

氙为惰性气体,化学符号为 Xe,分子量为 131.3。氙无色、无味,且不造成环境污染,熔点为 -111.9℃,沸点为 -108.1℃。37℃时,氙的油/气分配系数为 1.9,血/气分配系数为 1.4,故诱导、苏醒迅速。氙的 MAC 为 71%,镇痛作用略强于 N_2O。

氙对心肌电压门控性离子通道无明显影响,不增加心肌对儿茶酚胺致心律失常的敏感性,不抑制心肌收缩力,对心血管功能影响轻微,因此适用于心血管手术。氙可升高脑血流量、颅内压,但有相反报道。

氙使呼吸阻力和呼吸道压力轻度增加,但不影响肺顺应性。

在大气中含量极低(不大于 0.086ppm),室内 50m^2 容积空气中仅含 4ml。由于氙目前不能人工合成,只能通过空气液化提取,价格昂贵,影响其普及,现仅有俄罗斯等少数国家用于临床。

尽管 1951 年已将氙用于临床,但对其进行深入研究只有十几年,尚待积累更多的资料加深人们对氙的认识。

【制剂与用法】

1. 七氟烷(sevoflurane) 250ml/瓶。用法:七氟烷可与纯氧或氧-氧化亚氮同时使用以达到麻醉诱导作用。成人,七氟烷吸入浓度至 5%;儿童,七氟烷吸入浓度至 7%,2 分钟内即可达到外科麻醉效果。作为术前没有用药的患者的麻醉诱导,七氟烷吸入浓度为 8%。维持:七氟烷伴或不伴氧化亚氮维持外科水平麻醉的浓度为 0.5%~3%。

2. 氟烷(fluothane) 20ml/瓶、250ml/瓶;含 0.01% 麝香草酚的稳定剂。用法:常用浓度为 0.5%~5%,诱导麻醉用 4%,维持麻醉用 1.5%。并常复合用药以降低吸入浓度。

3. 恩氟烷(enflurane) 25ml/瓶、250ml/瓶。用法:本品不用于麻醉诱导,仅用于维持,用 0.5%~3.0% 的恩氟烷可以维持外科手术期的麻醉,维持浓度不要超过 3%。并常复合氧化亚氮及芬太尼等以降低吸入浓度。

4. 异氟烷（isoflurane） 100ml/瓶。用法:全麻诱导时吸气内浓度由 0.5% 开始,在 7~10 分钟内,浓度逐渐增加 1.5%~3.0%。吸入本品混合气体前,常用短效静脉诱导药物。麻醉维持时可用 1.0%~2.5% 的本品加氧气/氧化亚氮混合吸入,如单独混合氧气,本品浓度要增加 0.5%~1%。老年人与小儿酌减。用于剖宫产时,在氧气-氧化亚氮混合气体中,本品浓度为 0.5%~0.75% 最为合适。

（俞卫锋）

全身麻醉药(general anaesthetics)是指能够可逆性地引起不同程度的感觉与意识丧失,从而实施外科手术、各类有创检查与治疗,以及 ICU 患者镇静的药物。除吸入麻醉药外,凡经静脉途径给予的全身麻醉药,统称为静脉麻醉药(intravenous anaesthetics)。

静脉麻醉药根据化学结构的不同,分为巴比妥类和非巴比妥类两大类。因非巴比妥类是目前临床应用的主要麻醉药,故本章作为重点描述。

此外,按照静脉麻醉药的临床应用,也有将苯二氮䓬类如咪达唑仑,新型镇静催眠药如右美托咪定(α_2 肾上腺素受体激动剂)等归类为静脉麻醉药,请详见第五章第一节苯二氮䓬类和第二节新型镇静催眠药。

第一节 概　　述

理想的静脉麻醉药应具有以下特点:①催眠、遗忘、镇痛和肌肉松弛作用,且无循环和呼吸抑制等不良反应;②在体内无蓄积,代谢不影响肝肾功能,代谢产物无药理活性;③用药后诱导平稳而舒适,起效迅速,安全范围大,不良反应较轻;④术中麻醉深度易于调控,术中无知晓,有特异性拮抗药,苏醒迅速;⑤静脉应用无刺激性,无静脉炎的发生;⑥无过敏、无致癌、致畸、致突变作用。目前还没有一种理想的静脉麻醉药。而对于接受麻醉的患者,一定要基于他(她)对于催眠、遗忘、镇痛的需要来选择药物,包括结合患者的生理、病理生理,以及药物的药理学特性综合考虑,以达到安全、有效的麻醉诱导、维持镇静,以及全身麻醉的目的。

静脉麻醉药与吸入麻醉药相比,具有以下优点:①使用方便,可不需要特殊设备;②不刺激呼吸道,患者乐于接受;③无燃烧、爆炸危险;④不污染手术室空气;⑤起效快,甚至可在一次臂-脑循环时间内起效。主要缺点是:①麻醉作用不完善,均无肌松作用;除氯胺酮外,其他药物镇痛作用多较弱;②消除有赖于肺外器官,剂量过大时难以迅速排出,部分药物有蓄积作用;③全身麻醉深度不易控制,苏醒较慢,术后有倦怠和嗜睡;④全身麻醉分期不明显,表现不典型,不易判断麻醉深度。

麻醉方法采用静脉麻醉药和静脉麻醉辅助药的麻醉方式,称为全凭静脉麻醉(total intravenous anaesthesia,TIVA)。

第二节　非巴比妥类静脉麻醉药

一、丙　泊　酚

丙泊酚(propofol)属于烷基酚类化合物,在室温下为油性,不溶于水,但具有高度脂溶性。pH 为 7.0。丙泊酚溶液中含有 1%(w/v)丙泊酚、10% 大豆油、1.2% 纯化卵磷脂及 2.25% 甘油,使用前需振荡混匀,不可与其他药物混合静脉注射。此制剂应储存在 25℃ 以下,但不宜冷冻。从化学结构看（图 8-1），此药与任何已知类型静脉麻醉药均不同。

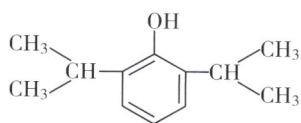

图 8-1　丙泊酚的化学结构

【体内过程】丙泊酚是目前最常用的静脉麻醉药，静脉注射后到达峰效应的时间为 90 秒。其分布广泛呈三室模型，药代动力学参数见表 8-1。在血药浓度为 0.1~20μg/ml 范围内，95% 与血浆蛋白结合。主要在肝经羟化反应和与葡萄糖醛酸结合反应，降解为水溶性的化合物经肾排出，在尿中以原形排出不到 1%。仅 1.6% 随胆汁从粪便排出。其代谢产物无药理学活性，故适合于连续静脉输注维持麻醉。丙泊酚连续输注 3 小时和 8 小时的时量相关半衰期（context-sensitive half-time）分别为 10 分钟和 40 分钟。丙泊酚麻醉时血药浓度下降不到 50% 患者即可苏醒，因此即使长时间输注也可快速苏醒。

表 8-1　三种非巴比妥类静脉麻醉药的药代动力学参数

药物名称	消除半衰期 （h）	分布容积 （L/kg）	清除率 [ml/（kg·min）]
丙泊酚	0.5~1.5	3.5~4.5	30~60
依托咪酯	2~5	2.2~4.5	10~20
氯胺酮	1~2	2.5~3.5	16~18

【作用机制】丙泊酚的作用机制尚未阐明，目前认为主要是通过与氨酪酸（γ-氨基丁酸，GABA）A 型受体的 β 亚基结合，增强 GABA 诱导的氯电流，从而产生镇静催眠作用。近期，有研究表明，丙泊酚导致意识消失与睡眠很有可能存在有相同的路径。常用静脉麻醉药对不同受体的作用见表 8-2。

表 8-2　常用静脉麻醉药对不同受体的作用

| | GABA$_A$ | NMDA | AMPA | nAch | mAch | 甘氨酸 | 5-HT | KA | 钾离子通道 | | |
									内向整流	双孔	电压门控
丙泊酚	++	–	–	–	–	++	/	–	/	/	/
依托咪酯	++	/	/	–	–	+	/	/	/	++	–
氯胺酮	+	—	/	–	/	/	/	/	/	/	/
巴比妥类	++	/	—	–	/	+	/	/	–	/	/

注：+：兴奋，++：显著兴奋，-：抑制，—：显著抑制，/：无显著作用

【药理作用】

1. 中枢神经系统　丙泊酚是一种起效迅速、诱导平稳、无肌肉不自主运动、咳嗽、呃逆等副作用的短效静脉麻醉药，静脉注射 2.5mg/kg，约经一次臂-脑循环时间便可发挥作用，90~100 秒作用达峰效应，持续 5~10 分钟，苏醒迅速而完全。

丙泊酚与脑电双频指数呈血药浓度依赖性相关，BIS 随镇静的加深和意识消失逐渐下降。清醒患者 BIS 一般在 90；BIS 值在 63 与 51 时，分别有 50% 与 95% 的患者对语言指令无应答；BIS 在 77 时，95% 的患者无回忆。

丙泊酚有抗惊厥作用，且为剂量依赖性。丙泊酚可降低脑血流量、脑氧代谢率和颅内压。对颅内压较高的患者，因伴有脑血流量减少，对患者不利。对急性脑缺血患者，因降低脑氧代谢率而具有脑保护作用。

2. 呼吸系统　诱导剂量的丙泊酚对呼吸仍有明显抑制作用，表现为呼吸频率减慢、潮气

量减少,甚至出现呼吸暂停,持续 30~60 秒,对此应高度重视。丙泊酚静脉持续输注期间,呼吸中枢对 CO_2 的反应性减弱。

静脉持续输注丙泊酚 $100\mu g/(kg \cdot min)$ 时,潮气量可减少 40% 。在人工流产、内镜检查等短小手术时应用该药,必须备有氧源及人工呼吸用具以备急用。

3. 心血管系统　丙泊酚对心血管系统有明显的抑制作用,在麻醉诱导期间可使心排血量、心脏指数、每搏指数和总外周阻力降低,从而导致动脉压显著下降。该药对心血管系统的抑制作用与患者年龄、一次性注射药物剂量、注射药物速度密切相关,缓慢注射时降压不明显,但麻醉作用减弱。此变化是由于外周血管扩张与直接心脏抑制的双重作用,且呈剂量依赖性,对老年人的心血管抑制作用较重。

4. 其他影响　对肝、肾功能及肾上腺皮质功能均无影响。有报道指出,丙泊酚可引起类变态反应,对有药物过敏史、大豆、鸡蛋清过敏者应慎用。

【临床应用】　丙泊酚作为一种快效、短效的静脉麻醉药,苏醒迅速而完全,持续输注后不易蓄积,且有一定的镇吐效应,是目前最为常用的静脉麻醉药。丙泊酚主要用于麻醉诱导、麻醉维持及镇静。诱导剂量为 1~2.5mg/kg 静脉注射,镇静为 25~75$\mu g/(kg \cdot min)$ 持续静脉输注,麻醉维持为 50~150$\mu g/(kg \cdot min)$ 持续静脉输注。上述剂量在老年人、危重患者或与其他麻醉药合用时应减量或减慢输注速度。

此药还特别适用于门诊患者的胃、肠镜诊断性检查、人工流产等短小手术的麻醉。也常用于 ICU 病房患者的镇静。

1996 年 Gavin 等开发了计算机辅助输注系统"Diprifusior"靶控丙泊酚输注系统问世。靶控输注技术(target controlled infusion,TCI),以及闭环药物输注系统,将为更准确地用药提供支持。

【不良反应】　丙泊酚麻醉诱导最显著的不良反应是呼吸抑制与血压下降。此外,并发症还有注射痛、肌阵挛,偶尔还会引起注射部位的血栓性静脉炎。

丙泊酚输注速度超过 5mg/(kg · h) 且输注时间超过 48 小时者可能发生丙泊酚输注综合征(propofol infusion syndrome,PIS)。表现为心肌病、急性心力衰竭、代谢性酸中毒、骨骼肌病、高钾血症、肝大和高脂血症。此现象虽然罕见,但可危及生命。

二、依托咪酯

依托咪酯(etomidate)系白色结晶粉末,为咪唑的衍生物,分子量 244.29。其化学结构见图 8-2。该药有两种异构体,但只有其右旋异构体有镇静、催眠作用。由于化学结构中有咪唑基团,也如咪达唑仑一样,在酸性 pH 条件下为水溶性,而在生理性 pH 条件下则成为脂溶性。临床应用为溶于丙二醇的制剂,pH 6.9。

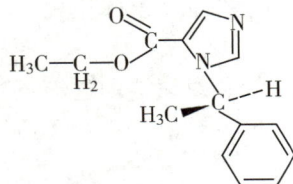

图 8-2　依托咪酯的化学结构

【体内过程】　依托咪酯是目前常用的静脉麻醉药,其作用特点有血流动力学稳定和苏醒较为迅速。静脉注射后很快进入脑和其他血流丰富的器官,约 1 分钟脑内浓度达峰值,其最大效应发生在注射药物 3 分钟时,然后很快从脑向其他组织转移。催眠作用与脑内药物浓度呈线性相关。脑内药物浓度下降后,患者迅速苏醒。消除半衰期为 2.9~5.3 小时。该药进入血液循环后,约有 76% 与血浆中清蛋白结合,如清蛋白减少,游离部分增多,药效将增强。低蛋白血症患者用量须酌减。

依托咪酯主要在肝脏经酯酶水解,影响肝血流的药物可影响此药的消除。代谢产物 85%

随尿排出,13%随胆汁排泄,约2%以原形从尿中排出。药代动力学参数见表8-1。

【药理作用】

1. 中枢神经系统　依托咪酯静脉注射后起效迅速,患者可在一次臂-脑循环时间内迅速产生催眠作用,临床剂量范围内(0.1~0.4mg/kg)经7~14分钟苏醒。其机制尚不清楚。

依托咪酯可降低颅内压并维持脑电图暴发抑制状态,但并不影响平均动脉压。应用该药0.2~0.3mg/kg可使脑耗氧量呈剂量依赖性降低,而脑灌注压维持正常,对缺氧性脑损害有保护作用。对颅内肿瘤和脑外伤患者,依托咪酯能有效减少颅内压,且不影响脑灌注压。但是,在大脑中动脉结扎手术过程中,依托咪酯可以加重脑缺氧和酸中毒。

2. 心血管系统　依托咪酯最显著的特点是对心功能无明显影响,静脉注射0.3mg/kg可使心率略减慢,动脉压轻度下降,总外周阻力稍降低,心排血量增加,dp/dt_{max}轻微升高。对冠状动脉有轻度扩张作用,不增加心肌耗氧量,易保持血流动力学稳定,尤其适用于冠心病和其他心脏储备功能差的患者。

3. 呼吸系统　依托咪酯应用过程中机体对二氧化碳的敏感性并没有降低,但剂量过大、注射过快仍可引起呼吸抑制,甚至呼吸暂停。

4. 其他　依托咪酯不影响肝、肾功能,不释放组胺,能快速降低眼压,对内眼手术有利。

【临床应用】依托咪酯属于短效静脉麻醉药,主要用于麻醉诱导及短小手术的麻醉维持。依托咪酯麻醉时循环稳定、呼吸抑制轻微且安全剂量范围较大,因此适用于合并心血管系统、呼吸系统及颅内高压等疾病的患者。特别适用于老年患者以及合并心血管并发症的患者。常用诱导剂量为0.2~0.5mg/kg,年老体弱和重危患者可减至0.1mg/kg。作为麻醉维持,以10μg/(kg·min)连续静脉输注。

【不良反应】

1. 局部刺激性　注射部位疼痛的发生率为10%~50%,多发生在小静脉,注药前在同一静脉处,先注射小剂量利多卡因可使疼痛减轻。用药后48~72小时内有并发血栓性静脉炎的报道。

2. 诱导期兴奋　麻醉诱导时可出现肌震颤、肌强直,严重时类似抽搐,预先注射咪达唑仑或芬太尼可减少其发生。依托咪酯也被报道可以诱发广泛的癫痫状EEG,因此癫痫患者应慎用。

3. 抑制肾上腺皮质功能　有研究认为依托咪酯可逆性的呈剂量依赖的抑制肾上腺中胆固醇转化为皮质醇的11-β-羟化酶的活性,而一过性抑制肾上腺皮质功能。但近期更多的研究提示,这种肾上腺皮质的抑制无临床意义。

三、氯　胺　酮

氯胺酮(ketamine)是苯环己哌啶(phencyclidine)的衍生物,化学结构见图8-3。临床所用的氯胺酮是消旋体。右旋氯胺酮的麻醉效价为左旋氯胺酮的4倍。该药为白色结晶,易溶于水,水溶液pH 3.5~5.5,pK_a为7.5。

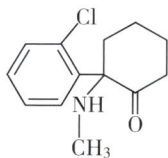

【体内过程】氯胺酮的脂溶性是硫喷妥钠的5~10倍,静脉注射后1分钟、肌内注射后5分钟,血药浓度即达峰值。血浆蛋白结合率低(12%~47%),进入血液循环后,迅速分布到血运丰富的组织。由于其脂溶性高,易于透过血-脑脊液屏障,加之脑血流丰富,脑内浓度迅速增加,其峰浓度可达血药浓度的4~5倍,然后迅速从脑再分

图8-3　氯胺酮的化学结构

布到其他组织,从而苏醒迅速。

氯胺酮主要经肝微粒体酶转化为去甲基氯胺酮,其麻醉效价相当于氯胺酮的 1/5～1/3,消除半衰期更长,因此,氯胺酮麻醉苏醒后仍有一定镇痛作用。去甲氯胺酮进一步转化成羟基代谢物,最后与葡萄糖醛酸结合成为无药理活性的水溶性代谢物由肾排出。药代动力学参数见表 8-1。

反复应用氯胺酮可因自身诱导作用而产生对此药的耐受性。氟烷和地西泮都可延迟氯胺酮的生物转化,因而使其作用时间延长。

【作用机制】 氯胺酮产生剂量相关的意识消失与镇痛。主要作用于 NMDA 受体,是 NMDA 受体的非竞争性阻断剂,阻断 NMDA 受体是氯胺酮产生全身麻醉作用的主要机制。该药选择性阻滞脊髓网状结构束对痛觉信号的传入,阻断疼痛向丘脑和皮质区传导,产生镇痛作用。同时还激活边缘系统。也有研究报道,氯胺酮能够激动阿片受体,产生镇痛作用。

【药理作用】

1. 中枢神经系统 氯胺酮是唯一具有确切镇痛作用的静脉麻醉药。该药的分子量小,解离常数接近生理 pH 且脂溶性较高,故能很快透过血-脑脊液屏障。静脉注射后在 30 秒内发挥作用,约 1 分钟作用达峰值。时效与剂量相关,静脉注射 0.5mg/kg 只能使半数患者神志消失,2mg/kg 的麻醉维持时间为 10～15 分钟。再增大剂量不但不能使时效显著延长,反而使副作用增多。停药后 15～30 分钟定向力恢复,完全苏醒需 0.5～1 小时。

氯胺酮的麻醉体征与其他全身麻醉药不同。单独注射后不像其他全身麻醉药出现类自然的睡眠状态,而是呈木僵状。表现为意识消失但眼睛睁开凝视,眼球震颤,对光反射、咳嗽反射、吞咽反射存在,肌张力增加,少数患者出现牙关紧闭和四肢不自主活动,这种现象被称为"分离麻醉"(dissociative anaesthesia)。

氯胺酮虽有良好的镇痛作用,但对内脏的镇痛效果差,腹腔手术时牵拉内脏仍有反应。

与其他静脉麻醉药不同,氯胺酮能同时增加脑血流量和脑代谢率。氯胺酮麻醉时,颅内压随脑血流量增加而增高。过度通气降低 $PaCO_2$ 能减弱其颅内压升高作用。咪达唑仑、异氟烷、丙泊酚等合用可以消除氯胺酮升高脑血流量和颅内压的效应。

由于氯胺酮兴奋边缘系统,可导致苏醒期患者出现精神运动性反应,表现为梦境和幻觉,可使患者出现兴奋、欣快、迷惑甚至恐惧。

2. 心血管系统 氯胺酮可兴奋交感神经中枢,使内源性儿茶酚胺释放增加,对交感神经系统活性正常患者,兴奋心血管系统,主要表现为心率增快、血压升高、心排血量增加。该药还抑制去甲肾上腺素的再摄取。(巴)比妥类、苯二氮䓬类和氟哌利多等药物能拮抗其交感神经兴奋作用。

3. 呼吸系统 临床麻醉剂量的氯胺酮静脉注射可对呼吸频率和潮气量产生轻度抑制,但很快恢复。如果静脉注射过快或剂量过大,尤其是与麻醉性镇痛药复合应用时,则引起显著的呼吸抑制,甚至呼吸暂停,对婴儿和老年人的呼吸抑制作用更为明显。

氯胺酮具有支气管平滑肌松弛作用,麻醉时肺顺应性增加,呼吸道阻力降低,并能使支气管痉挛缓解,故适用于支气管哮喘患者。氯胺酮这种支气管松弛作用可能与其有拟交感神经作用有关。

氯胺酮麻醉后唾液和支气管分泌物增加,小儿尤为明显,不利于保持呼吸道通畅。喉头分泌物的刺激可能诱发喉痉挛,故麻醉前需应用阿托品。咳嗽、呃逆在小儿较成人常见。另外,虽然该药对喉反射抑制不明显,但由于保护性喉反射功能减弱,仍有误吸的可能。

4. 其他 氯胺酮可使眼压轻度增高,可能是由于眼外肌张力失去平衡所致。对肝、肾功能无明显影响,但此药在肝内代谢,对肝脏的毒性应予以重视。对妊娠子宫能增强其张力,并增加其收缩频率。

【临床应用】氯胺酮具有独特的药理学特点,目前临床应用主要利用其镇痛效应,不是非常适宜常规使用。氯胺酮体表镇痛效果好,且对呼吸和循环系统影响较轻,因此主要适用于短小手术、清创、植皮、更换敷料和小儿麻醉,以及血流动力学不稳定患者的麻醉诱导。氯胺酮也经常用于先天性心脏病患者的麻醉诱导,尤其是发生右向左分流的先天性心脏病患者。颅脑疾病患者不宜单独运用氯胺酮,但是可以在预先给予了丙泊酚、阿片类药物的基础上应用。

氯胺酮可经静脉注射、肌内注射、口服途径给药。全身麻醉诱导剂量为静脉注射 $0.5 \sim 2mg/kg$,小儿基础麻醉可肌内注射 $4 \sim 6mg/kg$,或口服 $6mg/kg$。镇静与镇痛剂量为 $2 \sim 4mg/kg$ 肌内注射。

【不良反应】

1. 精神运动反应 在苏醒期出现的精神激动和梦幻现象,如谵妄、狂躁、肢体乱动等,成人较儿童更易发生。个别患者出现复视、视物变形,甚至一过性失明,合用苯二氮䓬类药可缓解。

2. 心血管系统 对一般患者引起血压升高及心率加快,但对失代偿的休克患者或心功能不全的患者可引起血压剧降、心动过缓,甚至心脏停搏。

3. 其他 偶有呃逆、恶心、呕吐、误吸发生,有时发生喉痉挛或支气管痉挛。连续应用可产生耐受性和依赖性,需要高度重视。

【禁忌证】禁用于严重高血压、肺心病、肺动脉高压、颅内压升高、眼内压高、心功能不全、甲状腺功能亢进症、癫痫及精神病患者。

四、羟丁酸钠

羟丁酸钠(sodium γ-hydroxybutyrate,γ-OH)为白色微细结晶,易溶于水,水溶液稳定,无色透明。临床常用25%的溶液,pH $8.5 \sim 9.5$。该药无明显镇痛作用,因其睡眠时间长,可控性差,临床上已很少用于麻醉。

【体内过程】静脉注射后2分钟血药浓度达峰值,但由于其透过血-脑脊液屏障稍慢,且须待转化成 γ-丁酸内酯而产生效应,故静脉注射后出现最强效应的时间约需15分钟。最初60分钟血药浓度下降较快,随后在较长时间内完成于较低水平。

羟丁酸钠约 $80\% \sim 90\%$ 在体内代谢,主要在体内进行氨基转换,进入三羧酸循环,降解成水和 CO_2 经肾和肺排出,并产生能量。

【药理作用】羟丁酸钠可引起近似生理性睡眠,脑电图也类似生理睡眠波形。其催眠效应与血药浓度直接相关。血药浓度 $0.5 \sim 1.5mmol/L$ 呈浅睡眠,$1.5 \sim 2.5mmol/L$ 呈中度睡眠,超过 $2.5mmol/L$ 则呈深睡眠。此外,羟丁酸钠不影响脑血流量,不增加颅内压。

羟丁酸钠无明显镇痛、肌松作用,但可增强其他镇痛药、麻醉药的作用,减轻麻醉药的毒性。羟丁酸钠对缺血器官有保护作用,值得深入研究。

羟丁酸钠静脉注射后血压常升高、脉压增大、脉搏有力、心率减慢,心排血量无变化或稍增加,同时增加心肌对缺氧的耐受力。外周血管扩张,毛细血管充盈良好,肤色红润。不抑制呼吸中枢对 CO_2 变化的反应性,使潮气量稍增加,呼吸频率稍减慢,每分通气量不变或略增加。但如注射药物过快、剂量较大,也可产生显著的呼吸抑制。

对肝、肾无毒性作用,即使黄疸患者也可选用。

【作用机制】尚不完全清楚。羟丁酸钠对中枢神经系统的抑制,主要系 GABA 的中间代谢产物,兴奋 GABA 受体所致。

【临床应用】羟丁酸钠无镇痛作用,临床用于麻醉辅助药,不能单独用于全身麻醉。但此药优点甚多,可用于麻醉维持,须与镇痛药、麻醉药复合应用。亦用于缺血器官的保护。有癫痫史、低钾血症、完全性房室传导阻滞、支气管哮喘、严重高血压的患者禁用。

【不良反应】羟丁酸钠的毒性很低,安全范围大,少数人可出现以下反应:

1. **运动系统反应** 在苏醒期可出现锥体外系症状,手、肩、臂、面部肌肉出现不自主的颤动,尤其是在快速注射或大剂量注射时明显。多数均可自行消失,术前宜给予巴比妥类或哌替啶等药物预防。

2. **副交感神经兴奋** 可使唾液和呼吸道分泌物增多,有时也可引起恶心、呕吐。

3. **低血钾** 此药在代谢过程中使血浆钾离子转入细胞内,可产生一过性血清钾降低,低钾血症患者禁用。

五、甾体静脉麻醉药

人们很早就已发现,有些甾体化学物质具有麻醉效果而无激素效应,可作为静脉全身麻醉药。最早在 20 世纪 50 年代用于临床麻醉的甾体静脉全身麻醉药是羟二酮(hydroxydione),后因其诱导时间长和血栓性静脉炎发生率高而被淘汰。20 世纪 70 年代又研制出另一种甾体静脉全身麻醉药阿法多龙(alphadolone)。此药起效很快,对呼吸和循环影响较轻,但因其变态反应发生率高而被放弃。80 年代又有试用甾体静脉全身麻醉药孕烷醇酮(pregnanolone)的报道,为全身麻醉药的研发提供了一条新思路。

孕烷醇酮表观分布容积为 3.75 ~ 5.58L/kg,消除半衰期为 0.91 ~ 1.44 小时,总清除率为 1.80 ~ 3.07L/(kg·h),主要途径是再分布入肠而消除。其代谢方式主要是在肠内与葡萄糖醛酸结合,以及在肝内与硫酸盐结合,而形成无药理活性的代谢物,由肾和胆道排出,对肝、肾功能无明显影响。不良反应主要有发热、白细胞数升高和不自主运动。

第三节　巴比妥类静脉麻醉药

巴比妥类药因起效迅速、作用时间短等特性,曾在临床普遍应用。主要产生中枢神经系统抑制作用,小剂量镇静,中剂量催眠,大剂量抗惊厥或引起麻醉,过量则呈呼吸循环抑制状态。

一、硫喷妥钠

【体内过程】硫喷妥钠(thiopental sodium)是超短(速)效静脉麻醉药。该药具有很高的脂溶性,与中枢神经系统有特殊的亲和力,静脉注射后经过一次臂-脑循环时间(约 10 秒)便能发挥作用,30 秒脑内即达峰浓度,因而迅速产生中枢神经系统抑制作用。但由于该药可迅速从脑内再分布到其他组织,5 分钟后,脑内浓度即降至峰浓度的一半;20 分钟时,进一步降至 10% 左右;30 分钟时,脑内浓度峰值已降至 4%。因此,单次注药后患者苏醒迅速。

硫喷妥钠进入血液循环后,72% ~ 86% 与血浆蛋白疏松结合而暂时失去活性。尿毒症、肝硬化等低蛋白血症患者由于血浆蛋白结合率降低,因此药效增强,对该药异常敏感。

硫喷妥钠最初再分布的组织是骨骼肌。静脉注射后约 15 分钟骨骼肌中浓度即与血浆浓度达到平衡。低血容量状态下骨骼肌血流减少,再分布也随之减少,血浆浓度增加,可使该药对脑和心脏的抑制作用加强。

硫喷妥钠的脂肪/血液分配系数为 11。虽然该药与脂肪的亲和力高,但由于脂肪组织的血液转运能力差,开始时分布极少,如果剂量过大或多次注射,则脂肪将成为药物的储存场所,当血浆内药物浓度降低时,药物从脂肪组织再缓慢释放出来,使患者苏醒后又有长时间的睡眠。

硫喷妥钠是巴比妥类的钠盐,pK_a 为 7.6,酸血症时解离程度减少,进入脑组织的药物增多,故酸血症将使该药麻醉加深,碱血症时则相反。

硫喷妥钠主要在肝脏降解,只有极少部分在肾或其他部位降解。单次注药后每小时在肝内降解的量为 10% ~24%,至 24 小时仍有注射量的 30% 未被降解。主要降解方式是 5 位碳原子的基团氧化,2 位碳原子脱硫,以及巴比妥酸环被水解开放,从而形成更易溶于水的无活性代谢物从肾排出。肥胖患者由于分布容积增加而导致消除半衰期延长,小儿由于肝清除率快而致半衰期缩短。

硫喷妥钠易透过胎盘,静脉注射后约 1 分钟脐静脉血药浓度即达峰值,但胎儿血药浓度比母体低很多,脑内药物浓度显著低于脐静脉血药浓度。硫喷妥钠诱导后剖宫产的新生儿,其体内硫喷妥钠的消除半衰期为 11.0 ~42.7 小时。

【药理作用】

1. 中枢神经系统　硫喷妥钠作用迅速、短暂,静脉注射后 15 ~30 秒内使意识消失,约 1 分钟可达其最大效应,15 ~20 分钟出现初醒,以后继续睡眠 3 ~5 小时。脑电图的变化类似自然睡眠,由清醒状态时的 α 波形渐变为高幅、低频的 δ 波和 θ 波,直至出现暴发性抑制,恢复正常需要 48 小时。

硫喷妥钠麻醉时脑电双频指数保持在 55 以下,患者很少发生术中知晓。

硫喷妥钠没有镇痛作用,在亚麻醉浓度下患者对痛觉刺激的反应增强,表现为心率加快、肌张力增强、出汗、流泪与呼吸急促。其原因可能是同时阻断网状结构内疼痛传入的抑制系统所致。对神经肌肉接头的传导无影响,故不产生肌松作用。

硫喷妥钠使脑血管收缩,脑血流量减少,从而使颅内压下降,对颅脑手术有利。能降低脑氧代谢率和脑耗氧量,其下降幅度大于脑血流量减少的幅度,加之颅内压下降后脑灌注压相对增加,因此,对脑有一定保护作用。

硫喷妥钠抑制体感诱发电位(somatosensory evoked potentials,SSEP)和听觉诱发电位(auditory evoked potentials,AEP),抑制程度与剂量相关。

2. 循环系统　硫喷妥钠对循环系统有明显的抑制作用。该药通过抑制延髓血管活动中枢和降低中枢性交感神经活性,使容量血管扩张,回心血量减少,从而导致血压下降;同时还抑制心肌收缩力,使心脏指数降低。当剂量过大或注射速度过快,血压降低的幅度更大。对血容量正常者静脉注射 5mg/kg,血压可一过性地下降 10 ~20mmHg,此时由于心率代偿性加快可使心排出量得以恢复。但在心功能不全、严重高血压、低血容量以及正在使用 β 受体阻断药的患者使用该药,血压可严重下降。

硫喷妥钠不增强心肌的应激性,除非因抑制呼吸而致缺氧和二氧化碳蓄积,一般不引起心律失常。

3. 呼吸系统　硫喷妥钠通过抑制延髓和脑桥呼吸中枢,对呼吸产生明显的抑制作用,其程度和持续时间与剂量、注药速度、术前用药有密切关系。由于呼吸中枢对 CO_2 刺激的敏感性降低,患者呼吸频率减慢,潮气量减少,甚至会发生呼吸暂停,尤其是与阿片类药或其他中枢性抑制药合用时更易发生。

在硫喷妥钠浅麻醉下实施气管内插管,或置入通气道与喉罩时,易引发喉痉挛和支气管痉挛,可能与交感神经受抑制而致副交感神经作用相对呈优势有关。

4. 对肝、肾功能的影响　硫喷妥钠使肝血流轻微减少,临床剂量不引起术后肝功能改变。但在缺氧条件下可产生肝细胞损害。肝功能差的患者,麻醉后嗜睡时间可能延长。

硫喷妥钠可使血压降低,肾血流量和肾小球滤过率降低,尿量减少,但恢复较快。

5. 对消化系统的影响　硫喷妥钠使贲门括约肌松弛,容易引起胃内容物反流导致误吸。

6. 其他作用　硫喷妥钠可降低眼内压,对内眼手术有利。对糖代谢无明显影响。可使血清钾一过性轻度下降。仅在深麻醉时才抑制妊娠子宫收缩。

【临床应用】　临床上所用的硫喷妥钠制剂系淡黄色粉剂,混有6%碳酸钠,易溶于水,使用前以注射用水配制成2% ~ 2.5%溶液。药液呈强碱性,pH 10.5 ~ 11.0,不可与酸性药物相混。配制成的水溶液不稳定,在室温下可保存24小时。

硫喷妥钠因起效迅速,诱导平稳而主要用于全身麻醉诱导。此外,也有报道用于脑保护。但因无镇痛作用,以及抑制呼吸、循环,苏醒后嗜睡延长等,现已不单独用于麻醉。

【不良反应】　主要有血压骤降、呼吸抑制、喉痉挛等并发症。个别患者可出现变态反应或类变态反应。

硫喷妥钠所致心率增快可使心肌耗氧量增加,对心动过速及冠心病患者不宜使用。

硫喷妥钠误注入动脉内,由于其强碱性质,可引起动脉强烈收缩,肢体和指端剧痛,皮肤苍白,动脉搏动消失,如处理不及时,可造成肢体坏死。一旦发生,应立即由原动脉注入普鲁卡因、罂粟碱等血管扩张药,以解除动脉痉挛,改善血液循环。

对于卟啉症患者,硫喷妥钠也如其他巴比妥类一样,由于酶诱导作用增加体内卟啉的生成,从而诱发急性发作。

【禁忌证】　①呼吸道梗阻或难以保证呼吸道通畅的患者;②支气管哮喘者;③卟啉症(紫质症)者;④严重失代偿性心血管疾病和其他心血管功能不稳定的患者,如未经处理的休克、脱水等;⑤没有适当的气道管理设备时。

二、美 索 比 妥

美索比妥(methohexital)又名甲己炔巴比妥,临床应用其钠盐,呈白色结晶粉末,溶于水,1% ~ 2%溶液的pH>10.0,也不能与酸性药物相混。

此药的麻醉效价为硫喷妥钠的2.5 ~ 3.0倍。药理作用与硫喷妥钠基本相似,其主要特点是对血压的影响较轻,不增加迷走神经张力,很少引起喉痉挛和支气管痉挛,但易引起中枢性呼吸抑制,肌张力增加、肌震颤、呛咳、呃逆等,发生率较高。目前已较少应用。

三、硫 戊 比 妥

硫戊比妥(thiamylal)的麻醉效价为硫喷妥钠的1.1倍。其药理作用和药代动力学与硫喷妥钠基本相同。由于无突出优点,临床上已很少应用。

【制剂与用法】

1. 丙泊酚(propofol)　注射剂:10mg/ml。诱导剂量:1.5 ~ 2.5mg/kg静脉注射,老年人可减至1 ~ 1.6mg/kg。镇静剂量:25 ~ 75μg/(kg·min)静脉输注。麻醉维持:50 ~ 150μg/(kg·min)以微量泵静脉持续输注,与吸入麻醉药或阿片类药物合用,则药量应减少,老年和危重患者剂量酌减。

2. **盐酸氯胺酮**（ketamine hydrochloride） 注射剂：100mg/2ml。静脉麻醉：1～2mg/kg，小儿基础麻醉用量为4～6mg/kg肌内注射，镇静与镇痛剂量为0.2～0.8mg/kg缓慢静脉注射，或2～4mg/kg肌内注射。

3. **依托咪酯**（etomidate） 注射剂：20mg/10ml。全身麻醉诱导剂量：0.2～0.4mg/kg静脉注射。麻醉维持：10μg/（kg·min）以微量泵静脉持续输注。

4. **羟丁酸钠**（sodium oxybate） 注射剂：2.5g/10ml。临床剂量：50～80mg/kg缓慢静脉注射，小儿最多100mg/kg。成人诱导量为2～5g，手术时间长则每隔1～2小时可追加1～2g。

5. **硫喷妥钠**（thiopental sodium） 粉针剂：0.5g/瓶。用时以注射用水配制成2%～2.5%溶液。麻醉诱导剂量：3～5mg/kg，缓慢静脉注射。

（喻 田）

第九章 局部麻醉药

局部麻醉药(local anesthetics)简称局麻药,是一类能可逆地阻断神经冲动的发生和传导,使神经支配的部位出现暂时、可逆性感觉(甚至运动功能)丧失的药物。理想的局麻药应具备以下条件:①理化性质稳定,易长期保存,不因高压、日照等变质;②易溶于水,局部刺激性小,对皮肤、皮下组织、血管及神经组织无损伤;③起效快,局部作用强,能满足不同手术所需的麻醉时效;④对皮肤、黏膜的穿透力强,能用于表面麻醉,且麻醉效果完全可逆;⑤不易被吸收入血或虽被吸收入血亦无明显毒性;⑥不易引起过敏反应;⑦无快速耐受性。但现有的局麻药尚无一个完全符合以上所有理想条件,因此,众多学者仍不断地研制更为理想的局麻药。

局麻药被吸收或被直接注入血管时,可产生全身作用。血药浓度达一定水平时,可影响中枢神经系统、心血管系统及其他器官功能。

第一节　概　　述

一、分类和构效关系

局麻药的结构主要由三部分组成:芳香基团、中间链和氨基团(图9-1)。芳香基团为苯核,是局麻药亲脂疏水性的主要结构;改变这部分的结构,可产生不同脂溶性的局麻药。中间链长 $0.6 \sim 0.9nm$,由酯键或酰胺键组成,决定局麻药的代谢途径并影响作用强度,在一定范围内,链增长则麻醉强度也将增加。氨基大多数为叔胺,少数是仲胺;氨基团决定局麻药的亲水疏脂性,主要影响药物分子的解离度。

局麻药的分类方式很多。依中间链的不同,局麻药可分为两大类(图9-1):中间链为酯键者为酯类局麻药,常用药物有普鲁卡因、氯普鲁卡因和丁卡因;中间链为酰胺键者为酰胺类局麻药,常用药物有利多卡因、布比卡因、丙胺卡因、罗哌卡因和依替卡因等。也可根据局麻药作用时效进行分类。短效局麻药有普鲁卡因、氯普鲁卡因;中效有利多卡因、甲哌卡因和丙胺卡因;长效有丁卡因、布比卡因、左旋布比卡因、罗哌卡因和依替卡因。

局麻药的分子结构决定其理化性质和药理性质。例如普鲁卡因的芳香基团加上丁基就成为丁卡因,脂溶性增加100多倍,蛋白结合率增加10多倍,麻醉强度和作用时间也增加。依替卡因的中间链比利多卡因多一个 C_2H_5 侧链,并以丙基取代利多卡因氨基上的乙基,结果脂溶性和麻醉强度都明显高于利多卡因。将甲哌卡因氨基上的甲基改为丁基,则成为布比卡因,后者的脂溶性和蛋白结合率都较前者明显增加,局麻作用增强、时效延长。脂溶性的大小与局麻药的作用强度相关,脂溶性高者其麻醉作用强度也大。而蛋白结合率则与局麻药的作用时效相关,通常蛋白结合率越高,药物作用时间越长。总的来说,酰胺类局麻药起效快、弥散广、阻滞明显、时效长,临床应用较酯类局麻药广泛(表9-1)。

芳香基　中间链　氨基

基本结构

酯类

H₂N—⟨苯环⟩—COOCH₂CH₂N(C₂H₅)₂

普鲁卡因

H₉C₄—NH—⟨苯环⟩—COOCH₂CH₂N(CH₃)₂

丁卡因

酰胺类

利多卡因

甲哌卡因

丙胺卡因

布比卡因

依替卡因

罗哌卡因

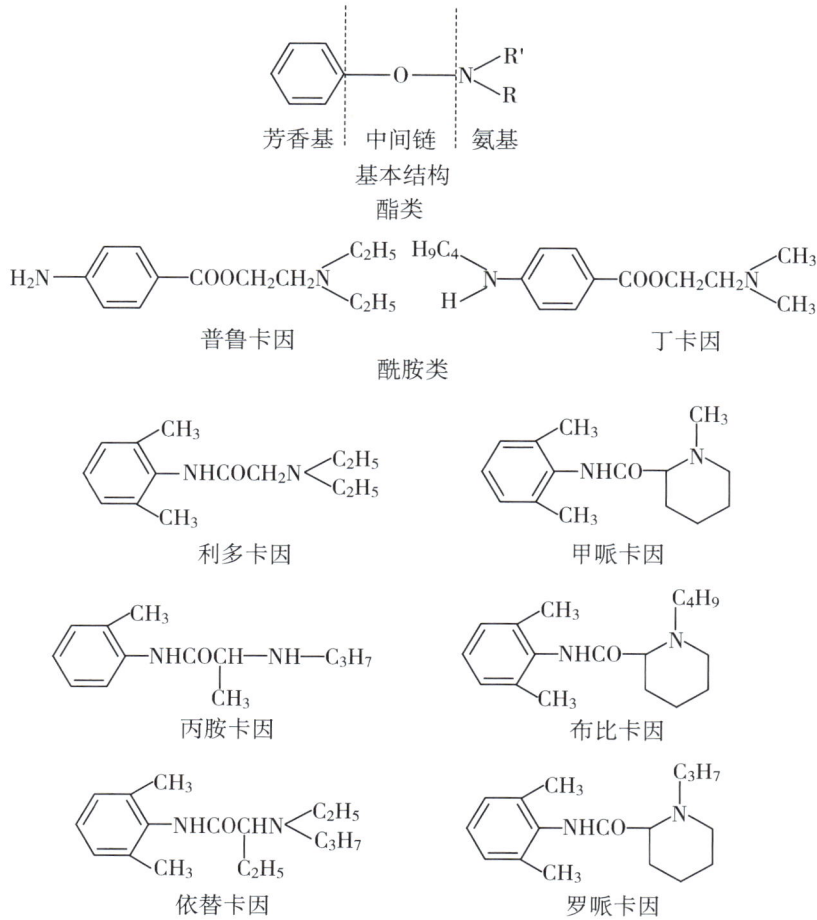

图 9-1　局麻药分子结构式

表 9-1　常用局麻药的理化性质和麻醉作用

局麻药	pK_a	脂溶性	蛋白结合率（%）	强度	起效时间（min）	持续时间（h）*	分子量
普鲁卡因	8.9	0.6	6	1	1～3	0.75～1	273
氯普鲁卡因	9.1	0.4	4	1	3～5	0.5～0.7	305
丁卡因	8.5	80	76	8	5～10	1.0～1.5	300
利多卡因	7.9	2.9	70	2	1～3	2～3	271
甲哌卡因	7.6	1.0	77	2	1～3	1～2	285
丙胺卡因	7.9	0.9	55	2	1～3	1.5～3	257
布比卡因	8.1	28	95	8	2～10	2～8	324
左旋布比卡因	8.1	28	96	8	2～10	4～8	324
依替卡因	7.9	141	94	6	5～15	4～8	312
罗哌卡因	8.0	29	94	8	1～5	2～6	274

* 局部浸润注射后持续时间

二、局麻药的作用机制

神经细胞膜上 Na^+ 内流产生动作电位,通常认为局麻药通过阻止 Na^+ 内流发挥局部麻醉作用。关于局麻药如何阻止 Na^+ 内流的学说较多。有人认为主要是局麻药对细胞膜磷脂直接作用,从而间接影响钠通道所致,如通过干扰 Ca^{2+} 和膜磷脂结合(Ca^{2+} 学说),或引起细胞膜膨胀而体积增加,从而阻断和破坏钠通道(膜膨胀学说)。目前公认的是受体学说:局麻药直接作用细胞膜电压门控钠通道,从而抑制钠内流,阻断动作电位的产生。进一步研究发现,局麻药主要是可逆地封闭钠通道的内口,而非膜表面的外口,且与钠通道上一个或更多的特殊位点(受体)结合。对钠通道的研究证实,钠通道是大分子糖基蛋白复合物,它有三个亚单位:α(分子量 260kDa)、β_1(36kDa)及 β_2(33kDa)。α 亚单位是钠通道的主要功能单位,包括四个相似的区段(D1～D4),而每一区段又由六个螺旋结构的跨膜片段组成(S1～S6)。局麻药在钠通道内侧的作用点是位于 α 亚单位的第 D4 区的 S6 节段上的氨基酸残基(图 9-2、图 9-3)。

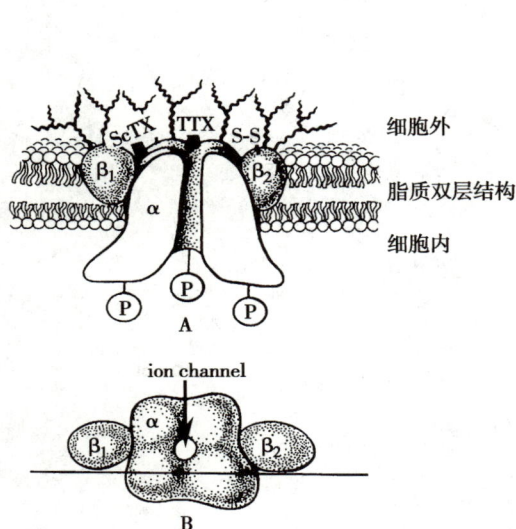

图 9-2　α,β_1 及 β_2 亚单位构成钠通道

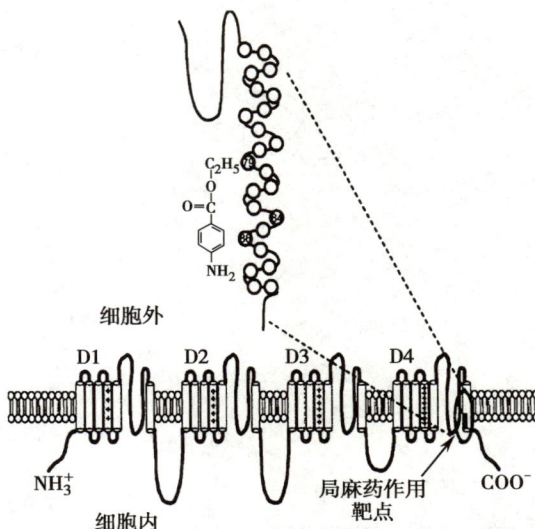

图 9-3　局麻药靶点位于 α 亚单位 D4S6 区

局麻药阻滞 Na^+ 内流的作用,具有使用依赖性(use dependence)即频率依赖性:神经组织受到的刺激频率越高,开放的通道数目越多,受阻滞就越明显,局麻作用也越强。因此,局麻药的作用与神经状态有关,局麻药对静息状态下的神经作用较弱,增加电刺激频率则使局麻药作用加强。

局麻药分子在体液中存在两种形式:未解离的碱基和解离的阳离子,两者在阻滞神经传导功能的过程中都是必要的。碱基具有脂溶性,能穿透神经鞘膜或神经膜而进入细胞内接近钠通道内口的特殊位点。碱基浓度越高,穿透膜的能力越强。细胞内的 pH 较膜外低,在细胞内,部分碱基变成解离的阳离子。只有阳离子才能与带负电的膜内的受体相结合,使钠通道关闭,阻滞 Na^+ 内流,从而阻滞神经传导功能。

三、药 理 作 用

(一)局部的神经阻滞作用

局麻药对所有神经(外周或中枢、传入或传出、突起或胞体、末梢或突触)冲动的产生和传导都有阻滞作用。阻滞的程度与局麻药的剂量、浓度、神经纤维类别及刺激强度等因素有关。局麻药必须与神经组织直接接触后才发生作用。浓度自低至高,痛觉最先消失,依次为冷热、触觉和深部感觉,最后才是运动功能。局麻药欲获得满意的神经传导阻滞应具备三个条件:①必须达到足够的浓度;②必须有充分的时间,使局麻药分子到达神经膜上的受体部位;③有足够的神经长轴与局麻药直接接触。局麻药应至少接触1cm的神经,以保证传导的阻滞,因为有鞘神经纤维的冲动能跳越 2～3 个 Ranvier 节。

（二）吸收后的全身作用

局麻药经局部血管吸收入血后可产生全身作用,其中最重要的是对中枢神经系统和心血管系统的影响。局麻药剂量过大,或浓度过高,或将药物误注入血管内,当血中药物达到一定浓度时甚至诱发严重的局麻药的毒性反应。

1. 局麻药对中枢神经系统的影响　局麻药对中枢神经系统的作用通常是抑制作用,但中毒时多表现为先兴奋后抑制。这是由于中枢抑制性神经元对局麻药较中枢兴奋性神经元更敏感,首先被局麻药所抑制,因此引起脱抑制而出现兴奋现象。局麻药引起的惊厥是抑制的减弱而非兴奋的加强。苯二氮䓬类能增强边缘系统 GABA 能神经元的抑制作用,有较好的对抗局麻药中毒性惊厥的效果。局麻药对中枢神经系统的作用取决于血内局麻药的浓度。低浓度有抑制、镇痛、抗惊厥作用,高浓度则诱发惊厥。

2. 局麻药对心血管系统的影响　局麻药对心血管系统有直接抑制作用。通常是局麻药阻碍心肌动作电位快速相,使心肌兴奋性降低,复极减慢,延长不应期。对心房、房室结、室内传导和心肌收缩力均呈剂量相关性抑制。随着血中局麻药浓度的升高,心脏各部位的传导都延缓,在心电图上则呈 PR 和 QRS 复合波时间的延迟。当达极高的浓度时,则抑制窦房结自然起搏的活动,引起心动过缓乃至窦性停搏。

同中枢神经系统对局麻药的反应相比,心血管系统具有更大的耐受性。动物实验发现,引起心血管毒性的局麻药用量为引起中枢神经毒性的 3 倍以上。因此临床所见的局麻药毒性反应以中枢神经系统症状较多,也较早出现。

此外,局麻药还有不同程度的抗心律失常作用。

四、影响局麻药药理作用的因素

（一）剂量

剂量的大小可影响局麻药的显效快慢、阻滞深度和持续时间。增加药物浓度和容量都可增加药物剂量,但临床常采用增加浓度的方法以达到适当的阻滞深度。例如布比卡因,在容量不变情况下,以 0.125%～0.5% 的不同浓度来满足不同阻滞深度要求。但神经阻滞和硬膜外腔阻滞常以增大容积来扩大阻滞范围。如 1% 利多卡因 30ml 进行硬膜外阻滞,其阻滞范围比用 3% 利多卡因 10ml 时要宽 3～4 个神经节段。然而,剂量的增加往往可导致毒性反应的发生,应避免片面追求麻醉效果而忽略过量引起的不良反应。

（二）加入血管收缩药

局麻药液中加入适量肾上腺素,因其收缩血管作用可减慢局麻药从作用部位的吸收,降低血内局麻药的浓度,延长局麻药的作用时间,减少全身的不良反应。局部浸润、周围神经阻滞时,肾上腺素的浓度以 1：20 万（5μg/ml）为宜。若增大肾上腺素浓度,不仅不会增加其效果,甚至会引起出汗、心动过速等交感神经兴奋的反应。肾上腺素延长局麻药的时效与所用局麻药的种类、浓度及注药部位有关。在局部浸润麻醉和外周神经阻滞时,肾上腺素可显著延长所有局麻药的作用时间。但肾上腺素延缓局麻药在硬膜外腔内的吸收,因不同药物而异,如利多卡因约可延缓33%、甲哌卡因为22%、丙胺卡因就更差些。

（三）pH

局麻药多为弱碱性的叔胺或仲胺,这些氨基不溶于水且不稳定。为了应用,必须与酸结合而形成可溶于水的盐,如盐酸普鲁卡因。可用下式表示：

$$RN+HCl \longrightarrow RNH \cdot Cl^-$$

在水溶液中,上述盐将解离为带电荷、可溶于水的阳离子(RNH^+,解离型)和不带电荷、可溶于脂的碱基(RH,非解离型)。

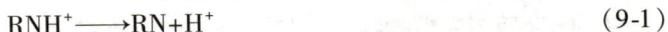

$$RNH^+ \longrightarrow RN+H^+ \tag{9-1}$$

当达平衡时,根据质量作用定律可知：

$$K_a = [H^+][RH]/[RNH^+] = [H^+][碱基]/[阳离子] \tag{9-2}$$

式(9-2)中,K_a为酸溶液的解离常数；[ ]表示浓度。K_a多以负对数表示,K_a的负对数记为pK_a。$[H^+]$的负对数记为pH。故两边取负对数,式(9-2)则改为：

$$pK_a = pH - \lg([碱基]/[阳离子]) \tag{9-3}$$

RN脂溶性高,是药物通过神经细胞膜的必需形式。RNH为带电的阳离子,在膜内阻断钠通道,但不能通过细胞膜,是与受体结合的必需形式。由式(9-3)可见,[碱基]与[阳离子]的比例取决于局麻药本身的pK_a与其周围的pH。pK_a为各局麻药所固有。因此,pH的变化可显著地改变[碱基]/[阳离子]的比值。为了通过pH了解阳离子与碱基之比,可将(9-3)改写为

$$10^{pK_a-pH} = [阳离子]/[碱基] \tag{9-4}$$

大多数局麻药的pK_a处于7.5～9.0之间。从式(9-4)可见,在酸性条件下,存在较高浓度的阳离子；在碱性条件下,存在较高浓度的碱基。从理论上讲,局麻药分子透过神经膜的数量取决于碱基的浓度。pH升高,碱基浓度增加,增强局麻药透过神经膜的能力。当细胞外液pH 7.4时,碱基占2%～20%,碱基进入细胞后,由于细胞内pH(7.08)较细胞外液pH(7.4)偏低,又变为带电的阳离子。因此临床上可遇到酸中毒患者使用局麻药但作用较差的现象,尤其是作用较弱的局麻药。

（四）局麻药的混合应用

不同局麻药的起效时间、作用强度和作用时间都不相同,不同局麻药混合应用旨在利用不同药物的作用特点相互补偿,以期获得所需的临床效果。一般以起效快的中、短效局麻药与起效慢的长效局麻药混合应用。如临床上常把利多卡因与丁卡因、布比卡因、左旋布比卡因或罗哌卡因混合应用于硬膜外或区域神经阻滞,可达到起效快、作用时间长和阻滞深度良好的临床效果,同时也可延缓局麻药的耐受发生。不同比例的局麻药混合可得到不同浓度的局麻药混合液,根据临床需要合理配置,但需注意不应超过局麻药的使用极量。计算局麻药混合液的极量时,可把所含不同局麻药的剂量换算成某一种局麻药的剂量,总和后的剂量即为该局麻药混合液的剂量。

（五）快速耐药性

局麻药的快速耐药性是指在反复注射局麻药之后,出现神经阻滞效能减弱、时效缩短,连

续硬膜外阻滞时甚至有缩小阻滞节段范围的趋向。尤其当上次局麻药消退的第一体征出现后15分钟才追加局麻药，则更易于出现快速耐药性。反复注药的次数越多，就越易出现上述现象。快速耐药性与局麻药的 pK_a 直接相关，如 pK_a 接近于 7.4 的局麻药（如甲哌卡因）更易于出现。也可能与注射部位的局部组织反应有关，如组织水肿和纤维蛋白沉淀可阻碍药物的弥散。及时追加局麻药、交替使用不同局麻药、局麻药混合应用等均可有效延缓快速耐药性的发生。

五、体 内 过 程

（一）吸收

剂量的大小、注药部位、是否加用血管收缩药都可影响血药浓度。在不同部位注射局麻药后，血药浓度递减顺序依次为：肋间>骶管>硬膜外>臂丛>蛛网膜下隙>皮下浸润。另外，同一部位注药时，局麻药的吸收速率大小与该部位血流灌注充足与否直接相关。多数局麻药液中加入血管收缩药可明显降低吸收速率，如利多卡因、甲哌卡因等。但某些药物如布比卡因和依替卡因加肾上腺素应用于硬膜外阻滞时，血药浓度变化不大。食管和胃黏膜对局麻药的吸收作用不明显，局麻药也可受胃内酸性环境破坏。正常尿道黏膜对局麻药的吸收慢，但一旦黏膜被损伤后吸收也很快，所以尿道表面麻醉引起中毒反应并不罕见。

（二）分布

局麻药吸收后，随着血液循环迅速分布到全身。局麻药的分布取决于各药理化性质、各组织器官的血流量等因素。时效较短的局麻药（如普鲁卡因、利多卡因）在体内分布呈二室模式。时效较长、脂溶性较高的局麻药（如丁卡因、布比卡因）理应属于三室模式。快速分布相（γ）是高灌流器官对局麻药摄取的结果，通常以快分布相半衰期（$t_{1/2\gamma}$）表示。慢速分布相（α）主要是低灌流器官对局麻药的摄取。局麻药的生物转化和排泄称为 β 相，$t_{1/2\beta}$ 的长短表示生物转化速度的快慢（表9-2）。

表9-2 酰胺类局麻药的药代动力学参数

局麻药	$t_{1/2\gamma}$ (min)	$t_{1/2\alpha}$ (min)	$t_{1/2\beta}$ (h)	V_{dss} (L/kg)	CL (L/min)
丙胺卡因	0.5	5.0	1.5	2.73	2.84
利多卡因	1.0	9.6	1.6	1.3	0.95
甲哌卡因	0.7	7.2	1.9	1.2	0.78
布比卡因	2.7	28.0	3.5	1.02	0.47
左旋布比卡因	—	—	2.6	0.78	0.32
罗哌卡因	—	—	1.9	0.84	0.72
依替卡因	2.2	19.0	2.6	1.9	1.22

注：V_{dss}：稳态分布容积；CL：清除率

（三）生物转化与排泄

酯类局麻药主要通过假性胆碱酯酶水解，也有小部分以原形排出。不同药物水解速率不同，氯普鲁卡因最快，普鲁卡因居中，丁卡因最慢。酯酶主要存在于血浆中，肝细胞含量亦高，脑脊液中甚微。

酰胺类局麻药主要通过肝微粒体酶、酰胺酶分解。经过 N-脱烃、脱氨基等步骤生成 2,6-二甲代苯酸。该类药物在肝内代谢的速率各不相同,代谢产物主要经肾脏排出,仅有不到 5% 以原形从尿排出。利多卡因还有小部分通过胆汁排泄。

六、不 良 反 应

局麻药的不良反应可分为两类。一类是全身性不良反应,如毒性反应、变态反应、高敏反应以及特异质反应等;另一类是接触性不良反应,如神经毒性、组织毒性和细胞毒性等。

1. 毒性反应　局麻药经局部血管吸收入血液,或是不慎被直接误注入血管,引起血中局麻药浓度升高,超过一定阈值时就会出现不同程度的全身毒性反应,临床主要表现为中枢神经系统和心血管系统毒性反应。

局麻药的中枢神经系统毒性反应多表现为先兴奋后抑制。初期为舌或唇麻木、头痛、眩晕、耳鸣、多语、视力模糊、烦躁不安,进一步发展为眼球震颤、语无伦次、肌肉震颤、神志不清及全身抽搐,最后转入昏迷、呼吸停止。需要指出的是,当局麻药短时间大量进入血液时,中枢神经系统直接表现为抑制状态,而不出现早期兴奋状态。引起中枢神经毒性时,局麻药血中浓度一般多在 4~6g/ml,但强效布比卡因或丁卡因在较低浓度(2g/ml)就可出现毒性症状。局麻药引起的惊厥为全身性强直或阵挛性惊厥。由于肌肉不协调的痉挛而造成呼吸困难,同时也因心血管抑制造成脑血流减少和低氧血症,间接影响了脑功能。

局麻药中毒初期血压上升及心率加快是中枢兴奋的结果,以后表现为心率减慢、血压下降、传导阻滞直至心搏停止。局麻药心脏毒性大小的排序为:丁卡因>依替卡因>右旋布比卡因>布比卡因>左旋布比卡因>罗哌卡因>甲哌卡因>利多卡因>普鲁卡因。

自布比卡因用于临床以来,其心脏毒性越来越引起人们关注。与利多卡因相比,它有以下五点不同:①产生不可逆心血管虚脱的剂量与产生中枢性惊厥的剂量之比(CC/CNS),布比卡因、依替卡因要比利多卡因低。动物实验表明利多卡因的 CC/CNS 为 7.1±1.1,而布比卡因和依替卡因则分别为 3.7±0.55 与 4.4±0.9;②血管内误注入布比卡因引起室性心律失常与致死性室颤,而利多卡因则一般不会;③孕妇比非怀孕患者对布比卡因的心脏毒性更为敏感;④布比卡因引起的心搏骤停复苏困难;⑤酸中毒和缺氧可显著强化布比卡因的心脏毒性。新近使用的罗哌卡因和左旋布比卡因的临床作用时效与布比卡因相似,但其心脏毒性则有明显改善。

布比卡因等长效局麻药引起的心搏骤停往往复苏困难,死亡率很高。最近的国内外临床经验推荐尽早静脉推注 20% 脂肪乳剂(1~2ml/kg),继续静脉维持 0.25ml/(kg·min),可有效提高心肺复苏的成功率。其机制可能与亲脂性的局麻药分子溶于高脂血浆,从而被"隔离"于组织之外,继而通过再分布、代谢等方式延缓并削弱了局麻药的心脏毒性,但尚需更多研究加以证实。

预防局麻药毒性反应,关键在于防止或尽量减少局麻药吸收入血和提高机体的耐受力。其措施包括:①使用安全剂量;②局麻药液中加入血管收缩药,延缓吸收;③注药时注意回抽,避免血管内意外给药;④警惕毒性反应先兆,如突然入睡、多语、惊恐、肌肉抽搐等;⑤麻醉前尽量纠正患者的病理状态,如高热、低血容量、心衰、贫血及酸中毒等,术中避免缺氧和 CO_2 蓄积。

对局麻药毒性反应要高度警惕,做到早发现早治疗。治疗原则包括:①立刻停止用药,开放静脉输液,保持患者呼吸道通畅,面罩吸氧。轻度毒性反应如多语、耳鸣等一过性症状,吸氧观察即可,一般无须特殊处理。②出现烦躁、惊恐、肌肉抽搐、惊厥发作者可静注地西泮或咪达唑仑,同时面罩加压给氧辅助呼吸。如继续加重,可辅用短效肌肉松弛药,并行气管插管,建立人工通气。③注意生命体征监测,维持血流动力学和血氧指标稳定。对血管扩张或血容量不足的患者应重视扩容治疗。④对不可逆的循环虚脱应立刻抗休克治疗,对出现呼吸心搏骤停者,即刻实施心肺复苏,尽早使用脂肪乳剂可提高复苏成功率。

2. 高敏反应　指患者接受小量(最大剂量的 1/3~2/3)局麻药,可突然发生晕厥、呼吸抑制甚至循环衰竭等毒性反应的先兆。高敏反应一般归因于个体差异。但即使是同一患者,处于不同的病理生理状况及受周围环境的影响,亦可出现。如脱水、酸碱平衡失调、感染或室温过高等都是促成高敏反应的因素。

3. 特异质反应　指患者接受极小剂量的局麻药即可引起严重毒性反应。特异质反应罕见,可能与遗传因素有关。但与变态反应不同,没有一个致敏的过程。凡对某种药有特异反应者,不应再用此药,亦应避免使用同类局麻药。

4. 变态反应　变态反应又称过敏反应,属抗原-抗体反应。轻者仅见皮肤斑疹或血管性水肿,重者表现为呼吸道黏膜水肿、支气管痉挛、呼吸困难,甚至发生肺水肿及循环衰竭,可危及生命。合成的局麻药是低分子量物质,并不足以成为抗原或半抗原,但当它或它的降解产物和血浆蛋白等物质结合,可转变为抗原,这在酯类局麻药较多见。酰胺类局麻药制剂中的防腐剂——对羟基苯甲酸甲酯的分子结构与对氨苯甲酸相似,也被认为有引起过敏反应的可能。

局麻药皮试假阳性者达 40%,因此不能仅以皮试为依据。如遇患者主诉有局麻药过敏史,应首先与毒性反应或血管收缩药的反应相鉴别。同类局麻药,由于结构相似而可能出现交叉变态反应,故对酯类局麻药过敏者可改用酰胺类局麻药。

5. 神经毒性　脊髓或外周神经直接接触局麻药的浓度过高或时间过长均可能诱发神经损害。有关局麻药神经毒性的机制尚不明确。尽管动物研究已经证实所有局麻药均显示与浓度相关的对周围神经纤维的损害,但临床所用的局麻药浓度对外周神经来说都是安全的。若在神经或神经束内直接注射麻醉药,则可引起神经功能或结构上的改变,这并非单纯药物本身所致,而与物理因素(压力)有关。另外,有研究显示脊神经根硬脊膜处和脊神经后根入脊髓处存在“易损区”,直接接触局麻药后更易诱发损伤,表现为神经组织病理学、生理学或行为/临床改变,包括疼痛、运动或感觉缺陷以及肠道和膀胱功能障碍。一般认为利多卡因的神经毒性较显著,而罗哌卡因则弱得多,常用局麻药脊髓神经毒性强弱顺序为:利多卡因=丁卡因>布比卡因>普鲁卡因>左旋布比卡因>罗哌卡因。尽管临床流行病学研究显示脊髓麻醉后患者术后神经损伤的发病率小于 0.7%,但局麻药椎管内阻滞后发生神经根和脊髓功能损伤的临床报道也不少,尤其在某些特定的条件下,如原有神经系统疾病、脊髓外伤或炎症等,神经细胞对麻醉药比较敏感,容易诱发或加重神经并发症。因此局麻药的潜在神经毒性应引起足够关注。

第二节　酯类局麻药

一、普鲁卡因

普鲁卡因(procaine)又名奴佛卡因(novocaine),为短效局麻药。其盐酸盐水溶液不稳定,受热、光照或久贮后氧化呈淡黄色。深黄色的药液局麻效应下降。普鲁卡因至今仍为临床普遍应用,主要是其局麻作用稳定、毒性小,作用时间 45~60 分钟。pK_a 高,在生理 pH 范围内呈高解离状态。

因为普鲁卡因的扩散与穿透能力差,故不适用于表面麻醉。静脉注射小剂量普鲁卡因

<0.2mg/(kg·min)有镇静和镇痛作用,可用于全身麻醉和急性疼痛治疗。临床研究表明,以1mg/(kg·min)的速度静脉输注30分钟后,血液中普鲁卡因浓度达稳定状态,并能降低恩氟烷的MAC约39.3%,相当于吸入40%氧化亚氮,所以可与静脉全麻药、吸入全麻药或镇痛药合用,施行普鲁卡因复合麻醉。此外,还用于神经阻滞、硬膜外阻滞、脊髓麻醉等。

普鲁卡因在体内主要由血浆假性胆碱酯酶水解,代谢速度很快,消除半衰期很短,约10分钟,代谢产物多由肾脏排泄。偶见普鲁卡因导致过敏性休克,使用前应做皮试。

二、氯普鲁卡因

氯普鲁卡因(chloroprocaine)是普鲁卡因的氯化同类物,作用与普鲁卡因相似。氯普鲁卡因的全身毒性低于其他所有的局麻药,因为它很快被血浆胆碱酯酶水解,这就缩短了它的血浆半衰期。用于表面麻醉无效,常用于局部浸润麻醉、神经阻滞和硬膜外麻醉而发挥起效快的特点。对其可否用于脊髓麻醉尚未做充分研究。曾报道因意外大量注入蛛网膜下隙后引起神经刺激症状,这一反应认为是药液中含有作为稳定剂的重亚硫酸钠之故。

三、丁 卡 因

丁卡因(tetracaine)又名地卡因(dicaine),为长效局麻药。麻醉效价为普鲁卡因的10倍,毒性为普鲁卡因的10~12倍。毒性反应率比普鲁卡因高。起效时间10~15分钟。脂溶性高,穿透性较强,与神经组织结合快而牢固,表面麻醉效果较好。主要由血浆假性胆碱酯酶水解,但大部分都先须经过氨基脱羟,代谢速度慢。代谢产物由肾脏排泄,仅极小量以原形随尿排出。

用于表面麻醉、神经阻滞、硬膜外阻滞,一般不单独用于浸润麻醉。丁卡因毒性大,麻醉指数小,应严格掌握剂量。只要无禁忌,均应加入肾上腺素以延缓药物的吸收。

四、可 卡 因

可卡因(cocaine)为第一个成功用于临床的局麻药,具有良好的表面麻醉作用。但毒性大,长期反复应用可产生依赖性,滴眼可引起角膜混浊或溃疡。现已不用于临床麻醉。

五、苯 佐 卡 因

苯佐卡因(benzocaine)几乎不溶于水,不易被吸收。麻醉作用弱而持久,主要用于皮肤和黏膜的表面麻醉,不能作浸润麻醉。是在缓解晒伤、瘙痒和轻度烧伤止痛时应用最广泛的药物之一。制剂为5%~10%的软膏或撒布剂,用于创伤或溃疡面。也可制成栓剂用于痔疮止痛。

第三节　酰胺类局麻药

一、利 多 卡 因

利多卡因(lidocaine)为中效局麻药。利多卡因盐酸盐水溶液稳定,高压消毒或长时间贮存不分解,不变质。具有起效快、穿透性强、弥散广、无明显扩张血管作用的特点。其中枢作用随药物浓度增加而增大,血药浓度较低时,患者表现为镇静、痛阈提高,因而静脉滴注曾用于全身麻醉而现已很少用。血药浓度大于 $5\mu g/ml$ 时可出现毒性反应症状,甚至引起惊厥。与普鲁卡因相比,其毒性在 0.5% 浓度时与普鲁卡因相似,1% 浓度时比普鲁卡因大 40% ,2% 浓度则增加 2 倍。

利多卡因用药后 1 小时内可有 80% ~90% 进入血液循环,与血浆蛋白结合。进入体内的利多卡因约 72% 在肝内转化和降解,代谢产物经肾脏排出。仅有 3% ~5% 左右以原形从尿排出。还可有 3% 左右由胆汁排泄。

广泛用于表面麻醉、浸润麻醉、神经阻滞、硬膜外阻滞等。利多卡因有明显神经毒性,且腰麻时平面难以调控,所以一般不用于腰麻。

二、布 比 卡 因

布比卡因(bupivacaine)又名丁吡卡因(marcaine),结构与甲哌卡因很相似,不过在其氮己环上加 3 个甲基侧链,使其脂溶性与蛋白质结合力增加。正常消除半衰期约为 8 小时,新生儿达 9 小时。

布比卡因的麻醉作用时间比利多卡因长 2 ~3 倍,比丁卡因长 25% 。对布比卡因是否加用肾上腺素问题,有过争论。但近来认为,加用肾上腺素可进一步提高麻醉效能,降低血内浓度。临床常用浓度为 0.25% ~0.75% 溶液,成人安全剂量为 150mg,极量为 225mg。胎儿/母血的浓度比率为 0.30 ~0.44,故对产妇的应用较为安全,对新生儿无明显抑制。布比卡因适用于神经阻滞、硬膜外阻滞和腰麻。

0.25% ~0.5% 溶液适用于神经阻滞;若用于硬膜外阻滞,则对运动神经阻滞差,加肾上腺素则适于术后镇痛。0.5% 等渗溶液可用于硬膜外阻滞,但对腹部手术的肌松不够满意,起效时间约 15 分钟,时效可达 3 ~6 小时。0.75% 溶液用于硬膜外阻滞,其起效时间可缩短,且运动神经阻滞更趋于完善,适用于外科大手术。0.125% ~0.15% 溶液适用于分娩时镇痛或术后镇痛,对运动的阻滞较轻。

三、左旋布比卡因

左旋布比卡因(levobupivacaine)与右旋布比卡因是同分异构体。布比卡因为消旋体型,即为左旋(S−)与右旋(R+)两种对映体的等量混合型,其中枢神经系统和心脏毒性主要来源于右旋体。去除右旋体得到左旋布比卡因,其麻醉作用与布比卡因相仿,但神经和心脏毒性均明显降低,使用更安全,有取代布比卡因的趋势。

临床应用单次最大剂量为 150mg。0.25% ~0.5% 区域阻滞时其效能与同浓度布比卡因相似。0.375% ~0.75% 进行硬膜外阻滞时,感觉与运动阻滞的起效时间、作用时间均与同浓度布比卡因相近。而 0.125% ~0.15% 适用于分娩镇痛或术后镇痛。0.5% 左旋布比卡因 2 ~3ml 蛛网膜下腔阻滞也适用于下肢、盆腔与下腹部手术。

四、罗 哌 卡 因

罗哌卡因(ropivacaine)化学结构与布比卡因、甲哌卡因相似,只是在其氮己环的侧链被丙基所取代。与多数酰胺类局麻药所不同的,它不是左消旋混合物而是单一对映结构体。脂溶性大于甲哌卡因、利多卡因而小于布比卡因,神经阻滞效能大于利多卡因小于布比卡因,但罗哌卡因对 Aδ 和 C 神经纤维的阻滞较布比卡因更为广泛,对感觉纤维的阻滞优于运动纤维,有感觉与运动阻滞分离的特点。对心脏兴奋和传导抑制均弱于布比卡因,罗哌卡因的心脏和神经毒性均显著低于布比卡因。利多卡因、布比卡因和罗哌卡因的惊厥量之比相当于5:1:2;致死量之比约为9:1:2。罗哌卡因与左旋布比卡因一起,成为当前使用最广泛的两种新型长效酰胺类局麻药。

临床上1.0%罗哌卡因与0.75%布比卡因在起效时间和运动时间阻滞的时效无显著差异。0.25%~1.0%溶液适用于神经阻滞和硬膜外阻滞,0.125%~0.15%溶液适用于急性疼痛,如分娩及术后镇痛等,可避免运动神经的阻滞,起效时间5~15分钟,感觉时间阻滞可大于4~6小时。加用肾上腺素不能延长运动神经阻滞时效。罗哌卡因也用于蛛网膜下腔阻滞,剂量10~15mg,作用时间2~4小时。

五、其　他

1. **辛可卡因（cinchocaine）**　又名地布卡因(dibucaine),为长效局麻药。起效时间15~20分钟,麻醉时效3~4小时。麻醉作用和毒性均为普鲁卡因的12~15倍。主要在肝脏代谢,代谢产物大部分由肾脏排泄。主要用于表面麻醉、腰麻等。

2. **依替卡因（etidocaine）**　为长效局麻药。起效快,麻醉作用为利多卡因的2~3倍。对感觉和运动神经阻滞都较好。因此主要用于需要肌松的手术麻醉,而在分娩镇痛或术后镇痛方面应用有限。局部和全身的毒性较大。

3. **甲哌卡因（mepivacaine）**　又名卡波卡因(carbocaine)。麻醉作用、毒性与利多卡因相似,但维持时间较长(2小时以上)。有微弱的直接收缩血管作用。主要在肝脏代谢,以葡萄糖醛酸结合的形式由肾脏排出,仅有1%~6%原形出现于尿液。与利多卡因相比,其血中浓度要高50%,母体内浓度高势必通过胎盘向胎儿转移,故不适用于产科手术。用于局部浸润、神经阻滞、硬膜外阻滞和脊麻。

4. **丙胺卡因（prilocaine）**　起效较快,约10分钟。时效与利多卡因相似,为2.5~3小时。代谢快,降解产物α-甲苯胺可使低铁血红蛋白氧化成高铁血红蛋白,临床表现为青紫、血氧饱和度下降以及血红蛋白尿等。该药可透过胎盘。主要用于浸润麻醉、神经阻滞、硬膜外阻滞等,也可用于静脉内局麻。

【制剂与用法】
1. **盐酸普鲁卡因（procaine hydrochloride）**　注射剂:0.25%/ml、0.5%/10ml、1%/10ml、2%/2ml,用于局部浸润麻醉、神经阻滞及局部封闭治疗。粉剂:150mg/安瓿,主要用于腰麻。

2. **盐酸丁卡因（tetracaine hydrochloride）**　注射剂:1%/2ml、1%/5ml,用于腰麻。0.3%或0.5%/20ml,用于连续硬膜外阻滞。粉剂:100g/安瓿,根据需要配制成不同制剂。

3. **盐酸利多卡因（lidocaine hydrochloride）**　注射剂:2%/5ml、10ml、20ml,用于各种神经阻滞和表面麻醉,或静脉注射治疗室性心律失常。4%/5ml,用于表面麻醉。

4. **盐酸布比卡因（bupivacaine hydrochloride）**　注射剂:0.25%/5ml、0.5%/5ml、0.75%/5ml,用于神经阻滞、硬膜外阻滞及镇痛。0.5%/2ml、0.75%/2ml,主要用于腰麻。

5. **盐酸左旋布比卡因（levobupivacaine hydrochloride）**　注射剂:0.25%/5ml、0.5%/5ml、0.75%/5ml,用于神经阻滞、硬膜外阻滞及镇痛。

6. **盐酸氯普鲁卡因（chloroprocaine hydrochloride）**　浸润局麻用0.5%溶液,200ml。2%~3%溶液适用于硬膜外阻滞和其他神经阻滞。使用时宜加肾上腺素。

7. **盐酸辛可卡因（cinchocaine hydrochloride）**　0.3%~0.5%软膏作表面麻醉。腰麻用0.2%~0.25%高密度溶液5~10mg,加肾上腺素150~300μg。

8. **盐酸丙胺卡因**（prilocaine hydrochloride）　浸润局麻用 0.25% ~0.5% 浓度,神经阻滞用 1% ~2% 浓度,硬膜外阻滞用 2% ~3% 浓度。腰麻用 5% 浓度,1 次 0.6 ~2ml。

9. **盐酸罗哌卡因**（ropivacaine hydrochloride）　注射剂:2mg/ml、7.5mg/ml、10mg/ml。2mg/ml 溶液用于急性疼痛治疗;神经阻滞:0.25% ~0.5% 浓度,1 次最大剂量为 200mg;硬膜外腔阻滞:0.5% ~1.0% 浓度,1 次最大剂量 150mg。

（李　军）

第十章 | 骨骼肌松弛药及其拮抗药

骨骼肌松弛药(skeletal muscular relaxants)简称肌松药。这类药物选择性地作用于骨骼肌神经-肌接头,与N_2胆碱受体相结合,暂时阻断了神经肌肉间的兴奋传递,从而产生肌肉松弛作用。

肌松药根据其作用时效不同,分为超短效、短效、中效和长效四类。根据其作用机制不同,分为去极化肌松药和非去极化肌松药两大类,后者又根据化学结构不同分为氨基甾类(简称甾类)和苄异喹啉类。

理想的肌松药标准是:非去极化、作用强、起效快、时效短、恢复快、无蓄积,无组胺释放、心血管及其他不良反应,消除不依赖肝、肾功能,其代谢产物无肌松作用,可用抗胆碱酯酶药拮抗等。目前临床上尚无一种肌松药能完全具备上述优点,理想的肌松药尚待研发。

肌松药的应用使外科手术不再依靠深麻醉来满足肌松要求,从而减少了深麻醉带来的诸多弊端,现已成为全麻中重要的辅助用药。但由于肌松药没有镇静和镇痛作用,因此不能取代镇静药和镇痛药,在全身麻醉时应用需保持足够的麻醉深度。

第一节 概　　述

当神经冲动到达神经末梢时,Ca^{2+}进入神经末梢,促进乙酰胆碱(ACh)囊泡将囊泡中ACh释放,与骨骼肌细胞膜上乙酰胆碱受体结合,引起肌细胞去极化。

神经-肌传导涉及神经-肌接头的超微结构,ACh的合成、储存、释放、代谢等环节。

一、神经肌肉接头的兴奋传递

神经-肌接头的结构由三部分构成:①运动神经元轴突末梢(称突触前膜或接头前膜);②与接头前膜对峙的肌纤维增厚部分(称突触后膜或接头后膜);③介于接头前膜与接头后膜之间的间隙(称突触间隙或接头间隙)。突触间隙宽15~1000nm。在运动神经元末梢聚集着很多直径为20~50nm的囊泡(vesicle)。据估计,单个运动神经末梢含有30万个以上的囊泡,而每个囊泡中含有1000~50 000个乙酰胆碱分子,当神经冲动到达神经末梢处时,ACh被释放(图10-1)。

神经-肌接头处的N_2胆碱受体属于配体门控离子通道型受体,每个受体由两个α亚基和一个β、γ、δ亚基组成五角体,长度为11nm,排列成玫瑰花状的中间带孔跨细胞膜通道(图10-2)。在两个α亚基上有ACh作用位点,当两个α亚基均与ACh结合后,亚基转动,受体蛋白构型发生变化,离子通道开放,Na^+、K^+、Ca^{2+}顺离子浓度梯度流动,胞外Na^+和Ca^{2+}迅速进入肌细胞内,胞内K^+则流至细胞外,从而产生局部去极化电位。当终板电位超过肌纤维扩布性去极化阈值时,即可打开膜上电压门控性离子通道,此时,大量Na^+、Ca^{2+}进入细胞,产生动作电位,导致肌肉收缩。两个α亚基必须均与ACh结合,如果其中一个未被ACh结合,则离子通道不开放。而非去极化肌松药也可以通过结合一个α亚基,阻滞离子通道开放。

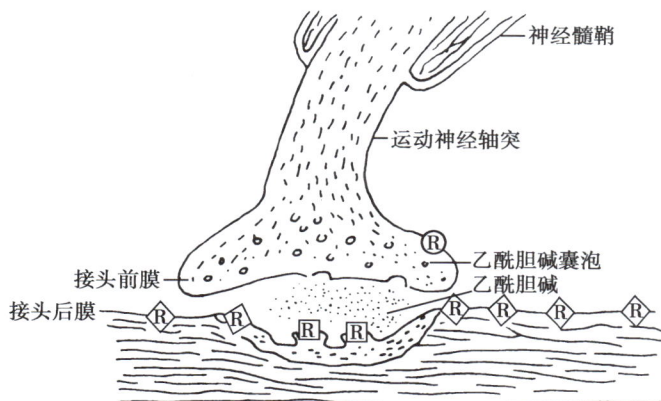

图 10-1　神经-肌接头模拟示意图

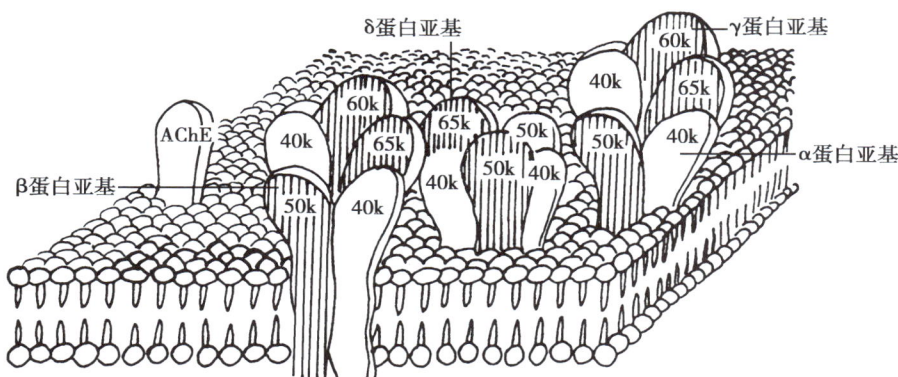

图 10-2　接头后膜 N_2 受体示意图

接头前膜释放的 ACh 被接头间隙内的胆碱酯酶(AChE)迅速水解(0.2 毫秒),AChE 活性极高,每一分子的 AChE 在 1 分钟内能完全水解 10^5 分子的 ACh,其中水解产物胆碱可被摄入神经末梢,作为再合成 ACh 的原料。

二、骨骼肌松弛药的作用机制

按作用机制不同,将其分为去极化型和非去极化型肌松药。其作用机制如下。

(一) 竞争性阻滞

去极化肌松药和非去极化肌松药的主要作用部位均在接头后膜,两者均与 ACh 竞争 N_2 受体 α 亚基上的 ACh 结合部位,所不同的是阻滞方式不同。

去极化肌松药是 N_2 受体激动药,与受体结合后可使受体构型改变,离子通道开放,产生与 ACh 相似但较持久的去极化作用(因 AChE 对其水解较慢)。长时间作用后,使突触后膜上的 N_2 受体不能对 ACh 起反应。此时,神经肌肉的阻滞方式已由去极化转变为非去极化,前者为 Ⅰ 相阻滞,后者为 Ⅱ 相阻滞或脱敏感阻滞。

非去极化肌松药是 N_2 受体阻断药,与受体上两个 ACh 结合部位之一结合或两个均被结合后,受体构型不改变,离子通道不开放,不能产生去极化,从而阻滞了神经肌肉兴奋传递,并妨碍了 ACh 与受体结合。

（二）非竞争性阻滞

肌松药除作用于 ACh 受体外，还可能通过其他机制作用于受体，改变受体的功能，包括离子通道阻滞和脱敏感阻滞。

离子通道阻滞是由于药物阻塞离子通道，影响离子流通，使终板膜不能正常去极化，从而减弱或阻滞神经肌肉间的兴奋传递，可分为开放型阻滞和关闭型阻滞两种。开放型阻滞较常见，仅在激动药激活开放离子通道后药物才能进入通道内，发挥其阻滞效应，其效应强弱取决于离子通道开放的多少和开放的频率；关闭型阻滞是药物阻塞在离子通道口部，在离子通道关闭时即可发生。某些抗生素、可卡因、三环类抗抑郁药和纳洛酮等都是通过关闭型离子通道阻滞干扰神经肌肉的传导。

脱敏感阻滞是受体对激动药开放离子通道的作用不敏感，此时受体虽与激动药结合，但不发生受体蛋白构型的变化，不能使离子通道开放。其表现为在持续应用激动药时，接头后膜上受体的敏感性进行性下降。此时，受体与激动药的亲和力虽增加，但结合复合物的解离延缓，受体恢复原状的速率减慢。脱敏感受体增加可使正常受体总量减少，脱敏感受体增至受体所产生的终板膜电位达不到引起肌纤维收缩的阈值时，则不再发生神经-肌兴奋传递。能发生脱敏感现象的药物很多，如氟烷、异氟烷、巴比妥类药等。

（三）作用于突触外和突触前乙酰胆碱受体

突触外胆碱受体是指存在于接头后膜以外肌纤维膜上的受体，这类受体的数量在正常人很少。在肌纤维失去神经支配等病理情况下，突触外受体大量合成，这时使用琥珀胆碱等去极化肌松药可造成大面积肌纤维膜去极化，引起大量 K^+ 外流导致高钾血症。接头前膜也有胆碱受体存在，这些受体兴奋时，使乙酰胆碱囊泡成为可释放型囊泡，从而加速 ACh 释放。其生理作用是通过正反馈机制使神经肌肉组织能适应高频刺激（>1Hz）的需要。非去极化肌松药可阻断接头前膜受体，减缓 ACh 由储存部向释放部转运，使 ACh 释放量减少，肌张力出现衰减。

三、肌松药的药效动力学

由于神经-肌兴奋传递的安全阈值较大，当所有肌纤维的接头后膜受体被阻断达75%以上时，肌颤搐的张力才出现减弱；受体被阻断95%左右时，肌颤搐才完全抑制。临床上常以给药至产生最大肌松效应的时间称起效时间。以给药至肌颤搐恢复25%之间的时间为临床时效。以给药至恢复95%之间的时间为总时效。以肌颤搐由25%恢复至75%之间的时效为恢复指数。各种肌松药的效价强度根据其 ED_{95} 确定，ED_{95} 是指在 N_2O、巴比妥类药和阿片类药平衡麻醉下肌松药抑制单刺激肌颤搐95%的药量。目前在临床上常用肌松药的药效见表 10-1。

肌松药选择性地松弛骨骼肌，但不同部位的骨骼肌对肌松药的敏感性不同。躯体肌和四肢肌对肌松药的敏感性高于喉内收肌和膈肌。喉内收肌和膈肌的肌松起效时间比拇内收肌快，这是因为喉内收肌和膈肌的血液供给比外周肌群多所致。

无论是去极化还是非去极化肌松药的分子结构中都含有季铵基结构，而正是带正电荷的季铵基能与 N_2 受体结合，并能阻断 N_1、M 胆碱受体。这是肌松药引起心血管和自主神经系统不良反应的重要原因。

临床上给予肌松药后可出现与组胺释放相关的作用，常发生在麻醉诱导期，易感患者常有青霉素或化妆品过敏史和哮喘史。由于组胺释放，可致外周血管阻力降低、低血压、心动过速、皮肤潮红、荨麻疹，严重者可致肺水肿和支气管痉挛。由于肌松药不能透过血-脑脊液屏障，故无中枢作用。

表 10-1　各种肌松药的临床药效比较

肌松药	ED$_{95}$(mg/kg)	气管插管量		临床时效	
		药量(mg/kg)	起效(min)	25%恢复时间(min)	95%恢复时间(min)
琥珀胆碱	0.5	1.0	1.0	5~10	12~15
米库氯铵	0.08	0.2	2~3	12~15	30
阿曲库铵	0.2	0.3~0.4	2~3	40~50	50~70
顺式阿曲库铵	0.05	0.2	2.6~2.7	66~70	83~91
罗库溴铵	0.3	0.6	1.5	23~75	60~70
维库溴铵	0.04	0.08~0.1	2~3	45~60	60~80
泮库溴铵	0.05	0.08~0.1	2~3	90~100	120~150
哌库溴铵	0.045	0.08	2~3	90~120	120~150

四、肌松药的药代动力学

肌松药是高度解离的极性化合物,易溶于水而相对不溶于脂肪,因此不易透过血-脑脊液屏障、肾小管上皮细胞、胃肠道上皮细胞和胎盘。在体内的分布容积接近于细胞外液容积,约为 200ml/kg。口服吸收慢且不规则,即使少量吸收,进入门静脉系统后也被肝摄取且迅速从尿排出,所以不能口服给药。皮下注射几乎无效,肌内注射的作用仅及静脉注射的 20%~50%。一次静脉注射后,在血浆中浓度很快升高,之后随肌松药在体内分布和消除,其血药浓度降低出现两个明显的时相。初始分布容积(V_1)是肌松药分布到血供丰富的器官和组织的容积,稳态分布容积(V_{dss})是血液与组织液之间肌松药浓度取得平衡时的容积。

肌松药除与神经-肌接头的受体相结合外,还与组织内的黏多糖、骨以及血浆蛋白等结合。消除半衰期长的肌松药反复给药时易引起蓄积作用。

肌松药在肾小管内不被重吸收。长时效肌松药如泮库溴铵、哌库溴铵主要经肾排泄,较小部分由肝消除。中时效肌松药肾排泄不占主要地位,如维库溴铵在体内消除经尿和胆汁以原形排出各占 15% 和 40%。泮库溴铵部分由胆汁消除。罗库溴铵与维库溴铵的消除相似,主要以原形、水解或结合产物随胆汁排出。阿曲库铵和顺式阿曲库铵在体内消除不依赖肝和肾,但其消除途径较复杂,霍夫曼消除(Hofmann elimination)和酯酶分解是其主要消除途径。琥珀胆碱在血中浓度降低非常迅速,这是因为琥珀胆碱能迅速被血浆假性胆碱酯酶破坏。肌松药的药代动力学参数见表 10-2。

表 10-2　肌松药的药代动力学参数

药名	稳态分布容积(ml/kg)	清除率[ml/(kg·min)]	消除半衰期(min)	蛋白结合量(%)
琥珀胆碱	6~16	200~500	2~8	30
阿曲库铵	180~280	5.5~10.8	17~20	51
顺式阿曲库铵	110~200	4~7	18~27	–
米库氯铵				
反~反	123~338	18~79	2~8	–
顺~反	146~588	26~147	1~5	–
顺~顺	191~346	2~5	41~200	–

续表

药名	稳态分布容积(ml/kg)	清除率[ml/(kg·min)]	消除半衰期(min)	蛋白结合量(%)
罗库溴铵	170～210	3.4	70～80	25
维库溴铵	180～250	3.6～5.3	50～53	30～57
洋库溴铵	150～340	1.0～1.9	100～132	30
哌库溴铵	340～425	1.6～3.4	100～215	－

第二节 去极化肌松药

去极化肌松药阻滞的特点是:①首次静脉注射在肌松出现前一般有肌纤维成束收缩(肌颤);②强直刺激或四个成串刺激肌颤搐不出现衰减,在后者,第4个刺激与第1个刺激引起的肌收缩幅度之比,即 $T_4:T_1>0.9$;③强直刺激后单刺激反应没有易化,即无强直后增强(post-tetanic potentiation,PTP)现象;④其肌松作用可被非去极化肌松药削弱,但被抗胆碱酯酶药增强;⑤反复间断静脉注射或持续静脉输注后,其阻滞性质逐渐由去极化阻滞(Ⅰ相阻滞)发展成带有非去极化阻滞特点的Ⅱ相阻滞;⑥有快速耐受性。目前临床上应用的去极化肌松药只有琥珀胆碱。

琥 珀 胆 碱

琥珀胆碱(succinylcholine,司可林)具有起效快、作用强和时效短等优点,为超短效肌松药。

【体内过程】琥珀胆碱进入体内后迅速再分布并被血浆和肝脏中的假性胆碱酯酶快速水解为琥珀酰单胆碱,琥珀酰单胆碱的作用强度约为琥珀胆碱的2%,但其时效比琥珀胆碱长。该药的 $t_{1/2\beta}$ 为2～4分钟,经肾排泄量在正常人为2%～5%。

【药理作用】静脉注射0.8～1.0mg/kg后,1.5～2分钟内拇指内收肌的肌颤搐达最大抑制,咬肌、咽喉肌等肌松作用在1分钟内即达高峰,可维持呼吸暂停4～5分钟,肌张力完全恢复为6～12分钟。反复静脉注射或持续静脉输注可维持长时间肌松。但静脉输注30～60分钟之后易产生快速耐受性,输注剂量需要增加。儿童较成人对琥珀胆碱相对不敏感,气管插管量由成人1mg/kg增至1.5mg/kg,婴幼儿除静脉注射外还可以肌内注射,用量1.5～2.0mg/kg。紧急时,琥珀胆碱还可气管内或舌下给药。

【临床应用】由于该药对喉肌松弛作用较强,药效持续时间很短,故静脉注射适用于快速气管内插管、气管镜、食管镜检查等短时操作,持续输注可用于较长时间手术。

【不良反应及注意事项】

1. **Ⅱ相阻滞** 与用量、维持时间、用药方式和配伍用药物等有关。长时间静脉滴注或反复静脉注射容易发生Ⅱ相阻滞。重症肌无力、电解质紊乱和血浆胆碱酯酶异常等患者容易发生。普鲁卡因、利多卡因、恩氟烷、己芴溴铵(hexafluorenium bromide,血浆假性胆碱酯酶抑制药)等可促使发生Ⅱ相阻滞。Ⅱ相阻滞的特征是:①出现强直刺激和四个成串刺激的肌颤搐衰减;②强直刺激后单刺激出现肌颤搐易化;③多数患者肌张力恢复延迟;④抗胆碱酯酶药可能有拮抗作用。此时,应减少琥珀胆碱药量。

2. **心血管反应** 琥珀胆碱由于其结构与乙酰胆碱相似,还可激动 N_1、M 胆碱受体,引起窦性心动过缓、交界性心律和各种室性心律失常。这多发生在自主神经受到剧烈刺激,如气管插管或交感神经紧张性相对较高的儿童。麻醉前应用阿托品可以防治琥珀胆碱引起的窦性心动过缓。成人偶有引起心率增快的报道。

3. 高钾血症 琥珀胆碱引起肌纤维去极化使细胞内 K^+ 释放,可导致高钾血症引起严重心律失常。术前血钾已达 5.5mmol/L 的患者、大面积烧伤、多发性创伤、严重腹腔感染、脊髓或神经损伤等患者尤其危险,应避免使用。

4. 肌纤维成束收缩 快速静脉注射琥珀胆碱常发生肌纤维成束收缩。肌肉发达的成人肌纤维成束收缩更明显。在用药前 3~5 分钟,静脉注射小剂量非去极化肌松药可消除琥珀胆碱所致的肌纤维成束收缩。

5. 眼内压增高 琥珀胆碱静脉注射 1 分钟后,眼外肌收缩可致眼内压升高,眼内压升高有可能使眼内容物脱出,对开放性眼外伤患者,应禁用此药。

6. 颅内压升高 琥珀胆碱升高颅内压可能与用药后 $PaCO_2$ 升高致颅内血管扩张、脑血流量增加有关,数分钟后颅内压即开始回降。对颅内压已升高而颅内顺应性差的患者,琥珀胆碱升高颅内压的幅度较大,持续时间较长。

7. 胃内压升高 应用琥珀胆碱后,由于腹肌强烈收缩可使部分患者胃内压有不同程度升高,最高可达 $40cmH_2O$,对饱胃患者有可能引起胃内容物反流误吸,应禁用此药。

8. 术后肌痛 琥珀胆碱的去极化作用以及其对肌梭的牵拉可能是产生术后肌痛的原因,肌纤维成束收缩也是其原因之一。术后肌痛持续时间多在 3 天以内。

9. 恶性高热 是一种遗传性疾病,许多药物可诱发其发生,尤多见于琥珀胆碱与氟烷合用的患者。表现为下颌不松、肌肉僵硬、高热、心律失常、酸中毒、肌球蛋白尿和肾衰竭,甚至因溶血、凝血机制障碍、急性神经系统损害而死亡。

10. 类过敏反应 偶有因使用琥珀胆碱发生过敏性休克、支气管痉挛的报道,其原因可能与该药引起组胺释放有关。

第三节 非去极化肌松药

非去极化肌松药多为甾类或苄异喹啉类化合物,常用的有短效的米库氯铵,中效的维库溴铵、罗库溴铵、阿曲库铵和顺式阿曲库铵等,长效的泮库溴铵、哌库溴铵等。它们的化学结构见图 10-3。

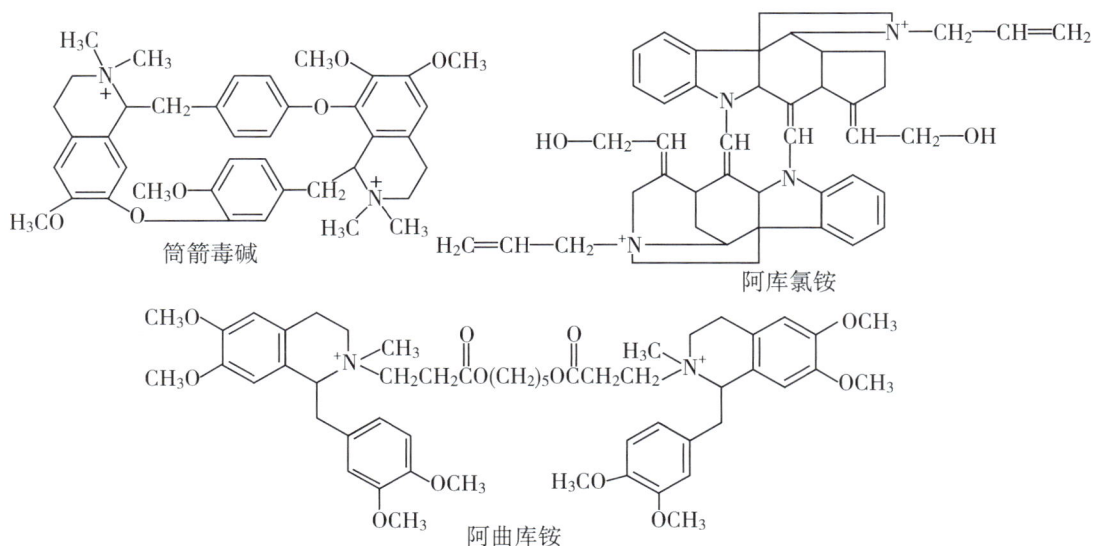
筒箭毒碱 阿库氯铵 阿曲库铵

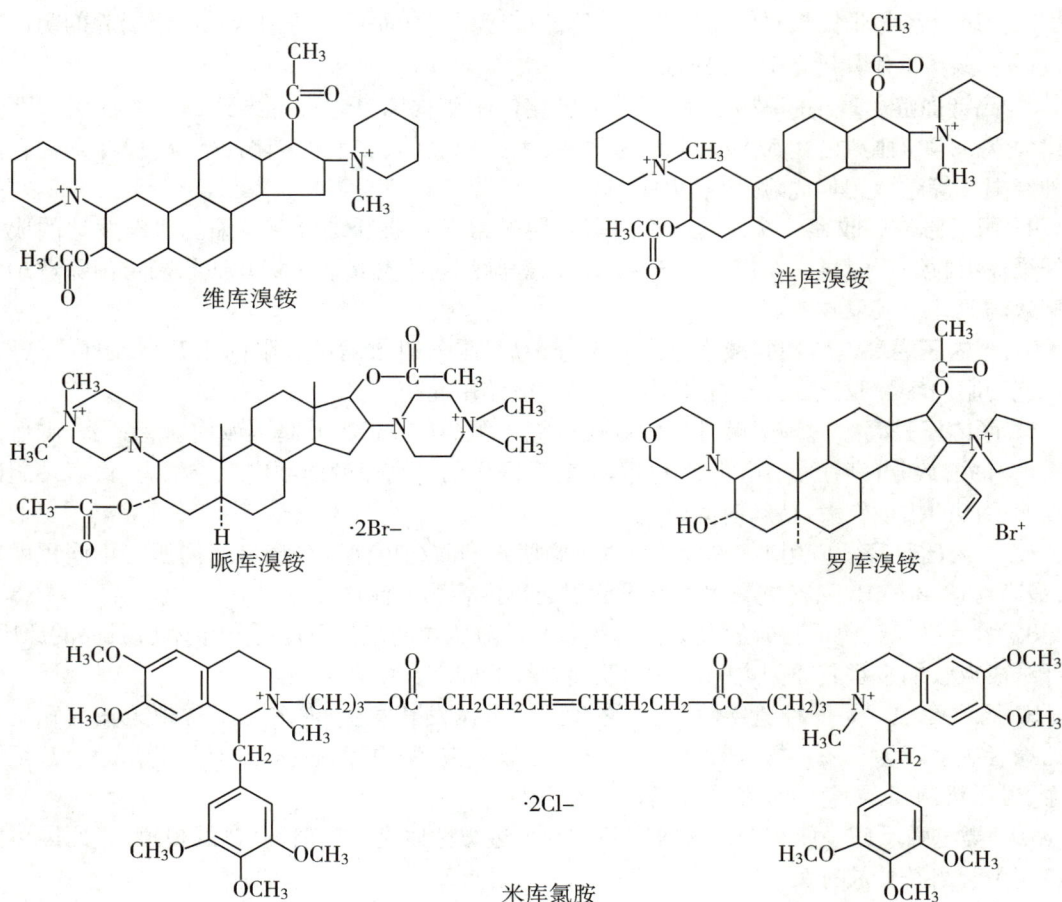

维库溴铵

泮库溴铵

哌库溴铵 ·2Br−

罗库溴铵

米库氯胺 ·2Cl−

图 10-3 非去极化肌松药化学结构式

非去极化肌松药的特点是：①在出现肌松前没有肌纤维成束收缩；②给予强直刺激和四个成串刺激，肌颤搐出现衰减；③对强直刺激后单刺激肌颤搐出现易化；④其肌松作用能被抗胆碱酯酶药拮抗。

一、米库氯铵

米库氯铵（mivacurium，美维松）是短效非去极化肌松药，为双酯型苄异喹啉化合物，含有三个异构体——反式-反式（50%～60%）、顺式-反式（35%～40%）和顺式-顺式（4%～8%）。该药在体内迅速被血浆胆碱酯酶水解，大剂量快速注射可引起组胺释放。消除不直接依赖肝和肾功能，但肝和肾两者均衰竭将直接影响血浆胆碱酯酶的生成。在血浆胆碱酯酶异常或活性低下时直接影响米库氯铵的时效。米库氯铵的分解产物无肌松作用，由肾和胆汁排泄。其消除半衰期约 2 分钟，清除率为 50～100ml/（kg·min）。

米库氯铵的 ED_{95} 为 0.08mg/kg，静脉注射 0.1mg/kg，4 分钟作用达峰值，维持肌松约 15 分钟。气管插管量为 0.2mg/kg，90 秒后可作气管插管，临床肌松作用维持 20 分钟，恢复指数6～8 分钟。连续输注剂量为 6～10μg/（kg·min）。心血管不良反应与阿曲库铵相似，减少用量及缓慢给药可减轻组胺释放所致的不良反应。停止静脉输注后，肌张力的自然恢复时间与琥珀胆碱相近。此药尤其适用于停药后需肌张力迅速恢复，而又不希望用抗胆碱酯酶药拮抗的患者。

二、阿曲库铵

阿曲库铵(atracurium,阿屈可林)为双季铵酯型苄异喹啉化合物,属中效非去极化肌松药。该药通过霍夫曼消除自行降解。霍夫曼消除使季铵化合物在碱性介质中除去 β 位氢原子并将 α 位 C-N 键自动断裂而降解。温度和 pH 升高可加快消除。此外,该药还可被血中酯酶水解。其优点是在体内消除不依赖肝、肾功能,因此已成为肝、肾疾病和老年患者的首选肌松药。由于阿曲库铵在生理 pH 和体温下即能进行霍夫曼消除,因此应贮存在温度4℃的条件下。

阿曲库铵的 ED_{95} 为 0.2mg/kg,临床常用剂量为 0.2 ~ 0.3mg/kg,起效时间 4 ~ 5 分钟,临床时效约 30 分钟。恢复指数 10 ~ 15 分钟,90% 肌颤搐恢复时间 30 分钟,气管插管剂量为 0.5 ~ 0.6mg/kg,反复给药无蓄积作用。剂量超过临床应用量可能有抗胆碱作用,大剂量快速静脉注射时(1mg/kg)可引起组胺释放,发生低血压和心动过速,还可能引起支气管痉挛。减慢静脉注射速度,控制用量,以及在注药前先给予抗 H_1 和 H_2 受体药可避免这些不良反应。动物实验发现该药的代谢产物 N-甲四氢罂粟碱有中枢兴奋作用,但在临床上未能证实。

三、顺式阿曲库铵

顺式阿曲库铵(cis-atracurium)是阿曲库铵 10 个异构物中的一个,其强度为阿曲库铵的 4 倍。顺式阿曲库铵与阿曲库铵一样均是中时效肌松药,ED_{95} 为 0.05mg/kg,完全阻滞的起效时间为 7.5 分钟,比阿曲库铵长 2 分钟,时效 45 分钟。顺式阿曲库铵的量增至 0.2mg/kg,起效时间为 2.7 分钟。顺式阿曲库铵的恢复指数不受给药总量及方式的影响,其清除率约为 5ml/(kg·min),消除半衰期约为 24 分钟,其消除主要通过霍夫曼消除,而在体内酯酶水解的作用有限,其主要代谢产物 N-甲四氢罂粟碱,主要经肾排泄。

由于顺式阿曲库铵作用较阿曲库铵强,用量少及代谢产生的 N-甲四氢罂粟碱也少,因此 N-甲四氢罂粟碱所致的不良反应减少,顺式阿曲库铵的药效与药代动力学与阿曲库铵相似,不受肝、肾功能及年龄影响,而在肝功能不全时其起效时间可见缩短。顺式阿曲库铵与阿曲库铵不同的是不释放组胺,健康患者作选择性手术时迅速给予 8 倍 ED_{95} 量的顺式阿曲库铵,也未有组胺释放的征象。冠状动脉搭桥手术患者用 4 倍 ED_{95} 量也未有血流动力学改变。

四、罗库溴铵

罗库溴铵(rocuronium,爱可松)是中效甾类非去极化肌松药。该药作用强度为维库溴铵的 1/7,时效为维库溴铵的 2/3。其药代动力学与维库溴铵相似,主要依靠肝消除,其次是肾消除。肾衰竭并不影响其时效与药代动力学,而肝功能障碍可能延长其时效。

罗库溴铵的起效时间在所有非去极化肌松药中最快,仅次于琥珀胆碱。ED_{95} 为 0.3mg/kg,起效时间 3 ~ 4 分钟,时效 10 ~ 15 分钟,90% 肌颤搐恢复时间 30 分钟。静脉注射 0.6mg/kg 后 90 秒可做气管插管,临床肌松维持 45 分钟。用量增至 1.0mg/kg,60 秒即可气管插管。此药对心血管无明显作用,不释放组胺,临床应用剂量无心率和血压变化。但临床中在推注速度过快或是剂量过大时,偶见诱发气道痉挛和哮喘发作,可能与过敏反应有关。

五、维库溴铵

维库溴铵(vecuronium,万可松)是中效甾类单季铵非去极化肌松药,它是泮库溴铵的衍生物,不同的是它仅保留甾体 D 环上的季铵基,而在 A 环的季铵基上经去甲基成为叔胺基,这一改变使其起效增快、药效增强、肝的摄取与消除也增加,并失去泮库溴铵所具有的抗迷走神经作用,加上不促进组胺释放,故对心血管的影响极小,这是其突出优点。该药主要在肝脏代谢和排泄,其代谢产物中 3 位羟基维库溴铵的肌松作用最强,为维库溴铵的 60%,在阻塞性黄疸及肝硬化患者,其时效延长,但轻度肝功能障碍并不明显延长其时效。维库溴铵 15%~25% 经肾排泄,肾衰竭时可通过肝消除来代偿,因此可安全地应用于肾衰竭患者。

维库溴铵不释放组胺,适用于心肌缺血和心脏病患者。其作用强度与泮库溴铵相当,但起效快,时效短。其 ED_{95} 为 0.05mg/kg,起效时间 4~6 分钟,增加药量可缩短起效时间。静脉注射 ED_{95} 剂量其恢复指数为 10~15 分钟,90% 肌颤搐恢复时间 30 分钟。气管插管剂量为 0.1mg/kg,2~3 分钟起效,维持肌松时间 45 分钟。需要长时间肌松则采用连续输注法,即应用微量注射泵以 1.0~1.5μg/(kg·min) 经静脉持续给药。由于该药对自主神经系统无明显作用,当应用拟胆碱药、β 受体阻断药或钙通道阻滞药时可能产生心动过缓,甚至可能发生心搏骤停,因此,需用上述药物时应密切观察心率变化。

六、泮库溴铵

泮库溴铵(pancuronium,本可松)是人工合成的含两个季铵基团的长效甾类非去极化肌松药。该药一部分在肝内代谢羟化,代谢产物中以 3 位羟基化合物的肌松作用最强,为泮库溴铵的 50%。主要排泄途径为肾脏,小部分经胆道排出,肝、肾功能不全时消除时间延长。在临床剂量范围无神经节阻滞作用,也不释放组胺,所以不引起低血压。但此药有轻度抗迷走神经作用和交感神经兴奋作用,并抑制儿茶酚胺在神经末梢的摄取,所以可致心率增快、血压升高和心排出量增加,大剂量时更明显,因此高血压、心动过速及冠心病患者应避免使用。在心血管麻醉中与大剂量芬太尼合用,可拮抗芬太尼引起的心动过缓。

泮库溴铵的 ED_{95} 为 0.07mg/kg。起效时间、作用时间和总强度与用药剂量呈正相关。静脉注射 0.12~0.20mg/kg,90 秒后可做气管插管,临床时效 80 分钟,恢复指数 25 分钟,90% 肌颤搐恢复时间 60 分钟。重复用药则时效逐渐延长,出现蓄积作用。

七、哌库溴铵

哌库溴铵(pipecuronium)是长效甾类非去极化肌松药,肌松作用比泮库溴铵略强。临床应用剂量无心血管不良反应使此药优于泮库溴铵。其消除主要经肾以原形由尿排出,少量随胆汁排出,部分在肝内代谢,消除半衰期约为 100 分钟。肾衰竭明显延长其消除半衰期,应减量使用。

哌库溴铵的 ED_{95} 为 0.05~0.06mg/kg,静脉注射 0.1mg/kg 后 3~3.5 分钟可作气管插管,临床时效 70~110 分钟,恢复指数 30~40 分钟,90% 肌颤搐恢复时间 80~90 分钟。此药尤其适用于冠状动脉搭桥手术和其他心血管手术,以及术后不需早期气管导管拔除的患者。

八、筒箭毒碱

筒箭毒碱是由南美数种植物中提取出的一种生物碱,是最早应用于临床的苄异喹啉类非去极化肌松药。其右旋体结构具有药物活性。该药口服难吸收,静脉起效迅速。但由于该药具有神经节阻断和释放组胺等作用,可引起心率减慢、血压下降、支气管痉挛和唾液分泌增加等副反应,现已较少使用筒箭毒碱。两类肌松药的比较见表 10-3。

表 10-3　去极化肌松药与非去极化肌松药比较

	去极化肌松药	非去极化肌松药
N_2 受体	激动药	阻断药
肌颤	有	无
强直后增强	无	有
强直性衰减	无	有
$T_4 : T_1$	>0.9	<0.7
抗胆碱酯酶药	协同	拮抗
脱敏感阻滞	有	无

第四节　肌松药的拮抗药

去极化肌松药至今还缺乏满意和有效的拮抗药,非去极化肌松药可用抗胆碱酯酶药和 sugammadex 拮抗。

一、抗胆碱酯酶药

抗胆碱酯酶药有新斯的明（neostigmine）、溴吡斯的明（pyridostigmine）和依酚氯铵（edrophonium）等。

【体内过程】抗胆碱酯酶药都是水溶性的季铵化合物,它们的药代动力学基本相似,均属二室模型。静脉注射后血药浓度在最初的 5～10 分钟内迅速下降,以后降低缓慢,分布容积在 0.7～1.4L/kg 之间,$t_{1/2\alpha}$ 在 3.4～7.2 分钟之间,$t_{1/2\beta}$ 为 60～120 分钟。主要经肾消除,其清除率为 8～16ml/（kg·min）,除肾小球滤过外还经肾小管主动分泌排出;新斯的明经肾清除占 50%,溴吡斯的明占 75%,依酚氯铵约占 70%。对于肾衰竭患者,其清除明显减慢。其次经肝代谢,新斯的明的肝代谢产物有药理活性,相当于新斯的明的 1/10～1/8。

依酚氯铵起效最快,溴吡斯的明起效最慢,三药达到峰效应的时间分别为依酚氯铵不超过 5 分钟、新斯的明 7～10 分钟、溴吡斯的明为 10～15 分钟。

抗胆碱酯酶药逆转非去极化肌松药的效果与拮抗药的用量、拮抗药应用时肌松药作用强度及其自然恢复是否已开始等因素有关。在肌松药开始自然恢复前应用拮抗药,不仅难以起到逆转效果,相反可能延长肌张力恢复时间。尚未恢复对单刺激或 TOF 反应,此时不应使用拮抗药,肌张力充分恢复时间与使用拮抗药时的 TOF 的反应有关。在 TOF 分别出现 1 个肌颤搐、2～3 个肌颤搐和 TOF 反应时应用拮抗药,则肌张力充分恢复时间分别为 30 分钟、10～12 分钟和 3～5 分钟。用抗胆碱酯酶药拮抗的效果与其药量有关,药量大效果好,但药量有封顶效应,新斯的明剂量超过 0.07mg/kg、溴吡斯的明超过 0.28mg/kg 及依酚氯铵超过 1mg/kg,再加大剂量已不可能再有更好的拮抗效果,因为当全部乙酰胆碱酯酶活性已被抑制时,再增加此酶的抑制药就有害而无益。

【作用机制】抗胆碱酯酶药通过与 AChE 结合,抑制胆碱酯酶活性,使 ACh 分解减少从而产生拟胆碱作用。新斯的明与溴吡斯的明分子中带正电荷的氮原子能与胆碱酯酶带负电荷的催化部位发生静电结合,其分子中的氨基甲酸基再与该酶的酯解部位发生共价键结合,使胆碱酯酶氨基甲酸化,从而抑制此酶活性。依酚氯铵与新斯的明不同,分子中没有氨基甲酰基,依其正电荷的氮原子与胆碱酯酶分子中带负电荷的酯解部位相结合,从而抑制乙酰胆碱的降解。抗胆碱酯酶药除抑制胆碱酯酶外,还可作用于神经-肌接头的前膜引起神经末梢逆向传导,使单一兴奋变成重复刺激反应,从而促进乙酰胆碱释放,增强肌纤维的收缩。由于分子中氮原子上有数个甲基,它还可以作用于受体或离子通道,增加离子流和增强神经肌肉兴奋传递。

此外,新斯的明还能直接激动 N_2 受体。

【不良反应】 抗胆碱酯酶药可作用于神经-肌接头及其他部位的乙酰胆碱酯酶,引起心率减慢、腺体分泌、内脏平滑肌痉挛等,因此要合用抗胆碱药,如阿托品、格隆溴铵,用以消除抗胆碱酯酶药引起的心血管系统、气管和肠道等的 M 胆碱样不良反应。

二、sugammadex

sugammadex(org25969)属于一种新型甾类肌松药的拮抗药,是人工合成的改良 γ-环糊精,其三维结构像一个中空的甜甜圈或环状圆桶型(图10-4),内里疏水性,外表亲水性,这与其所带极性的羟基有关。sugammadex 的结构特性使其成为一种包囊并能与多种物质形成主-客结构或形成包接复合物,以此改变和保护客体化合物的物理、化学和生物学性质;加入 8 条侧链以加深其内孔,使其能容纳大的刚性的甾类非去极化肌松药;侧链末端加入带负电荷的羧基,以加强其与甾类非去极化肌松药如罗库溴铵 4 个带正电荷氮间的静电力结合。sugammadex 与甾类肌松药间依靠范德华力及氢键形成 1:1 相对牢固的复合物(结合能力强弱:罗库溴铵>维库溴铵>泮库溴铵);而对于 sugammadex 分子的内孔,苄异喹啉类肌松药因为过大无法被容纳,所以不能与之形成复合物,可见 sugammadex 的拮抗作用是有选择性地针对甾类肌松药,尤其是罗库溴铵,而对苄异喹啉类肌松药及去极化肌松药(琥珀胆碱)则无拮抗作用。

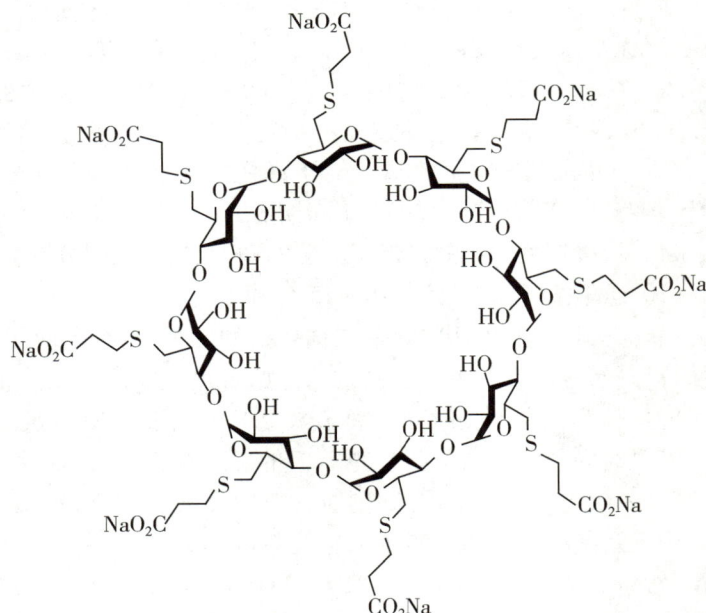

图 10-4　sugammadex 化学结构式

目前的肌松拮抗药不能逆转深度神经肌肉阻滞,且存在很多副作用。临床使用结果显示,浅神经肌肉阻滞给予 sugammadex ≥2～4mg/kg,深度神经肌肉阻滞给予 sugammadex ≥8～12mg/kg,可缩短患者的恢复时间(平均≤3 分钟)。给予 sugammadex 2mg/kg 来逆转浅神经肌肉阻滞较新斯的明快 16 分钟,给予 4mg/kg 来逆转深度神经肌肉阻滞较新斯的明快 47 分钟。

因此 sugammadex 具有其他肌松拮抗药所不具备的特性,即可以在给予肌松药的短时间内迅速发挥拮抗作用,逆转肌松;尤其适用于时间短的小手术;更可作为"既无法插管又无法通气"病例的抢救用药,提高全身麻醉的安全。

【制剂与用法】

1. **氯化琥珀胆碱** 注射剂:100mg/2ml。气管插管剂量为 1~1.5mg/kg,起效时间为45~60 秒。静脉输注剂量为 20~40μg/(kg·min)。

2. **泮库溴铵** 注射剂:2mg/2ml。气管插管剂量为 0.12~0.2mg/kg,追加药量在神经安定镇痛麻醉为 0.015mg/kg,吸入麻醉时可减至 0.007mg/kg。

3. **阿曲库铵** 注射剂:25mg/2.5ml、50mg/5ml。气管插管剂量为 0.5mg/kg,长时间手术可采用 5~10μg/(kg·min)持续静脉输注,与吸入麻醉剂合用时为 0.07mg/kg。

4. **维库溴铵** 注射剂:4mg/2ml。气管插管剂量为 0.2mg/kg,追加药量在神经安定、镇痛麻醉为 0.02mg/kg,在吸入麻醉为 0.05mg/kg。

5. **顺式阿曲库铵** 注射剂:20mg/10ml。气管插管剂量为 0.4mg/kg。

6. **哌库溴铵** 注射剂:4mg/ml。气管插管剂量为 0.1mg/kg,肌松维持量在神经安定、镇痛麻醉为 0.06mg/kg,吸入麻醉为 0.04mg/kg。

7. **米库氯铵** 注射剂:10mg/5ml、20mg/10ml。气管插管剂量为 0.05~0.06mg/kg。

8. **甲硫酸新斯的明** 注射剂:0.5mg/1ml、1mg/2ml。拮抗非去极化肌松药剂量为 0.07mg/kg,常与抗胆碱药合用。

9. **依酚氯铵** 注射剂:100mg/10ml。拮抗非去极化肌松药剂量为 0.25~0.5mg/kg,常与抗胆碱药合用。

(马　虹)

第十一章 | 作用于胆碱受体的药物

本章主要介绍作用于胆碱受体的药物,这些药物通过激活或阻断不同类型的胆碱受体以及影响胆碱酯酶活性发挥药理作用。胆碱受体分布于交感神经、副交感神经及运动神经等,可选择性地结合 ACh。此类药物在使用时,可累及心血管系统、眼、各腺体及器官的平滑肌等,产生广泛的药理作用。合理使用作用于胆碱受体的药物,将有助于对一些临床疾病进行诊断治疗,对维持患者在麻醉过程中循环、呼吸、各生命体征的稳定以及促进患者术后恢复都起到重要作用。

第一节 概 述

传出神经系统包括自主神经系统(autonomic nervous system)和运动神经系统(somatic motor nervous system)。前者又分为交感神经(sympathetic nervous system)和副交感神经(parasympathetic nervous system)。上述两个系统均依赖化学物质进行信息传递。化学传递通过神经末梢释放少量递质进入突触间隙,经转运方式跨越间隙,与特异性受体结合,调节效应器的生物学功能。根据释放递质的不同,传出神经可分为胆碱能神经(cholinergic nerve)和去甲肾上腺素能神经(noradrenergic nerve),前者释放乙酰胆碱,后者主要释放去甲肾上腺素;传出神经系统分类模式图见图 11-1。

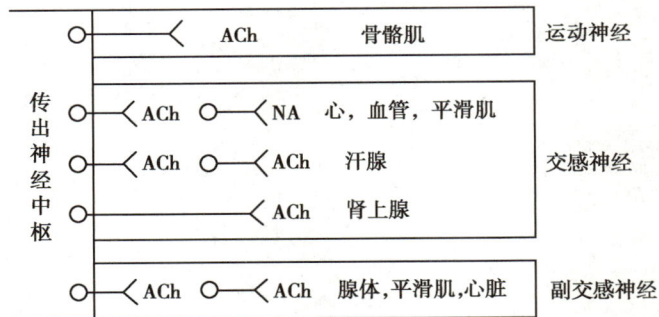

图 11-1 传出神经系统分类模式图

胆碱能神经主要包括:①全部副交感神经的节前和节后纤维;②全部交感神经的节前纤维和极少数交感神经节后纤维,如支配汗腺分泌和骨骼肌血管舒张的神经;③运动神经;④支配肾上腺髓质的内脏大神经分支(相当于节前纤维)。

一、胆碱能神经的递质及其受体

胆碱能神经的递质是乙酰胆碱(acetylcholine,ACh),它是多种传出神经的递质。它由胆碱和乙酰辅酶 A(acetylcoenzyme A)在胆碱乙酰化酶(choline acetylase,也叫胆碱乙酰转移酶

（choline acetyltransferase）催化下，在胆碱能神经末梢内合成，然后转运到囊泡中贮存，部分以游离形式存在于胞浆中。在胆碱能神经末梢，神经冲动可促使许多囊泡以胞裂外排方式将ACh 排入突触间隙。在神经末梢内合成后未被囊泡摄取的游离 ACh 也可能直接释出，进入突触间隙。释出的 ACh 迅速被突触部位的胆碱酯酶水解成胆碱和乙酸，终止其效应。部分水解产物胆碱又被神经末梢再摄取，重新合成 ACh。

　　能选择性地与 ACh 结合的受体称为胆碱受体（cholinergic receptor，cholinoceptor）。副交感神经节后纤维所支配的效应器细胞膜的胆碱受体，对以毒蕈碱（muscarine）为代表的拟胆碱药较敏感，这种类型的受体称为毒蕈碱型受体（muscarinic ACh receptor），简称 M 胆碱受体或 M 受体。而位于神经节细胞和骨骼肌细胞上的胆碱受体，对烟碱（nicotine）较敏感，故称为烟碱型受体（nicotinic ACh receptor），简称 N 胆碱受体或 N 受体。根据配体对不同组织 M 受体相对亲和力不同将 M 受体分为 5 种亚型，M_1受体主要分布于中枢神经系统、外周神经元和胃壁细胞，受体激动引起神经兴奋和胃酸分泌；M_2受体主要分布于心肌和突触前末梢，激动时引起心肌收缩力和心率降低；M_3受体主要分布于血管平滑肌和腺体，引起平滑肌收缩和腺体分泌。另外两种亚型分布于中枢神经系统，具体作用尚不清楚。N 受体根据其分布部位不同可分为神经肌肉接头 N 受体，即为 N_M（nicotinic muscle）受体；神经节 N 受体和中枢 N 受体称为 N_N（nicotinic neuronal）受体。胆碱受体各亚型的特点见表 11-1。

表 11-1 胆碱受体亚型的特点

受体	激动药	拮抗药	组织	效应	分子机制
毒蕈碱型					
M_1	乙酰胆碱	阿托品 哌仑西平	自主神经节 腺体 CNS	去极化（延迟 EPSP） 胃分泌	增加细胞内 Ca^{2+}
M_2	同 M_1	阿托品 异丙托铵	窦房结 心房 房室结 心室	减慢自发性除极化； 超极化 缩短动作电位时程； 降低收缩强度 减慢传导速度 轻度降低收缩力	激活 K^+通道；抑制腺苷酸环化酶；抑制电压门控性 L型钙离子通道活性
M_3	同 M_1	阿托品 达非那新	平滑肌 血管内皮 腺体	收缩 血管舒张 增加分泌	与 M_1 类似 产生 NO
M_4	同 M_1	阿托品 异丙托铵	CNS	运动增强	与 M_2 类似
M_5	同 M_1	阿托品	CNS	-	与 M_1 类似
烟碱型					
骨骼肌（N_M）	苯三甲基铵烟碱	筒箭毒碱	神经肌肉接头	终板去极化，骨骼肌收缩	开启内源性阳离子通道
外周神经（N_N）	烟碱	曲美芬	自主神经节肾上腺髓质	节后神经元去极化；髓质细胞去极化，儿茶酚胺释放	开启内源性阳离子通道
中枢神经（CNS）	烟碱 地棘蛙素	某些伴有部分亚型选择性药物	脑与脊髓	接头前控制神经递质释放	受体组成为 $\alpha_2 \sim \alpha_9$ 和 $\beta_2 \sim \beta_4$ 的不同组合

EPSP，兴奋性突触后电位

二、作用于胆碱受体的药物分类

能产生拟似 ACh 作用的药物称为胆碱受体激动药(cholinoceptor agonists),又称拟胆碱药(cholinergic drugs),能激动胆碱能神经支配的效应器、神经节、神经-肌接头等部位的胆碱受体,产生拟胆碱作用。由于 ACh 主要经胆碱酯酶水解灭活,因此抑制胆碱酯酶的药物也属于拟胆碱药,表现出一定的拟胆碱作用。按药物对胆碱受体亚型选择性的不同,拟胆碱药可分为:①完全拟胆碱药,它们既能激动 M 受体,也能激动 N 受体;②M 型拟胆碱药,也称节后拟胆碱药,作用部位主要在节后胆碱能神经所支配的效应器内的 M 胆碱受体,如毛果芸香碱(图 11-2)。

能与胆碱受体结合但不产生或较少产生拟胆碱作用,却能妨碍 ACh 或拟胆碱药与受体结合的药物称为胆碱受体阻断药(cholinoceptor-blocking drug),又称抗胆碱药(anti-cholinergic drugs)。抗胆碱药可分为 M 胆碱受体阻断药和 N_N、N_M 胆碱受体阻断药(图 11-2)。M 胆碱受体阻断药(M-cholinoceptor blocking drugs)包括阿托品类生物碱及其合成代用品。N_N 胆碱受体阻断药(N_N-cholinoceptor blocking drugs)又称神经节阻断药(ganglionic blocking drugs)。N_M 胆碱受体阻断药又称骨骼肌松弛药,详见第十章骨骼肌松弛药及其拮抗药。本章重点介绍 M 和 N_N 胆碱受体阻断药。

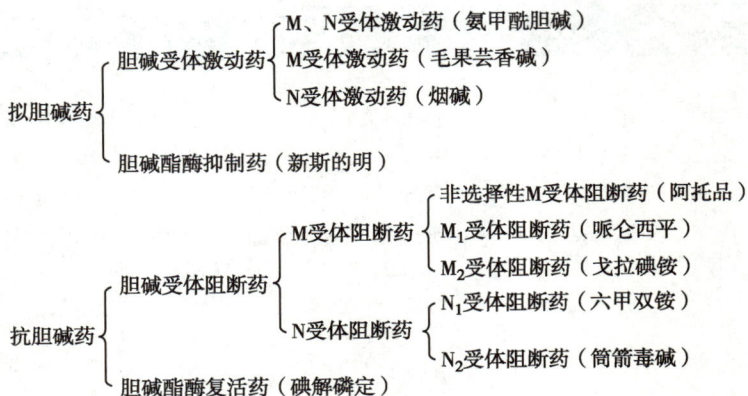

```
                  ┌ 胆碱受体激动药 ┬ M、N受体激动药（氨甲酰胆碱）
                  │                ├ M受体激动药（毛果芸香碱）
  拟胆碱药 ───────┤                └ N受体激动药（烟碱）
                  │
                  └ 胆碱酯酶抑制药（新斯的明）

                  ┌ 胆碱受体阻断药 ┬ M受体阻断药 ┬ 非选择性M受体阻断药（阿托品）
                  │                │             ├ M₁受体阻断药（哌仑西平）
  抗胆碱药 ───────┤                │             └ M₂受体阻断药（戈拉碘铵）
                  │                │
                  │                └ N受体阻断药 ┬ N₁受体阻断药（六甲双铵）
                  │                              └ N₂受体阻断药（筒箭毒碱）
                  └ 胆碱酯酶复活药（碘解磷定）
```

图 11-2　作用于胆碱受体的药物分类

第二节　拟 胆 碱 药

一、乙 酰 胆 碱

ACh 既是外周也是中枢胆碱能神经的递质,特异性地作用于各类胆碱受体。其化学性质不稳定,遇水易分解,在体内可迅速被胆碱酯酶破坏,且不易透过血-脑屏障,选择性低,作用十分广泛,因此临床应用有较大的局限性,偶有用作某些诊断试验者,而主要用作药理实验的工具药。但了解 ACh 的生理活性和药理作用,将有利于了解许多生理现象和掌握拟胆碱药和抗胆碱药的主要药理作用。ACh 现已能人工合成。

【药理作用】ACh 能直接激动 M 和 N 胆碱受体,故兼具 M 样作用和 N 样作用。

1. **M 样作用**　静脉注射小剂量 ACh 即能激动胆碱能神经节后纤维所支配效应器的 M 胆碱受体,引起血管扩张,血压下降,心率减慢,心肌收缩力减弱,房室结和浦肯野纤维传导减慢,心房不应期缩短,胃肠道、泌尿道及支气管平滑肌等收缩,腺体分泌增加,眼瞳孔括约肌和睫状肌收缩等。

2. N 样作用

(1) 激动 N_N 胆碱受体:产生相当于全部自主神经节兴奋时所产生的作用,包括交感和副交感神经节后纤维的兴奋。ACh 还能兴奋肾上腺髓质嗜铬细胞,使之释放肾上腺素。由于许多器官是由胆碱能神经和去甲肾上腺素能神经双重支配的,它们在功能上又多是互相拮抗的,因此在全部神经节兴奋时,节后胆碱能神经和去甲肾上腺素能神经也都同时兴奋,其综合结果常较复杂,其最终结果取决于组织中何种受体占优势。

(2) 激动 N_M 胆碱受体:激动运动神经终板上的 N_M 受体后,引起骨骼肌收缩。剂量较大时,可出现肌肉弥散性收缩、肌肉痉挛等现象。

3. 中枢作用　ACh 为季铵盐,脂溶性差,不易通过血-脑脊液屏障,外周给药无明显中枢作用。但中枢神经存在胆碱能神经元,可释放 ACh。中枢胆碱受体也有 5 种 M 受体亚型和 N 受体存在。大脑 M 受体较丰富,脊髓以 N 受体为主。ACh 是外周的也是中枢的递质之一,可引起惊厥和镇痛。

【临床应用】乙酰胆碱的药理作用过于广泛,选择性差,且在体内迅速被胆碱酯酶水解,故无临床应用价值,仅作为医学研究用的工具药。

二、毛果芸香碱

毛果芸香碱(pilocarpine,匹鲁卡品)为叔胺类化合物,是从毛果芸香属植物叶中提取的生物碱,其水溶液稳定,现已能人工合成。

【药理作用】能直接作用于副交感神经(包括支配汗腺的交感神经)节后纤维支配的效应器官的 M 胆碱受体,其对眼和腺体的作用最为明显。

1. 眼　滴眼后可引起缩瞳、降低眼内压和调节痉挛等作用(图 11-3)。

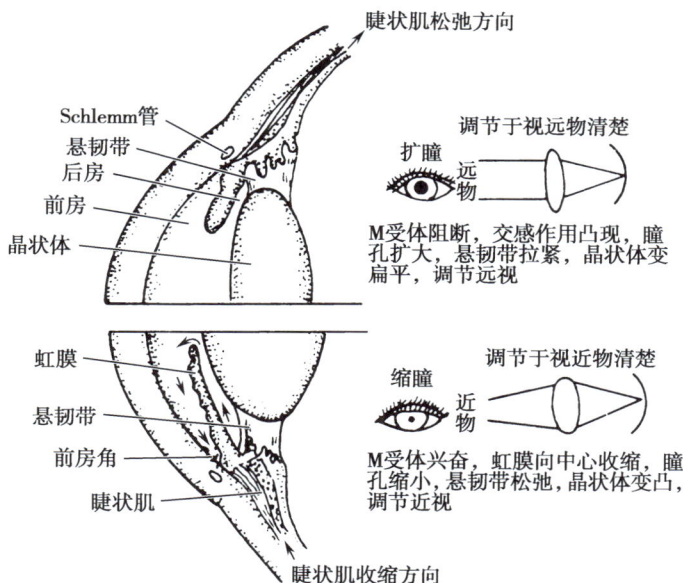

图 11-3　拟胆碱药和抗胆碱药对眼的作用

(1) 缩瞳:虹膜内的瞳孔括约肌上存在 M 受体,毛果芸香碱激动 M 受体,使瞳孔括约肌收缩,瞳孔缩小。局部用药后作用可持续数小时至 1 天。

（2）降低眼内压：房水是由睫状体上皮细胞分泌及血管渗出而生成,经瞳孔、前房、前房角的小梁网（滤帘）流入巩膜静脉而进入血液循环。房水可使眼球内具有一定压力,称为眼内压。房水回流障碍可致眼内压升高,长期眼内压升高可致青光眼。毛果芸香碱通过缩瞳作用使虹膜向中心拉紧,虹膜根部变薄,从而使前房角间隙扩大,房水易于通过巩膜静脉而进入循环,使眼内压降低。

（3）调节痉挛：毛果芸香碱激动睫状肌上的 M 受体,使环状肌向瞳孔中心方向收缩,悬韧带松弛,晶状体由于本身的弹性而变凸,屈光度增加,从而使远物难以清晰地成像于视网膜上,故视远物模糊,视近物清楚,此作用称为调节痉挛,此作用可在 2 小时内消失。

2. 腺体 毛果芸香碱能激动腺体的 M 受体,使分泌增加,以汗腺和唾液腺最为明显。

【临床应用】毛果芸香碱主要用于眼科,不作全身应用。滴眼时易透过角膜,作用迅速。目前临床上用作治疗青光眼和虹膜炎,滴眼时应紧压内眦以防吸收。本品还可用作抗胆碱药阿托品中毒的解救。

第三节 M 胆碱受体阻断药

一、阿 托 品

阿托品（atropine）系从茄科植物颠茄、曼陀罗或莨菪等提取的生物碱。天然存在于植物中的生物碱为左旋莨菪碱,性质不稳定。经提取处理后,得到稳定的消旋莨菪碱,即阿托品（图11-4）。

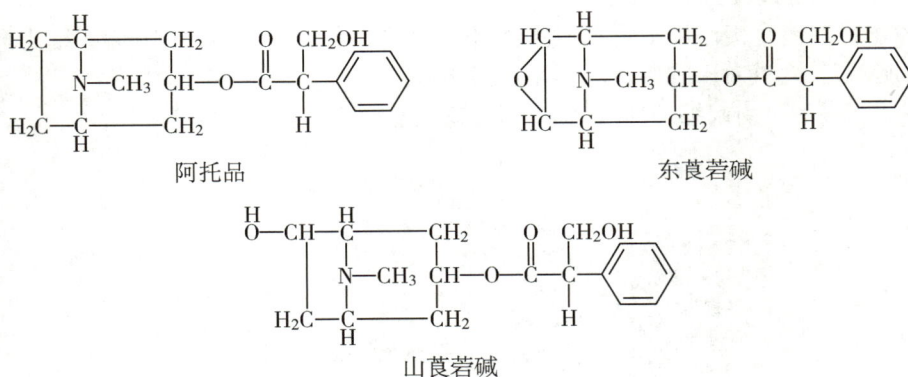

阿托品

东莨菪碱

山莨菪碱

图 11-4　M 胆碱受体阻断药的化学结构

【体内过程】口服或黏膜给药均易吸收,口服后药物分布于全身,1 小时后作用达高峰,半衰期约为 2 小时。阿托品主要为组织或肝内的酶水解,生成托品和托品酸。12 小时内约 60% 以原形经尿排出,其余经肝代谢为游离托品碱基和与葡萄糖醛酸的结合物,仅少量从各种分泌液及粪便中排出。

【药理作用】阿托品与 M 胆碱受体结合后,由于其本身的内在活性小,不能激动受体,反而阻碍 ACh 和其他拟胆碱药与受体结合,从而拮抗 ACh 的作用。阿托品对外源性 ACh 的拮抗作用强于内源性 ACh,这可能是因为胆碱能神经末梢所释放的 ACh 离受体较近,导致在神经-效应器接头内有高浓度的神经递质达到受体。阿托品对 M 胆碱受体的阻断作用有相当高的选择性,但大剂量时也可阻断神经节的 N 受体。阿托品对各种 M 受体亚型的选择性较低。

阿托品的作用广泛,不同效应器上的 M 胆碱受体对阿托品的敏感性不同,随着剂量增加可依次出现腺体分泌减少,瞳孔扩大和调节麻痹,心率加快,胃肠道及膀胱平滑肌抑制,大剂量可出现中枢症状。

1. 腺体分泌 阿托品通过阻断 M 受体抑制腺体分泌,对唾液腺和汗腺的作用最敏感,小剂量(0.3~0.5mg)就呈现显著的抑制作用,引起口干和皮肤干燥。同时泪腺及支气管腺体分泌也明显减少。较大剂量虽可抑制胃液分泌,但对胃酸影响较小,因胃酸的分泌还受组胺、促胃液素等体液因素的调节。

2. 眼 阿托品对眼的作用正好与毛果芸香碱相反,通过阻断 M 受体,使瞳孔括约肌和睫状肌松弛,出现扩瞳、眼内压升高和调节麻痹。

(1)扩瞳:阻断瞳孔括约肌上的 M 受体,导致括约肌松弛,故使去甲肾上腺素能神经支配的瞳孔扩大肌功能占优势,瞳孔扩大。

(2)眼内压升高:由于扩瞳作用,虹膜退向边缘,前房角间隙变窄,房水回流入巩膜静脉窦受阻,以致房水积聚,致眼压升高。

(3)调节麻痹:阿托品使睫状肌松弛而退向外缘,并使悬韧带拉紧,晶状体变为扁平,屈光度降低,不能将近距离的物体清晰地成像于视网膜上,故视近物模糊不清,只适于看远物。这一作用称为调节麻痹。

3. 平滑肌 阿托品能松弛多种内脏平滑肌,尤其对过度活动或痉挛的内脏平滑肌作用更显著。它可抑制胃肠道平滑肌的痉挛,降低蠕动的幅度和频率,缓解胃肠绞痛;也可降低尿道与膀胱逼尿肌的张力与收缩幅度;但对胆道、输尿管、支气管和子宫平滑肌的作用较弱。阿托品对括约肌的作用主要取决于当时括约肌的功能状态,如胃幽门括约肌痉挛时,阿托品有解痉作用,但作用较弱且不恒定。

4. 心血管系统

(1)心脏:阿托品对心率的影响与剂量、迷走神经张力以及合用的全麻药有关。治疗量阿托品(0.4~0.6mg)阻断副交感神经节后纤维 M_1 受体,使 ACh 对递质释放的负反馈抑制作用减弱,从而促进 ACh 释放,导致部分患者的心率轻度短暂性地减慢。较大剂量阿托品因阻断窦房结的 M_2 受体,从而解除迷走神经对心脏的抑制,使心率加快。心率加快的程度取决于迷走神经张力的高低。阿托品能对抗迷走神经过度兴奋所致的传导阻滞和心律失常,也可缩短房室结的有效不应期,增加心房扑动或心房颤动患者的心室率。

乙醚浅麻醉时,交感神经兴奋,静脉注射阿托品常可引起明显的窦性心动过速。氟烷麻醉时,迷走神经张力增高,阿托品可用于防止心动过缓,常作为常规的术前用药,也可用于麻醉过程中出现心动过缓时的静脉给药。有时静脉注射阿托品后心率先减慢,后增快,偶尔可见室性期前收缩。硫喷妥钠和 N_2O 麻醉时,注射阿托品可引起轻度心率增快。

(2)血管与血压:治疗量的阿托品对血管和血压无明显影响,这可能是多数阻力血管缺乏胆碱能神经支配之故。大剂量阿托品(偶见治疗量)可解除小血管痉挛,皮肤血管扩张尤其显著,出现潮红、温热等症状。扩血管作用的机制尚不清楚,与其抗 M 胆碱作用无关,可能是机体对阿托品引起的体温升高的代偿性散热反应,也可能是大剂量阿托品直接扩张血管作用的结果。

5. 中枢神经系统 阿托品可兴奋延髓和高位大脑中枢,此与阿托品阻断中枢起抑制作用的 M_2 受体有关。治疗量的阿托品对中枢神经系统的影响不明显;较大剂量(1~2mg)可轻度兴奋延髓和大脑,5mg 时中枢兴奋性明显增强,中毒剂量(10mg 以上)可见明显中枢中毒症状。继续增加剂量,可见中枢由兴奋转为抑制,出现昏迷与呼吸麻痹,最后死于循环与呼吸衰竭。

【临床应用】

1. 麻醉前用药 阿托品常用作麻醉前用药,可抑制唾液腺、消化道和呼吸道的分泌,防止分泌物阻塞呼吸道而引起吸入性肺炎;降低迷走神经张力,预防术中内脏牵拉引起的缓慢型心律失常。

2. 抗心律失常　阿托品能解除迷走神经对心脏的抑制作用,常用于治疗迷走神经过度兴奋所致的窦房阻滞、房室阻滞等缓慢型心律失常。对于器质性的房室传导阻滞无效,即使增大剂量仍不可能使情况改善,甚至引起心律进一步紊乱。对窦房结功能低下引起的室性异位节律有较好的疗效。

3. 解除平滑肌痉挛　可用于各种内脏绞痛,对胃肠绞痛及膀胱刺激症状等疗效较好;对胆绞痛和肾绞痛常与镇痛药合用;由于阿托品能松弛膀胱逼尿肌及增加括约肌张力,可用于治疗遗尿症。

4. 抗休克　临床主要用于暴发型流脑、感染性菌痢、中毒性肺炎等所致的感染性休克,可用大剂量阿托品治疗,能解除血管痉挛、舒张外周血管、改善微循环、增加重要器官的血流灌注。但对休克伴有高热或心动过速者不宜用阿托品。

5. 解救有机磷酸酯类中毒　大剂量阿托品注射是有机磷中毒解救的重要措施。阿托品要足量和反复持续使用,直至 M 胆碱受体兴奋症状消失或出现阿托品轻度中毒症状(阿托品化)。对于中度和重度中毒病例,还必须合用胆碱酯酶复活剂。

6. 眼科　用于扩瞳检查眼底、验光及治疗虹膜睫状体炎。

【禁忌证】　青光眼、幽门梗阻及前列腺肥大者禁用;心肌梗死、心动过速及高热者慎用。

【不良反应】　阿托品作用非常广泛,当某一药效作为治疗作用时,其他作用便成为副作用。常见的有口干、视力模糊、心悸、皮肤干燥、潮红、体温升高、排尿困难、便秘等。随着剂量增大,其不良反应逐渐加重,甚至出现中枢中毒症状,如躁动、不安、呼吸加深加快、谵妄、幻觉、定向障碍、震颤、木僵、惊厥等,最后可致昏迷和呼吸衰竭。临床上把这种中枢毒性反应叫做中枢抗胆碱能综合征(central anticholinergic syndrome),静脉注射毒扁豆碱可迅速纠正。

二、盐酸戊乙奎醚

盐酸戊乙奎醚(penehyclidine hydrochloride)化学名称为 3-(2-环戊基-2-羟基-2-苯基乙氧基)奎宁环烷盐酸盐,是我国学者研制的国家一类新药,商品名为长托宁,为 1ml 含 1mg 的注射剂。

【体内过程】　健康成人肌肉注射 1mg 盐酸戊乙奎醚后,2 分钟可在血中检测出盐酸戊乙奎醚,约 0.56 小时血药浓度达峰值,峰浓度约为 13.20μg/L,消除半衰期约为 10.35 小时。该药可透过血-脑屏障,主要由尿和粪便排泄,24 小时总排泄为给药量的 94.17%。

【药理作用】　盐酸戊乙奎醚系新型选择性抗胆碱药,能与 M、N 胆碱受体结合,抑制节后胆碱能神经支配的平滑肌与腺体生理功能,对抗乙酰胆碱和其他拟胆碱药物的蕈碱样及烟碱样作用,能透过血-脑屏障,故同时具有较强、较全面的中枢和外周抗胆碱作用。该药对 M 受体具有明显选择性,即主要选择作用于 M_1、M_3 受体,而对 M_2 受体的作用较弱或不明显,不阻断突触前膜 M_2 受体调控神经末梢释放 Ach 的功能,一般不引起心动过速。同时,该药对 N_N、N_M 受体也有一定作用。该药能较好对抗乙酰胆碱的作用,解除因体内大量释放乙酰胆碱,引起迷走神经高度兴奋所致的平滑肌痉挛;解除肺、脑微血管的持续痉挛引起的急性微循环功能障碍。同时,该药消除半衰期长达 10 小时左右,给药次数可减少。能较好地拮抗有机磷毒物(农药)中毒引起的中枢中毒症状,如惊厥、中枢呼吸循环衰竭和烦躁不安等;在外周也能较强地拮抗有机磷毒物(农药)中毒引起的毒蕈碱样中毒症状,如支气管平滑肌痉挛和分泌物增多、出汗、流涎、缩瞳和胃肠道平滑肌痉挛和收缩等。它还能增加呼吸频率和呼吸流量。

【临床应用】

1. 麻醉前用药　可以抑制唾液腺和气道腺体分泌。

2. 解救有机磷毒物中毒　用于有机磷毒物中毒急救治疗和中毒后期或胆碱酯酶(ChE)老

化后维持阿托品化。

【禁忌证】 青光眼患者禁用。

【不良反应】 治疗剂量时常常伴有口干、面红和皮肤干燥等。如用量过大,可出现头晕、尿潴留、谵妄和体温升高等。一般不须特殊处理,停药后可自行缓解。

三、东莨菪碱

东莨菪碱(scopolamine)是洋金花中的主要有效成分,通常占洋金花生物碱的 80%~85%(图 11-4)。

【体内过程】 东莨菪碱口服吸收较阿托品差,肌内注射吸收迅速且完全,可通过血-脑屏障和胎盘屏障。大鼠静脉注射 ^{3}H-东莨菪碱的研究表明,$t_{1/2\alpha}$ 为 11 分钟,$t_{1/2\beta}$ 为 95 分钟,脑内浓度比血浆高。脑内分布以纹状体、大脑皮质及海马较多,膈区和间脑次之,低位脑干和小脑较低。大部分东莨菪碱在肝内代谢消除,仅很小部分以原形由尿排出。

【药理作用】

1. **中枢作用** 东莨菪碱对中枢神经系统的作用最强,具有抑制和兴奋的双相作用,但以抑制为主。小剂量即有明显的镇静作用,较大剂量产生催眠。东莨菪碱偶尔可引起欣快感,个别患者可引起不安、激动、幻觉乃至谵妄等阿托品样兴奋症状。东莨菪碱的中枢抑制作用机制尚不清楚。

东莨菪碱的遗忘作用强,并能增强吗啡类的镇痛作用,可能是阻断中枢 M 胆碱受体的结果。一般认为东莨菪碱可轻度兴奋呼吸中枢,对吗啡的呼吸抑制作用具有微弱的拮抗作用。

2. **外周作用** 东莨菪碱的外周作用和阿托品相似,仅在强度上有所不同。其扩瞳、调节麻痹和抑制腺体分泌作用比阿托品强,但对平滑肌解痉及对心血管的作用较弱。

【临床应用】

1. **麻醉前用药** 通常与吗啡或哌替啶合用,抑制腺体分泌,而且具有中枢抑制作用,亦不易引起心动过速。老年患者易引起谵妄,小儿易使体温失控,宜慎用。

2. **防治晕动病** 防晕作用可能与其抑制前庭神经内耳功能或大脑皮质功能有关,可与苯海拉明合用以增加疗效。以预防给药效果好,如已出现晕动病症状再用药则疗效差。

3. **治疗帕金森病** 东莨菪碱对帕金森病有一定疗效,可改善患者的流涎、震颤和肌肉强直等症状。

4. **静脉复合麻醉** 可与哌替啶、氯丙嗪等组成复合麻醉,但因麻醉作用弱,不良反应多,目前临床少用。

5. **戒毒** 用于阿片类和烟草依赖的戒断,有一定效果。

【禁忌证】 同阿托品。

【不良反应】 有时会引起烦躁、幻觉等兴奋症状,主要见于老年人。其余不良反应与阿托品相似,但多数程度较轻。

四、山莨菪碱

山莨菪碱(anisodamine)是我国科研人员 1965 年 4 月从茄科植物唐古特莨菪中天然分离出的生物碱,故也称 654,其人工合成品为消旋体,称 654-2,化学结构见图 11-4。因口服吸收较差,故多注射给药。

山莨菪碱具有明显的外周抗胆碱作用,对抗 ACh 所致的平滑肌痉挛和心血管抑制作用与阿托品相似而稍弱,能解除小血管痉挛,改善微循环,降低血黏度,抑制血小板聚集,增加组织的血液灌注量。但其扩瞳和抑制唾液分泌的作用仅为阿托品的 1/20～1/10。此外,山莨菪碱不易透过血-脑脊液屏障,因而中枢作用很弱。

山莨菪碱作用选择性高,副作用少,主要用于治疗各种感染中毒性休克,用于治疗内脏平滑肌绞痛、急性胰腺炎等。不良反应及禁忌证与阿托品相似。

五、格 隆 溴 铵

格隆溴铵(glycopyrronium bromide 或 glycopyrrolate)又名胃长安或甲吡戊痉平,为合成的 M 胆碱受体阻断药,是苯乙醇酸取代托品酸的结合物。本品含有季铵基,为季铵化合物,难以透过血-脑脊液屏障,故无明显中枢作用。格隆溴铵的外周抗胆碱作用强而持久,抗毒蕈碱作用约为阿托品的 5～6 倍,作用维持时间较阿托品长 3～4 倍。其作用特点是抑制胃酸分泌的作用较为确实,而胃肠道解痉作用不甚肯定。

格隆溴铵可用作麻醉前用药,对心率影响最小,剂量为 4～8μg/kg,肌内注射。用新斯的明拮抗非去极化型肌松药过量时,为防止心动过缓,可加用格隆溴铵,通常新斯的明每 1mg 合用格隆溴铵 0.2mg。

第四节　N_N 胆碱受体阻断药——神经节阻断药

N_N 胆碱受体阻断药(N_N-cholinoceptor blocking drugs)又称神经节阻断药(ganglionic blocking drugs),能选择性地与神经节细胞的 N_N 胆碱受体结合但不激动受体,竞争性地阻断 ACh 与受体结合,使节前纤维末梢释放的 ACh 不能引起神经节细胞的除极化反应,从而阻断了神经冲动在神经节中的传递。神经节阻断药有非季铵类和硫化物类,临床常用的有非季铵类的美卡拉明(mecamylamine,美加明)和硫化物类的樟磺咪芬(trimetaphan)。

【体内过程】非季铵类和硫化物类口服不易吸收,药物吸收后主要分布于细胞外液,以原形经肾排泄,因胃排空缓慢,大量药物同时进入小肠,易引起低血压和虚脱。非季铵类药物美卡拉明口服易吸收,吸收后在肝、肾中浓度高,排泄慢,作用时间持久。

【药理作用】神经节阻断药选择性低,对交感神经节和副交感神经节都有阻断作用。由于多数器官是由交感神经和副交感神经双重支配的,因此这类药物对效应器的具体效应要视两类神经对该器官的支配以何者占优势而定。

1. **心血管系统**　交感神经对血管的支配占优势,用神经节阻断药后,可使血管、尤其是小动脉扩张,总外周阻力下降,加上静脉血管扩张,回心血量和心排血量减少,血压下降。由于副交感神经对窦房结的支配占优势,用药后可使心率加快。

2. **眼**　副交感神经对睫状肌和瞳孔括约肌的支配占优势,使睫状肌和瞳孔括约肌松弛,因此用药后有扩瞳和调节麻痹的作用。

3. **平滑肌和腺体**　内脏平滑肌和腺体以副交感神经支配占优势,用药后抑制胃肠道运动,引起便秘;还可使膀胱平滑肌松弛,导致尿潴留。抑制腺体分泌,引起口干等。

此类药物的作用特点是降压作用强大、迅速而可靠,但作用维持时间较短。反复给药容易产生耐受性,因此用药剂量必须个体化。这类药一般禁用于冠心病、肾功能不全和青光眼患者。

【临床应用】神经节阻断药早期主要用于治疗高血压,由于作用过于广泛,因而不良反应多,且降压作用过强过快,常使血压调节失灵,易致直立性低血压。通过临床经验的积累和基础研究的深入,现已不再用于治疗轻、中度高血压,仅用于高血压脑病、高血压危象和其他降压药无效的危重高血压患者。神经节阻断药还可用于麻醉时控制血压,以减少手术区出血。也可用于主动脉瘤手术,尤其是当禁忌使用 β 肾上腺素受体阻断剂时,此时应用神经节阻断药不仅能降压,而且能有效地防止因手术剥离而撕拉组织所造成的交感神经反射,使患者血压不会明显升高。

本类药物中,除美卡拉明和樟磺咪芬外,其他药物已基本不用。

【不良反应】　常见直立性低血压、心悸、视力模糊、口干、便秘、排尿困难、阳痿等。由于血压急剧下降可致心、脑、肾等器官供血不足。

【制剂与用法】

1. **硫酸阿托品**（atropine sulfate）　片剂:0.3mg/片,0.3~0.6mg/次,3 次/天。注射剂:0.5mg/ml、1mg/ml、5mg/ml,皮下或静脉注射,0.5mg/次。滴眼液:0.5%、1%。眼膏:1%。极量,口服,1mg/次,3mg/d;皮下或静脉注射,2mg/次。有机磷农药中毒时,用量视具体情况而定。

2. **盐酸戊乙奎醚**（penehyclidine hydrochloride）　注射剂:1mg/ml,肌肉注射,0.5~1mg/次。有机磷农药中毒时,用量视具体情况而定。

3. **氢溴酸东莨菪碱**（scopolamine hydrobromide）　片剂:0.2mg/片,0.2~0.3mg/次,3 次/天。注射剂:0.3mg/ml、0.5mg/ml,0.2~0.5mg/次,皮下或肌内注射,0.2~0.5mg/次。极量,口服,0.6mg/次,2mg/d;注射,0.5mg/次,1.5mg/d。

4. **氢溴酸山莨菪碱**（anisodamine hydrobromide）　片剂:5mg/片、10mg/片,口服,5~10mg/次,3 次/天。注射剂:5mg/ml、10mg/ml、20mg/ml,静脉注射或肌内注射,5~10mg/次,1~2 次/天。

5. **格隆溴铵**（glycopyrronium bromide）　片剂:0.5mg/片、1mg/片,口服,1~2mg/次,2~3 次/天,饭前及睡前服。注射剂:0.2mg/ml,用量见正文。

6. **盐酸美卡拉明**（mecamylamine hydrochloride）　片剂:2.5mg/片、5mg/片,2.5mg/次,2 次/天,以后递增至5mg/次,2~3 次/天。

（武玉清）

第十二章 作用于肾上腺素受体的药物

肾上腺素受体激动药(adrenoceptor agonists)是一类化学结构及药理作用和肾上腺素、去甲肾上腺素相似的药物,与肾上腺素受体结合并激动受体,产生肾上腺素样作用,又称拟肾上腺素药(adrenomimetic drugs)。它们都是胺类,作用亦与兴奋交感神经的效应相似,故又称拟交感胺类(sympathomimetic amines)。

肾上腺素受体阻断药(adrenoceptor blocking drugs),又称肾上腺素受体拮抗剂(adrenoceptor antagonists),指能阻断肾上腺素受体从而拮抗去甲肾上腺素神经递质或肾上腺素受体激动药作用的药物。

肾上腺素受体激动药或阻断药在调节心脏、血管、内分泌等功能上发挥了重要的作用,本章将重点介绍。

第一节 概　　述

一、肾上腺素能神经及其递质

(一) 递质的生物合成、贮存及释放

肾上腺素能神经是指能在传出神经兴奋时,末梢释放的递质为去甲肾上腺素的神经。肾上腺素能神经末梢是由极细的串珠状神经纤维构成,串珠状膨胀部分称为膨体(varicosity),与效应器细胞之间形成突触(synapse)。膨体内有线粒体及囊泡等结构,一个膨体大约有1000左右个囊泡,囊泡内含有高浓度的去甲肾上腺素、ATP 及多巴胺-β-羟化酶。囊泡大小不一,为递质合成、转运和贮存的重要场所。

去甲肾上腺素(noradrenaline,NA 或 norepinephrine,NE)的生物合成(图 12-1)在肾上腺素能神经胞体内和轴突内开始进行,但主要部位是在神经末梢的膨体。酪氨酸是合成去甲肾上腺素的基本原料,血液中的酪氨酸通过钠依赖性转运体进入去甲肾上腺素能神经末梢,经酪氨酸羟化酶(tyrosine hydroxylase,TH)催化生成多巴,再经多巴脱羧酶(dopa decarboxylase,DDC)催化生成多巴胺。在囊泡壁上转运体的作用下,多巴胺进入囊泡,被多巴胺-β-羟化酶(dopamine-β-hydroxylase,DβH)催化生成去甲肾上腺素,并与 ATP 及嗜铬蛋白结合贮存于囊泡中。去甲肾上腺素在苯乙醇胺-N-甲基转移酶(phenylethanolamine-N-methyl transferase,PNMT)的作用下,进一步甲基化生成肾上腺素。在上述参与递质合成的酶中,TH 的活性较低,反应速度慢,且对底物的要求专一,当胞质中游离多巴胺或游离去甲肾上腺素浓度增高时,对该酶有反馈性抑制作用。因此,TH 是整个合成过程的限速酶。此外,肾上腺髓质的嗜铬细胞在肾上腺皮质激素的调控下,激活 TH 合成去甲肾上腺素,然后以扩散的方式离开囊泡,在胞浆中经 PNMT 的催化合成肾上腺素,肾上腺素再返回囊泡中。任何引起肾上腺皮质激素分泌增加的应激状态都可以引起肾上腺素的释放。

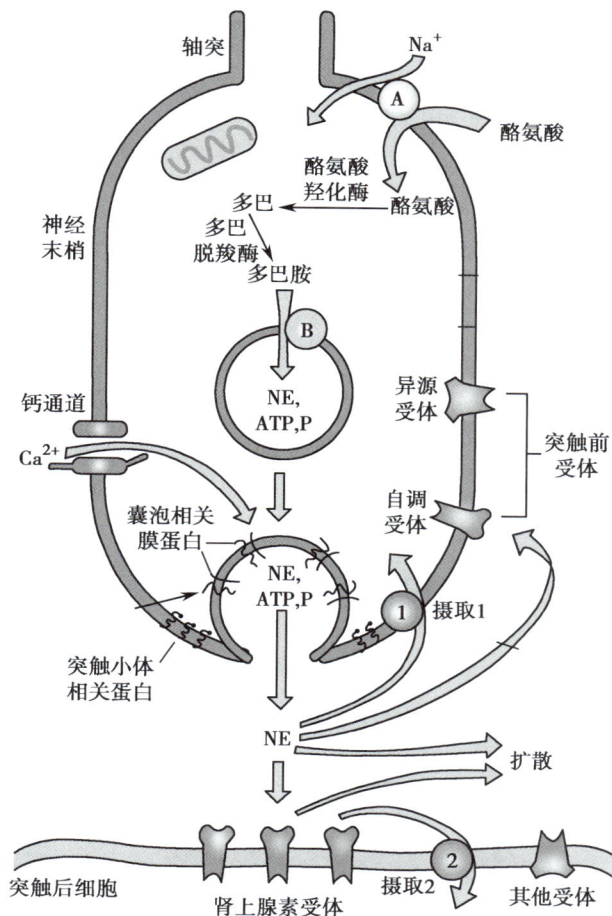

图 12-1 去甲肾上腺素递质的合成、贮备与释放示意图
NE. 去甲肾上腺素；ATP. 三磷酸腺苷；P. 多肽

当神经冲动到达肾上腺素能神经末梢时，细胞膜产生去极化，钙离子内流，促使靠近突触前膜的一些囊泡向突触前膜运动。囊泡膜与突触前膜融合，并形成裂孔，囊泡内容物以胞裂外排的方式排入突触间隙，从而引起去甲肾上腺素释放。肾上腺髓质中肾上腺素的释放是通过节前纤维释放乙酰胆碱完成的。乙酰胆碱与嗜铬细胞上的 N_1 受体相互作用，产生去极化，钙离子内流，囊泡同样以胞裂外排的方式释放肾上腺素。

（二）递质作用的消失

去甲肾上腺素被摄取入神经末梢是失活的主要方式，分为摄取-1 和摄取-2。摄取-1 也称神经摄取，为一种主动转运机制，释放量的去甲肾上腺素有 75% ~ 90% 被这种方式所摄取。摄取进入神经末梢的去甲肾上腺素可进一步转运进入囊泡中贮存，部分未进入囊泡中的去甲肾上腺素可被胞质液中线粒体膜上的单胺氧化酶（monoamine oxidase，MAO）破坏。此外，许多非神经组织如心肌、血管、肠道平滑肌也可摄取去甲肾上腺素，称为摄取-2，也称非神经摄取。经摄取-2 途径摄入组织的去甲肾上腺素并不贮存而很快被细胞内儿茶酚氧位甲基转移酶（catechol-O-methyltransferase，COMT）和 MAO 所破坏，因此可以认为，摄取-1 为贮存型摄取，摄取-2 为代谢型摄取。

二、肾上腺素受体

肾上腺素受体是指位于突触前膜、突触后膜或效应器细胞膜上的一种特殊蛋白质,它们能选择性地与相应的配体(如去甲肾上腺素、肾上腺素等拟肾上腺素药及抗肾上腺素药)相结合,从而产生特定的生物学效应。

肾上腺素受体分为 α 型肾上腺素受体和 β 型肾上腺素受体。其中 α 受体也分为两个亚型:α_1、α_2受体。α_1受体主要位于突触后膜,α_2受体主要位于突触前膜及非突触部位。α 受体位于不同的染色体上,现已被克隆出六种亚型基因,即 α_{1A}、α_{1B}、α_{1D} 和 α_{2A}、α_{2B}、α_{2C}。β 受体依据激动药与拮抗药的相对选择性分为 β_1、β_2 和 β_3受体。β_1受体主要分布在心肌,β_2受体主要分布在气管平滑肌及其他部位,而 β_3受体则分布在脂肪细胞上。此外,α_1、α_2受体在脑内也有定点分布。与 β_2受体相比,β_1受体更可能与脑功能关系密切。而在脊髓,α 受体比 β 受体更有生理学意义(表 12-1)

表 12-1　肾上腺素受体的分布及作用

受体	分布	反应	激动剂	拮抗剂
α_1	平滑肌	收缩	甲氧明	哌唑嗪
α_2	突触前	抑制去甲肾上腺素释放	去氧肾上腺素 可乐定 右美托咪定	育亨宾
β_1	心脏	变力 变时	多巴酚丁胺	美托洛尔
β_2	平滑肌	舒张	特布他林	

三、肾上腺素受体药物的作用机制与方式

肾上腺素受体药物通过直接或间接的方式作用于肾上腺素受体发挥生物学效应,产生不同的药理作用。

拟肾上腺素药物与去甲肾上腺素能神经末梢释放的递质相似,直接或间接地作用于不同靶组织的肾上腺素受体,其发挥生物学效应不仅取决于靶细胞上受体类型,还取决于受体密度和药物剂量。例如,支气管平滑肌细胞膜的受体主要是 β_2受体,异丙肾上腺素作用于受体使其扩张;支气管痉挛的患者长期应用 β_2受体激动药,支气管平滑肌 β_2受体的密度减少,易产生耐受。骨骼肌血管既有 β_2受体,又有 α_1受体,低剂量的肾上腺素激动 β_2受体使其扩张,高剂量肾上腺素则激动 α_1受体使其收缩。

(一) 直接作用

许多药物直接与肾上腺素受体结合。结合后产生与递质去甲肾上腺素相似的作用,称为拟肾上腺素药,或激动药(agonist);如果不产生或较少产生去甲肾上腺素的作用,且阻碍递质或激动药与受体的结合,产生相反作用,则称为肾上腺素受体阻断药,或拮抗药(antagonist)。

拟肾上腺素药与细胞表面的β受体结合后,激活特殊的中间介质 G 蛋白,在 G 蛋白的介导下,激活腺苷酸环化酶催化 ATP 转变为 cAMP(第二信使)。当 cAMP 浓度升高时,刺激蛋白激

酶使得细胞的蛋白通道磷酸化,并引起细胞特殊的生物学反应。同时,心肌细胞的 L-型钙通道被激活,细胞内的 Ca^{2+} 浓度增加,使心肌收缩力增强。因此,Ca^{2+} 成为最后的递质,被认为是第三信使(图 12-2)。

此外,拟肾上腺素药和细胞表面的 α_1 受体结合,在 G 蛋白的介导下,激活磷脂酶 C 水解膜中的磷脂或磷脂酰肌醇,生成二酰基甘油(第二信使)和磷酸肌醇,后两者促进细胞内钙贮存库中的 Ca^{2+} 释放,并产生相应的生理、生化效应(图 12-3)。

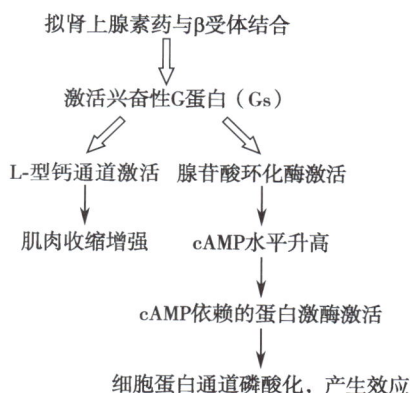

拟肾上腺素药与β受体结合
↓
激活兴奋性G蛋白（Gs）
↙ ↘
L-型钙通道激活　腺苷酸环化酶激活
↓　　　　　　　↓
肌肉收缩增强　　cAMP水平升高
↓
cAMP依赖的蛋白激酶激活
↓
细胞蛋白通道磷酸化,产生效应

图 12-2　β 受体激动后的信号转导过程

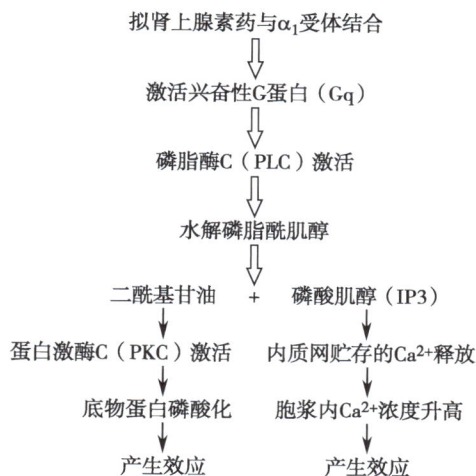

拟肾上腺素药与α₁受体结合
↓
激活兴奋性G蛋白（Gq）
↓
磷脂酶C（PLC）激活
↓
水解磷脂酰肌醇
↙ ↘
二酰基甘油　　＋　　磷酸肌醇（IP3）
↓　　　　　　　　　　↓
蛋白激酶C（PKC）激活　内质网贮存的Ca²⁺释放
↓　　　　　　　　　　↓
底物蛋白磷酸化　　　胞浆内Ca²⁺浓度升高
↓　　　　　　　　　　↓
产生效应　　　　　　产生效应

图 12-3　α₁ 受体激动后的信号转导过程

(二) 间接作用

1. 影响递质的合成　α-甲基酪氨酸可抑制去甲肾上腺素合成的限速酶 TH,从而使去甲肾上腺素合成减少。

2. 影响递质的释放　某些药物如麻黄碱、间羟胺不仅可以直接作用于受体,还可通过促进神经末梢释放去甲肾上腺素,从而产生拟肾上腺素作用。但这种作用有一定限制,当反复用药后,神经末梢贮备的去甲肾上腺素减少,药物作用减弱,即产生快速耐受性。此外,某些药物如可乐定能够分别抑制外周与中枢去甲肾上腺素释放,从而产生阻断效应。

3. 影响递质的转运和贮存　有的药物干扰递质去甲肾上腺素的再摄取,如利血平为典型的囊泡摄取抑制剂,影响去甲肾上腺素在囊泡内的贮备。

4. 影响生物转化　由于肾上腺素能神经递质的消除主要依赖于突触前膜的再摄取,因此 MAO 抑制药、COMT 抑制药还不能成为理想的外周抗肾上腺素药。

第二节　肾上腺素受体激动药

一、分　类

由于按肾上腺素受体亚型分类能准确地反映各药物的药理特性和临床应用,本节根据肾上腺素受体激动药对不同亚型受体的选择性,将其分为 3 大类:①α、β 肾上腺素受体激动药(α,β-adrenoceptor agonists);②α 肾上腺素受体激动药(α-adrenoceptor agonists)③β 肾上腺素受体激动药(β-adrenoceptor agonists)(表 12-2)。

表 12-2　拟肾上腺素药的分类与作用方式

分类	药物	对不同肾上腺素受体作用的比较			作用方式	
		α受体	β₁受体	β₂受体	直接作用于受体	释放递质
α受体激动药	去甲肾上腺素	+++	++	±	+	
	间羟胺	++	+	+	+	+
	去氧肾上腺素	++	±	±	+	±
	甲氧明	++	−	−	+	−
α、β受体激动药	肾上腺素	++++	+++	+++	+	
	多巴胺	+	++	±	+	+
	麻黄碱	++	++	++	+	+
β受体激动药	异丙肾上腺素	−	+++	+++	+	
	多巴酚丁胺	+	++	+	+	±

二、α、β肾上腺素受体激动药

（一）肾上腺素

肾上腺素（adrenaline，epinephrine）是肾上腺髓质的主要激素，其生物合成在肾上腺髓质嗜铬细胞中进行，首先生成去甲肾上腺素，继而在 PNMT 的催化下，经甲基化而形成肾上腺素。肾上腺素化学性质不稳定，见光易失效，在碱性溶液中易氧化，呈粉红色或棕色而失去活性，因而不能与碱性药物配伍，酸性环境中较稳定。

【体内过程】口服后在碱性肠液、肠黏膜及肝内亦被破坏氧化失效，不能达到有效的血药浓度。皮下注射因使血管收缩而吸收较肌内注射慢，皮下注射作用约 1 小时左右，肌内注射作用维持 10～30 分钟。进入体内的肾上腺素大部分被肝、肾及胃肠道等组织的 MAO、COMT 迅速代谢。静脉注射或滴注肾上腺素96小时后主要以代谢产物和少量原形经肾排泄。肾上腺素可通过胎盘进入胎儿血液中。

【药理作用】肾上腺素主要激动 α 与 β 受体。

1. **心脏**　兴奋心肌、窦房结及传导系统的 β₁ 受体，增强心肌收缩力，加速传导，增快心率，并且提高心肌兴奋性。由于心脏收缩力增加，心率增快，心排出量增加，使心肌做功增加、耗氧量增加。此外，激动冠状血管 β₂ 受体产生的舒张作用，以及心肌代谢产物的增加，使冠状动脉血流增加。因此肾上腺素是一种强效的心脏兴奋药，如静脉注射过快或剂量过大，可致室性心律失常发生。当患者处于心肌缺血、缺氧及心力衰竭时，肾上腺素有可能使病情加重或引起快速性心律失常，如期前收缩、心动过速、甚至心室纤颤。

2. **血管**　肾上腺素对血管的作用取决于受体类型、受体的分布密度和用药的剂量。成人静脉输入 1～2μg/min 主要兴奋周围血管的 β₂ 受体；2～10μg/min 主要激动 β₁ 受体，兼有 β₂ 受体和 α 受体作用；10～20μg/min 既可兴奋 α 受体，又可兴奋 β 受体，但 α 受体激动占优势。

肾上腺素对 α₁ 受体分布密度高的小动脉和毛细血管前括约肌作用明显，而对大动脉和静脉作用较弱；肾上腺素使皮肤、黏膜血管强烈收缩，肾血管明显收缩，肾血流下降，肾素分泌增加。常规剂量对脑、肺动脉无明显影响，但血压升高可使其被动扩张，肺动脉、肺静脉压升高，肺血流减少。过量的肾上腺素可引起肺毛细血管滤过压升高，形成肺水肿。较低剂量的肾上腺素也可增加冠状动脉血流,可能与以下因素有关:①肾上腺素延长心脏舒张期,有利于冠状动脉的灌注;②心肌收缩力增加,代谢产物腺苷等增加,使冠状动脉扩张;③激动冠状动脉的β₂受体,冠状动脉扩张。

3. **血压**　治疗剂量的肾上腺素由于心脏收缩力增加,心排出量增加,故收缩压升高。由于骨骼肌血管扩张抵消或超过皮肤、黏膜血管的收缩,舒张压通常不变或下降,平均动脉压稍有升高或不变,脉压增加(图12-4)。此时身体各部位血流重新分配,更适合应激状态下机体的供需要求。大剂量时,皮肤、黏膜及肾血管等强烈收缩,外周阻力增加,舒张压上升,平均动脉压升高。由于β₂受体对肾上腺素尤为敏感,α₁受体作用消失后,可出现继发性低血压。α₁受体阻断药可翻转肾上腺素的升压作用。

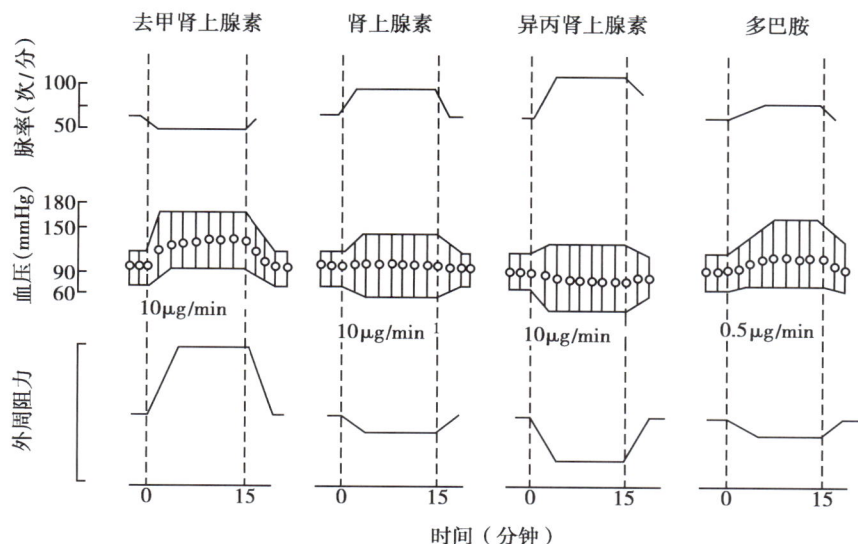

图 12-4　去甲肾上腺素、肾上腺素、异丙肾上腺素、多巴胺的作用比较

4. **支气管**　肾上腺素激动支气管平滑肌的β₂受体,使支气管平滑肌舒张,并能抑制肥大细胞释放多种过敏介质(如组胺等),对支气管哮喘急性发作有明显的止喘效果。此外,肾上腺素还可激动支气管黏膜血管的α受体,使黏膜血管收缩,降低毛细血管的通透性,从而消除支气管黏膜水肿。

5. **代谢**　肾上腺素能提高机体的代谢,可使耗氧量提高 20% ~ 30% 。肾上腺素激动 α₁、β₂受体,增加肝糖原分解,抑制胰岛素释放,减少外周组织对葡萄糖的摄取,升高血糖;激活 β₃受体,加速脂肪分解,使血中游离脂肪酸增加,胆固醇、磷脂及低密度脂蛋白也增加。低剂量的肾上腺素还可激活骨骼肌的 Na^+-K^+ 泵,使钾离子向骨骼肌细胞内转运,而肝内钾离子则向血中释放,可引起血清钾降低。

6. **中枢神经系统**　肾上腺素不易透过血-脑脊液屏障,治疗量时一般无明显中枢兴奋现象。大剂量时可引起激动、呕吐、肌强直,甚至惊厥等中枢兴奋症状。

【临床应用】

1. **心骤停**　肾上腺素是抢救心搏骤停、心肺复苏的常用药物。用于溺水、麻醉和手术中的意外、药物中毒、传染病、心脏传导阻滞等所致心搏骤停以及心室纤颤。心肺复苏时,肾上腺素提高心脏传导系统和心肌兴奋性,同时在心脏按压时可提高冠状动脉灌注压,有利于心脏血液灌注。此外,用药后的外周血管收缩有助于脑血管扩张以及增加脑血流量,有利于脑复苏。但是治疗电击等意外引起的心搏骤停时,常伴有或诱发心室纤颤,故在应用肾上腺素的同时,应配合使用除颤器、起搏器及利多卡因等抗心律失常药物。

2. **过敏性休克**　肾上腺素是治疗过敏性休克的首选药物。过敏性休克时,小血管扩张、毛细血管通透性增高、血压下降,支气管平滑肌痉挛、喉头水肿、呼吸困难。用药后能迅速扩张支气管平滑肌,缓解呼吸困难,提高肥大细胞 cAMP 的含量,从而抑制过敏介质(组胺、5-羟色胺及缓激肽等)释放。同时,兴奋 α 受体使血管收缩,血压回升,减少渗出,可迅速减轻声门水肿等过敏性休克症状。抢救时应迅速皮下注射或肌肉注射肾上腺素,危急病例亦可用生理盐水稀释 10 倍后缓慢静脉注射,但必须避免因过量或注射过速造成的血压剧升及心律失常等不良反应。

3. **支气管哮喘**　肾上腺素控制支气管哮喘急性发作,皮下注射、肌内注射或喷雾吸入均有效。一般 3~5 分钟症状缓解,最大通气量及呼吸频率均增加。

4. **与局麻药伍用**　肾上腺素与局部麻醉药伍用可以使注射部位的小血管收缩,延缓局麻药的吸收,延长局麻药的作用时间,预防局麻药中毒的发生。但应注意用量,过量时仍可产生心悸和血压剧升等全身不良反应。一般肾上腺素的浓度 1:200 000 或 5μg/ml,1 次用量不要超过 0.3mg。

5. **局部止血**　肾上腺素局部应用可控制皮肤、黏膜的浅表出血,但对静脉渗血及大血管出血无效。多用于鼻、咽、喉手术,减少出血,改善手术野的清晰度。

【不良反应】主要不良反应为心悸、头痛,甚至发生心律失常。剂量过大或快速静脉注射可致血压骤然上升,有发生脑出血或严重心律失常,甚至心室颤动的危险,临床应用应严格控制剂量。禁用于高血压、脑动脉硬化、器质性心脏病、甲状腺功能亢进、糖尿病等患者。老年人慎用。

吸入卤代烃类全麻药(尤其是氟烷)可提高心肌对儿茶酚胺的敏感性,特别在缺氧或高碳酸血症时,易引起室性心律失常,因此禁用或慎用。

(二)　麻黄碱

麻黄碱(ephedrine)是从中药麻黄中提取的生物碱。2000 年前的《神农本草经》便有麻黄能"止咳逆上气"的记载,现在药用的麻黄碱为人工合成品。

【体内过程】口服、肌内注射或皮下注射迅速吸收,可通过血-脑脊液屏障。麻黄碱不被 COMT 代谢,仅少量受 MAO 代谢影响,部分在肝内经脱氨氧化而失活。单一剂量约 40% 以上以原形经尿排泄,消除缓慢,故作用较肾上腺素持久。肌内注射或皮下注射持续作用时间 0.5~1 小时。

【药理作用】麻黄碱可直接兴奋 $α_1$、$β_1$ 和 $β_2$ 受体,也可促使肾上腺素神经末梢释放去甲肾上腺素而产生间接作用。作用与肾上腺素相似,但较肾上腺素弱,持续时间持久,中枢兴奋作用较明显。

1. **心血管作用**　激动 $β_1$ 受体,增强心肌收缩力,使心排出量增加。激动血管的 $α_1$ 和 $β_2$ 受体,使皮肤、黏膜血管收缩,肾和内脏血流减少,冠状动脉、脑及骨骼肌血管扩张,外周血管阻力略升高。收缩压上升较舒张压上升显著,平均动脉压上升,且作用缓慢而持久。整体情况下由于血压升高反射性地引起迷走神经兴奋,抵消或部分抵消加快心率的作用,心率变化不明显。

2. **支气管平滑肌**　与肾上腺素作用相似,但松弛支气管平滑肌的作用起效较慢,作用弱而持久。

3. **快速耐受性**　麻黄碱短时间内反复应用,作用逐渐减弱,称为快速耐受性(tachyphylaxis)。发生快速耐受性的原因有:①麻黄碱占据肾上腺素受体时间较长或趋于饱和,再次给药对受体的兴奋作用减弱,因而升压反应轻微;②重复用药后,肾上腺素能神经末梢贮备与释放的去甲肾上腺素减少或耗竭,因而作用减弱。这种快速耐受性停药后可恢复。

4. 其他　中枢作用较肾上腺素明显,较大剂量可兴奋大脑皮质及皮质下中枢,引起精神兴奋、不安和失眠。对代谢的影响弱于肾上腺素。

【临床应用】

1. 低血压　防治某些低血压状态,如椎管内麻醉所引起的低血压。常用方法为5~10mg静脉注射,或30mg肌内注射。

2. 哮喘　用于预防支气管哮喘的发作及轻症哮喘的治疗,有良好的效果。对严重的急性发作效果较差。

3. 其他　滴鼻可消除鼻黏膜充血引起的鼻塞,也可用于经鼻气管内插管的准备。口服可缓解荨麻疹和血管神经性水肿的皮肤黏膜症状。

【不良反应】　有时可出现精神兴奋、失眠、不安与心悸等。禁忌证同肾上腺素。

(三) 多巴胺

多巴胺(dopamine,DA)是体内去甲肾上腺素生物合成的前体,也是中枢与外周神经系统重要的神经递质,具有重要的药理活性。药用的多巴胺是人工合成品。

【体内过程】　口服无效。临床采用静脉输注给药,5分钟内起效,在体内迅速被MAO、COMT降解,作用时间短暂,血浆半衰期约7分钟左右。作用时效的长短与用量无关。不易通过血-脑脊液屏障,因此,外源性多巴胺通常不引起中枢效应。

【药理作用】　多巴胺主要兴奋β_1受体、α_1受体,以及多巴胺受体,对β_2受体的作用很弱。

1. 心血管系统　多巴胺的药理作用与用药浓度密切相关。

(1) 低浓度:静脉输注1~2$\mu g/(kg \cdot min)$,主要激动外周多巴胺受体(D_1),通过激活腺苷酸环化酶,使细胞内的cAMP水平提高,导致血管舒张。主要引起肾血管及肠系膜血管扩张,冠状动脉血管及脑血管也扩张,周围血管阻力下降。

(2) 中浓度:静脉输注2~10$\mu g/(kg \cdot min)$,除作用于多巴胺受体外,激动心脏β_1受体的作用更明显,使心肌的收缩力增强,每搏量及心排出量增加,收缩压升高,心率轻度增快或变化不明显。由于多巴胺受体兴奋,肾及冠状动脉仍呈扩张。

(3) 高浓度:静脉输注大于10$\mu g/(kg \cdot min)$,主要作用α_1受体,多巴胺受体与β_1受体的兴奋作用在很大程度上被取消。此时表现为外周阻力增加,舒张压升高,肾血流量降低,心率加快,甚至出现室上性、室性快速型心律失常。这一现象可被α_1受体阻断药所拮抗。多巴胺兴奋α_1受体的作用与触发大量去甲肾上腺素释放,间接产生去甲肾上腺素的作用有关。

2. 肾脏　小剂量时,激动多巴胺受体,肾血管舒张,肾血流量增加,肾小球滤过增加,同时抑制钠离子重吸收,具有排钠利尿作用。此种作用不依赖于肾血流量的增加。这一作用可被多巴胺受体阻断药所拮抗。大剂量时,兴奋α_1受体,使肾血管明显收缩。

【临床应用】

1. 抗休克　适用于心肌梗死、创伤、内毒素败血症、心脏手术、肾衰竭、充血性心力衰竭等引起的休克综合征。对伴有心肌收缩力减弱、尿量减少,且不能通过补充血容量得到缓解的患者疗效较好。此时药物的浓度从2~5$\mu g/(kg \cdot min)$开始,可根据需要逐渐增加。但剂量不得过大,否则可能失去有利的作用。应用过程中还应注意及时纠正血容量不足与酸中毒。

2. 强心、利尿　对急性肾衰竭的患者,以及急性心功能不全的患者,采用低浓度与髓袢利尿药合用,可产生较好的效果。

3. 升高血压　作为血管收缩剂,多巴胺的收缩血管作用较去甲肾上腺素弱,但比多巴酚丁胺强。因此,能够有效地升高血压。

【不良反应】　一般较轻,偶有恶心、呕吐。剂量过大、滴速过快可致呼吸困难、心律失常或肾血管收缩引起肾功能下降,一旦发现应立即减慢滴速或停药。嗜铬细胞瘤患者禁用。室性心律失常、闭塞性血管病、心肌梗死,动脉硬化和高血压患者慎用。

三、α肾上腺素受体激动药

作用于 α 肾上腺素受体的激动药按作用的受体不同又可分为 α_1、α_2 受体激动药(去甲肾上腺素,间羟胺),α_1 受体激动药(去氧肾上腺素、甲氧明)以及 α_2 受体激动药(可乐定、右美托咪定)。

(一) 去甲肾上腺素

去甲肾上腺素(noradrenaline,NA;norepinephrine,NE)是肾上腺素能神经末梢释放的化学递质,肾上腺髓质分泌仅占少量。药用的去甲肾上腺素是人工合成的重酒石酸盐。化学性质不稳定,见光、遇热易失效;在中性、碱性溶液中易氧化为粉红色或棕色而失效,酸性溶液中较稳定。

【体内过程】 口服无效,皮下注射易致局部组织坏死,只宜静脉滴注给药。静脉用药后很快从血液中消失,多分布于受肾上腺素能神经支配的效应器,起效迅速,停止滴注作用维持时间约 1 分钟。外源性去甲肾上腺素不易透过血-脑脊液屏障。

内源性与外源性去甲肾上腺素大部分被肾上腺素能神经末梢摄取后,进入囊泡贮存;被非神经组织摄取者,大多被 COMT 和 MAO 代谢而失活。仅有药量的 4% ~ 16% 以原形自尿中排泄。由于去甲肾上腺素进入机体后迅速被摄取和代谢,因此作用时间短暂。

【药理作用】 主要作用于 α 受体,激动作用强大,对心脏 β_1 受体有较弱的激动作用,对 β_2 受体几无作用。

1. **血管** 激动血管平滑肌的 α_1 受体,使小动脉、小静脉收缩,外周阻力增加。其血管收缩的程度依次为皮肤黏膜血管、肾血管、脑血管、肝血管、肠系膜血管、骨骼肌血管。冠状动脉舒张,冠状动脉血流增加,其原因为舒张压升高,使冠状动脉灌注压提高,以及心脏兴奋代谢产物如腺苷等增加。

去甲肾上腺素也可激活支配血管壁的神经末梢突触前膜的 α_2 受体,抑制去甲肾上腺素的释放。

2. **心脏** 较弱激动 β_1 受体,使心脏收缩力增强,传导速度增加,心率增快,心脏每搏量可增加。然而整体情况下,因血压升高而反射性地使心率减慢,其迷走神经兴奋作用可超过它的直接作用。外周阻力增加和心率减慢可使心排出量减少。剂量过大,也可致心律失常,但较肾上腺素少见。

3. **血压** 小剂量静脉输注使心脏兴奋,收缩压升高,舒张压升高幅度不大,平均动脉压升高,脉压增大。大剂量因血管强烈收缩,外周阻力明显增高,使收缩压、舒张压均明显升高,平均动脉压升高,脉压变小。

4. **其他作用** 大剂量时,也可以引起类似肾上腺素的高血糖和其他代谢效应。对中枢神经系统的作用比肾上腺素弱。对于孕妇,可增加子宫收缩的频率。

【临床应用】

1. **休克** 目前已不占重要位置。仅限应用于神经性休克早期血压急剧下降,嗜铬细胞瘤切除后的低血压,或危及生命的严重低血压状态,且对其他血管收缩药反应欠佳者。可用小剂量去甲肾上腺素静脉输注使收缩压维持 90mmHg 左右,以保证重要脏器灌注。因小量时心脏兴奋,心排出量增加,收缩压上升,舒张压上升不多,脉压增加,现也主张去甲肾上腺素与 α_1 受体阻断药合用,以保留 β_1 受体的效应。

低血容量休克或感染性休克应用去甲肾上腺素,虽可以收缩血管,升高血压,但可进一步加重组织缺血,加重微循环障碍,且肾血流量明显减少,不利于休克的治疗。

2. 上消化道出血　去甲肾上腺素 1~3mg 稀释后口服,可使食管或胃黏膜血管收缩,产生止血效果。

【不良反应】

1. 局部组织坏死　静脉输注时间过长,浓度过高或漏出血管外,可引起局部缺血坏死。如发现外漏或注射部位皮肤苍白,应及时更换注射部位,并用酚妥拉明或局部麻醉药浸润注射以扩张局部血管,减轻组织坏死。

2. 其他不良反应　剂量过大或输注时间过长可致肾血管强烈收缩,肾血流减少,产生少尿、无尿及肾实质损伤。应用时,应保持每小时尿量在 25ml 以上,必要时应利尿。长时间或大剂量使用去甲肾上腺素,也可以引起心内膜下出血和心肌梗死。

高血压、动脉硬化、器质性心脏病,少尿、无尿,以及严重微循环障碍的患者均禁用。孕妇用药后可能兴奋子宫引起流产,因此也禁用。

（二）间羟胺

间羟胺(metaraminol)又称阿拉明(aramine)。

【体内过程】静脉注射 1~2 分钟,肌内注射 10 分钟起效,主要经肝脏代谢,不易被 MAO 破坏,作用持续 20~60 分钟。

【药理作用】有直接与间接双重作用。主要作用是直接激动 α 受体,对 β_1 受体的作用较弱。也可被肾上腺素能神经末梢摄取,进入囊泡,与囊泡中的去甲肾上腺素置换,促进去甲肾上腺素释放,发挥间接作用。间羟胺兴奋 α 受体,使外周血管收缩,较弱激动 β 受体,中等程度地增强心肌收缩力。使收缩压与舒张压升高,心率可反射性地减慢,休克患者的心排出量增加。对正常人的心排出量影响不明显,如事先应用阿托品,可显著地增加心排出量。对肾血管的收缩作用较弱。

【临床应用】间羟胺与去甲肾上腺素比较,作用较弱而持久。与麻黄碱相比,对血管收缩作用较强,对心脏作用较弱,心率变化不明显。间羟胺能增加低血压和休克患者的心排出量,对正常人的心排出量影响不明显。肾血管收缩,但肾血流的减少明显弱于去甲肾上腺素。

由于间羟胺升压作用可靠,作用较持久,不良反应比去甲肾上腺素少,在抗休克的临床应用中是去甲肾上腺素的良好代用品。可用于椎管内麻醉所引起的低血压。也可用于阵发性房性心动过速,特别是伴有低血压的患者,可反射性减慢心率,并对窦房结可能具有直接抑制作用,使心率恢复正常。反复连续应用可产生快速耐受现象。

（三）去氧肾上腺素

去氧肾上腺素(phenylephrine)又称新福林、苯肾上腺素。

兼有直接与间接双重作用。可肌内注射和静脉滴注,吸收后体内代谢同去甲肾上腺素。

可直接激动 α 受体,小部分为间接作用,促进去甲肾上腺素释放,几无 β 受体激动作用。对 α_1 受体激动作用远大于对 α_2 受体的作用。临床作用与去甲肾上腺素相似,但效能较低,作用较持久。可使收缩压和舒张压升高,并反射性地引起心率减慢,心排出量稍有降低,外周阻力明显升高,肾、皮肤及肢体血流减少。肺血管收缩,肺动脉压升高,但冠状动脉血流量增加。

用于椎管内麻醉、吸入麻醉、静脉麻醉引起的血压下降。可替代肾上腺素与局麻药伍用,其浓度为 0.005%。也可利用其反射性地减慢心率的作用治疗室上性心动过速发作。因明显减少肾血流量,临床已较少用于休克的治疗。

（四）甲氧明

甲氧明（methoxamine）又称甲氧胺、美速克新命。静脉注射后 1~2 分钟起效，不受 COMT、MAO 的影响，作用持续 5~15 分钟。

甲氧明为 α_1 受体激动药，几无 β 受体作用。具有收缩周围血管作用，其中收缩动脉作用较强，对静脉影响较小。用药后外周阻力升高，收缩压、舒张压、平均动脉压升高，反射性地减慢心率，心排出量减少或不变。肾血流量减少明显，但冠状动脉血流增加。

临床用途与去氧肾上腺素相同。甲氧明在升高血压的同时，使肾血流的减少比去甲肾上腺素更为明显，可引起肾动脉痉挛。

（五）可乐定

可乐定（clonidine）又称氯压定、可乐宁，为 α_2 肾上腺素受体的激动剂，其受体选择性（α_2：α_1）为 220:1。药理作用与其他肾上腺素受体的激动剂不同，主要分为中枢与外周作用。本节主要介绍其对心血管系统的作用，其他如镇静、镇痛、抗焦虑作用详见第五章镇静催眠药与安定药。

【体内过程】可乐定脂溶性较高，可采用口服、静脉、皮下、肌内以及硬膜外给药。口服吸收迅速而完全，极易透过血-脑脊液屏障，进入中枢系统而发挥作用。可乐定约有 50% 在肝内代谢成无活性的产物，剩余部分以原形从肾排出。

【药理作用】

1. 心血管作用　可乐定的降压作用部位在中枢，主要是通过激动中枢肾上腺素能神经元上的 α_2 受体而实现降压作用。其降压作用一方面通过激动中枢孤束核的 α_2 肾上腺素受体，抑制脊髓前侧角交感神经细胞发放冲动，兴奋外周肾上腺素能神经末梢突触前膜 α_2 受体，使去甲肾上腺素释放减少；另一方面还与延髓咪唑啉受体有关。通过抑制血管运动中枢，使外周交感神经的活性降低，减轻压力反射引起的血压升高，从而引起血压下降。可乐定降压作用中等偏强，快速静脉注射首先出现短暂的血压升高，随后产生较持久的血压下降。外周阻力下降的同时，还伴有心率减慢，心排出量下降，血浆去甲肾上腺素浓度降低。某些高血压患者还伴有血浆肾素和醛固酮水平下降。可乐定对心肌收缩力、肾血流以及肾小球滤过率无明显降低作用。

可乐定的降压作用还取决于机体原有交感神经的紧张力，即血压正常者降压作用较弱，高血压患者的降压作用较强。因此，降压的过程不易出现体位性低血压。静脉输注用于控制高血压危象，或与控制性降压药合用，不但有降压协同作用，而且可降低控制性降压药的耐受性，抑制控制性降压药所引起的交感肾上腺髓质反应。此外，由于可乐定对交感神经突触后受体无阻滞作用，从而保存了交感神经对意外性低血压、低血容量或出血反应的储备能力，以保存对血管活性药物的反应性。

2. 镇静、镇痛及其他作用　详见第五章镇静催眠药与安定药

【临床应用】可用于高血压的治疗，也可作为麻醉前用药及麻醉辅助用药。在气管插管前应用以减轻高血压患者的心血管反应，也可明显减少麻醉药物的用量。

1. 维持血流动力学稳定　有研究表明，可乐定较利多卡因和芬太尼更能有效地控制气管插管时的心血管反应；而且与 β 受体阻断剂相似，有利于维持手术期间的血流动力学稳定；对于心绞痛的患者，可乐定还能有效地改善心肌氧的供需平衡。因此，可用于轻、中度高血压患者手术前的降压，并增加手术期间血流动力学的稳定性，便于麻醉管理。

2. 辅助控制性降压　可乐定与控制性降压药伍用，能抑制降压期间的交感肾上腺髓质反

应,明显地增强控制性降压药的效果,降低耐受性的发生。

3. **增强麻醉药的作用** 可乐定通过降低中枢肾上腺素能系统的活性,而减少麻醉药的需要量。因此可作为麻醉前用药及麻醉辅助用药,既具有良好镇静作用,诱导给药可抑制插管引起的应激反应,又可与吸入麻醉药伍用来降低异氟烷的用量,与局麻药伍用增强和延长蛛网膜下隙和硬膜外阻滞作用。

【不良反应】

1. 常见口干、嗜睡,有时出现头痛、便秘、腮腺肿大等。

2. 少数患者突然停药后,出现血压升高、心悸、出汗等症状。其原因可能是可乐定抑制外周肾上腺素能神经末梢释放去甲肾上腺素,导致神经末梢去甲肾上腺素贮存增加,突然停药后,贮存的去甲肾上腺素大量释放的结果。

3. 与 β 受体阻断药、钙通道阻滞药伍用时,应注意心动过缓的发生。

（六）右美托咪定

右美托咪定(dexmedetomidine,DEX)是美托咪定的右旋异构体,为一种新型的 α_2 肾上腺素能受体激动剂,其受体选择性(α_2 : α_1)为 1620:1,是一种高选择性、高特异性 α_2 受体激动剂。现已被广泛应用于区域、局部和全身麻醉的辅助用药。右美托咪定的消除半衰期约为 2 小时,分布半衰期约为 5 分钟,因此作用维持时间短暂。

右美托咪定与 α_2 肾上腺素能受体结合的亲和力是可乐定的 7~8 倍,且内在活性也强于可乐定。与可乐定相类似,分为中枢与外周作用。其中枢作用的部位主要在脑干的蓝斑核,因此具有镇静和抗焦虑,以及抑制交感活性的作用;此外,还有源于脊髓以及外周部位的镇痛作用。在外周通过与 α_2 受体结合抑制交感递质的进一步释放,降低血浆儿茶酚胺浓度,产生温和而持续的血管扩张与降低心动过速的作用。

右美托咪定具有稳定血流动力学、抑制应激反应的作用,可减少其他麻醉药物的用量。在麻醉诱导、维持和危重状态下,使用该药有利于维持血流动力学稳定性。其主要的临床作用是镇静、镇痛、抗焦虑及催眠(详见第五章镇静催眠药与安定药);该药不良反应少,适用于重症监护治疗期间的气管插管和使用呼吸机患者的镇静。

四、β 肾上腺素受体激动药

作用于 β 肾上腺素受体的激动药按作用的受体不同又可分为 β_1、β_2 受体激动药(异丙肾上腺素),以及 β_1 受体激动药(多巴酚丁胺)。

（一）异丙肾上腺素

异丙肾上腺素(isoprenaline,isoproterenol)为人工合成品,常用其盐酸或硫酸盐,是一种经典的 β_1、β_2 受体激动药。

【体内过程】 口服无效,气雾剂吸收较快。雾化吸入 2~5 分钟起效,可维持 0.5~2 小时。可舌下含服,因能舒张局部血管,少量从黏膜下的舌下静脉丛吸收。也可静脉给药,静脉用药后很快从血液中消失,$t_{1/2}$ 仅 1 分钟。吸收后主要在肝脏及其他组织中被 COMT 降解代谢,较少被 MAO 代谢,也较少被肾上腺素能神经末梢所摄取,因而作用维持时间较肾上腺素略长。

【药理作用】 是儿茶酚胺中最强的 β 受体激动药。对 β_1、β_2、β_3 受体无选择性,几无 α 受体激动作用。

1. **心血管作用** 为肾上腺素的 2~3 倍,去甲肾上腺素的 100 倍。激动心脏 β_1 受体,使心肌收缩力增强,心率增快,心脏传导速度加快。因而使收缩压升高,心排出量增加,心肌耗氧量也增加。对正位起搏点(窦房结)的作用比异位起搏点更强,与肾上腺素相比,异丙肾上腺素不易引起心律失常。兴奋 β_2 受体,舒张小动脉,使外周阻力降低,舒张压下降,平均动脉压下降,脉压增大。用药后骨骼肌血管舒张显著,肾和肠系膜血管也有舒张,有增加组织血流灌注的作用。此外,异丙肾上腺素对静脉血管也有舒张作用,使中心静脉压降低,前负荷下降,因而,也可能降低心排出量。如用药后舒张压下降明显,虽然冠状动脉也有舒张作用,但冠状动脉血流可能降低,出现心肌的氧供不足,可引起心律失常的发生。

2. 支气管平滑肌　激动 β_2 受体使支气管平滑肌舒张,作用强于肾上腺素;同时也能抑制组胺等过敏性介质的释放,可终止或缓解支气管平滑肌痉挛,作用迅速而强大。但对支气管黏膜血管无收缩作用,因而消除黏膜水肿的作用弱于肾上腺素。长期使用可能导致耐受或失敏。

3. 其他　促进糖与脂肪的分解。升高血糖作用较肾上腺素弱,脂肪分解及产热作用与肾上腺素相似。

【临床应用】

1. 支气管哮喘　控制支气管哮喘的急性发作,主要采用雾化吸入或舌下含服。但可引起心动过速,而出现心悸、心肌耗氧剧增等副作用,不利于已经缺氧的支气管哮喘患者。

2. 心律失常　适用于治疗窦房结功能低下、房室传导阻滞、心动过缓、Q-T 间期延长的患者。

3. 心搏骤停　适用于心室自身节律缓慢,高度房室传导阻滞或窦房结功能衰竭并发的心搏骤停,常与去甲肾上腺素或间羟胺合用进行心室内注射。

【不良反应】

1. 常见心悸、头昏。在补足血容量时,异丙肾上腺素虽可使血压回升,但心肌耗氧也明显增加,冠状动脉血流降低,导致梗死区扩大及心律失常。因此急性心肌梗死并发心源性休克的患者不宜应用。必须应用时,应控制心率在 120 次/min 以下。禁用于冠心病、心肌炎及甲状腺功能亢进等患者。

2. 长期应用可出现失敏或耐受。近来由于选择性激动 β_2 受体药物的发展,异丙肾上腺素的临床应用已日渐减少。

(二) 多巴酚丁胺

多巴酚丁胺(dobutamine)为人工合成品,其化学结构及体内过程与多巴胺相似。

【体内过程】　口服无效,静脉输注后 1~2 分钟出现作用,最大作用时间与滴速有关,一般出现在静脉输注后 10 分钟。进入循环的药物被 COMT 所代谢,也可与葡萄糖醛酸结合,经肾排出体外,血浆半衰期仅为 2 分钟。

【药理作用】　主要激动 β_1 受体,对 β_2 受体和 α 受体作用较弱,对多巴胺受体无激动作用,没有促进去甲肾上腺素释放的作用。多巴酚丁胺是含有右旋多巴酚丁胺和左旋多巴酚丁胺的消旋体。其中左旋体有明显的激动 α_1 受体引起血压升高的作用,右旋体具有拮抗 α_1 受体的作用,故对 α 受体的作用相互抵消;而右旋体激动 β 受体的作用比左旋体强 10 倍,因此多巴酚丁胺主要表现激动 β_1 受体的作用。

多巴酚丁胺的主要特点是激动心脏 β_1 受体,增加心肌收缩力,其正性肌力作用强于异丙肾上腺素。但相同剂量下,多巴酚丁胺增加窦性节律的作用比异丙肾上腺素弱。对房室传导、室内传导的影响两者相似。

治疗剂量的多巴酚丁胺可使每搏量增加,心排出量增加。肺血管阻力、肺动脉楔压可下降,外周阻力不变或中度降低,后负荷往往下降(这是由于 β_2 受体的激动以及心排出量改善的结果)。此外,心室充盈压也下降,室壁张力降低,心肌耗氧量下降。动脉压变化不明显。

大剂量的多巴酚丁胺(大于每分钟 15μg/kg)可致心率增加,血压明显升高,甚至出现心律失常。房室传导加快,可明显提高房颤患者的心室率。

总而言之,多巴酚丁胺在治疗剂量下,除增加心肌收缩力外,对心率、血压以及心肌耗氧影响较小。

【临床应用】　主要适用于心源性休克、心肌梗死,无严重低血压的心力衰竭患者,对施行心肺转流后低心排出量的患者疗效较好。多巴酚丁胺用于伴有低心排血量的慢性心力衰竭和心肌梗死患者时疗效显著,可提高衰竭心肌的收缩力,而不增加心肌梗死面积和心律失常的发生率。

与多巴胺比较,多巴酚丁胺在治疗心力衰竭,尤其是慢性心力衰竭方面效果较好;而伴有低血压的心力衰竭则用多巴胺较为有益。

与洋地黄比较,多巴酚丁胺对各种心脏病引起的难治性或顽固性心力衰竭,采用联合硝普钠的冲击疗法,可降低心脏后负荷,常可取得较好的效果。但剂量过大时,可增加心率及心肌氧耗量,诱发室性心律失常,抵消其有益的治疗效果。

【不良反应】　发生率较低,偶有恶心、头痛、心悸,甚至心律失常,也可以引起高血压、心绞痛。一旦发现应减慢输注速度或停药。

禁用于心脏射血功能严重障碍者,例如特发性肥厚性主动脉瓣下狭窄的患者。心房纤颤、心肌梗死和高血压患者慎用。

第三节　肾上腺素受体阻断药

肾上腺素受体阻断药(adrenoceptor blocking drugs)又称肾上腺素受体拮抗剂(adrenoceptor antagonists),是一类能与肾上腺素受体相结合,且本身不产生或较少产生拟肾上腺素作用,从而阻滞肾上腺素能神经递质或外源性激动药与受体相互作用的药物。根据这类药物对 α 受体、β 受体的选择性不同,主要分为 α 受体阻断药和 β 受体阻断药,以及 α、β 受体阻断药三大类。

一、α肾上腺素受体阻断药

α 肾上腺素受体阻断药是一类能选择性地与 α 肾上腺素受体相结合,妨碍肾上腺素能神经递质或拟肾上腺素药对 α 受体的作用,从而产生阻断肾上腺素作用的药物。根据对 α 受体亚型的作用又分为 $α_1$受体阻断药(如哌唑嗪)和 $α_2$受体阻断药(如育亨宾)。酚苄明和酚妥拉明对 $α_1$、$α_2$受体均有阻断作用。

当 α 受体阻断药阻断 $α_1$受体后,外源性肾上腺素收缩血管、升高血压的作用被拮抗,并可将肾上腺素的升压作用翻转为降压作用,该现象称为"肾上腺素作用的翻转"(adrenaline reversal)。其原因为 α 受体阻断药阻断收缩血管的 $α_1$受体,但不影响舒张血管的 $β_2$受体,结果使肾上腺素的升压作用转为降压作用(图 12-5)。

(一) 酚妥拉明

酚妥拉明(phentolamine),又称苄胺唑啉、立其丁(regitine),是一种短效的非选择性 α 受体阻断药,能竞争性拮抗 α 型受体的作用。

【体内过程】　口服后虽易吸收,但速度缓慢,生物利用度低,口服效果仅为注射给药的20%。静脉注射后 1~5 分钟作用达高峰,代谢和排泄迅速,作用持续 15~30 分钟。

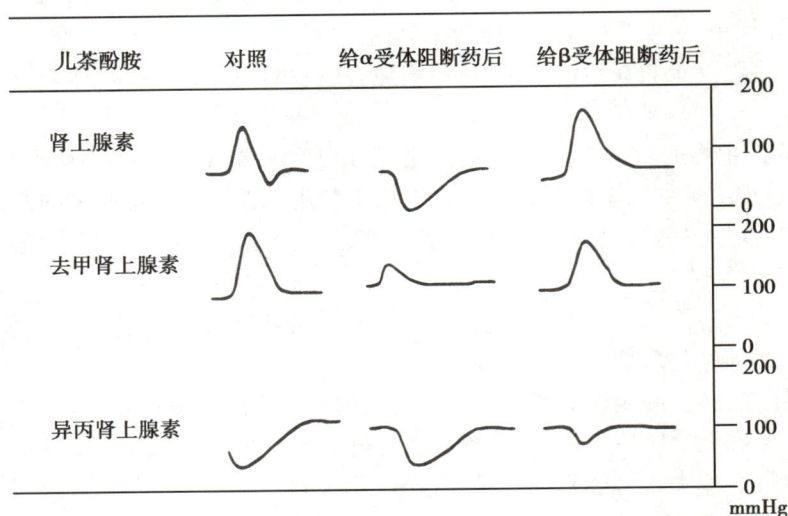

图 12-5　给肾上腺素受体阻断药前后,儿茶酚胺对犬血压的作用

【药理作用】　选择性地拮抗肾上腺素 α 受体,对 α_1 受体的作用为 α_2 受体作用的 3~5 倍,但作用较短而弱,治疗剂量时,尚不足以完全阻断肾上腺素能神经递质或拟肾上腺素药对 α 受体的作用。

1. **血管**　静脉注射后 2 分钟内可舒张血管,降低外周阻力,使血压下降,肺动脉压降低。在降压的同时可反射性引起心动过速,甚至心律失常。血管舒张的作用机制除了阻断血管平滑肌 α 受体作用外(尤其大剂量),尚有较强的直接舒张血管平滑肌的作用。

2. **心脏**　具有兴奋作用,使心肌收缩力增强,心率增快,心排出量增加。其机制可能是:①血压下降反射性地引起交感神经兴奋;②阻断肾上腺素能神经末梢(突触前)α_2 受体,促进去甲肾上腺素释放。有时可致心律失常及心绞痛。

3. **其他**　具有拟胆碱和拟组胺作用,使胃肠平滑肌兴奋,胃酸分泌增加。此外,酚妥拉明还可引起皮肤潮红。

【临床应用】

1. **防治嗜铬细胞瘤切除术中的高血压**　可作为手术前的准备,也可协助诊断。

2. **充血性心力衰竭和急性心肌梗死**　可扩张小动脉,降低外周血管阻力,降低心脏前、后负荷,降低左室舒张末压与肺动脉压,增强心肌收缩力,增加心排出量,从而消除或减轻肺水肿,控制充血性心力衰竭。此外,扩张冠状动脉,通常不增加心肌耗氧量。

3. **抗休克**　适用于感染性、心源性和神经源性休克。能增强心肌收缩力,增加心搏出量,降低外周血管阻力,改善微循环障碍,改善休克状态时重要脏器的血液灌注。但给药前应补足血容量,防止血压剧降。有人主张合用去甲肾上腺素或间羟胺,目的是抵消 α 型受体作用,保留其加强心肌收缩力的 β 型受体作用,并且可改善组织供血供氧,有利于纠正休克。

4. **外周血管痉挛性疾病**　如雷诺病,也可用于血栓闭塞性脉管炎。局部浸润注射可防治去甲肾上腺素静脉滴注外漏所引起的局部组织缺血或坏死。

【不良反应】

1. 常见的不良反应为用药过量引起的严重低血压,应用去甲肾上腺素治疗。

2. 出现迷走神经亢进的症状,导致胃肠功能紊乱。如肠蠕动增加,腹泻、腹痛及组胺样作用,胃酸分泌增加。胃溃疡是相对禁忌证。

3. 静脉注射可引起心率加快、心律失常及心绞痛。冠心病慎用。

（二）酚苄明

酚苄明（phenoxybenzamine）又名为苯苄胺、酚苄胺（dibenzyline），是卤化烃基胺衍生物，为非选择性长效 α 肾上腺素受体阻断剂。其不可逆地与 α 受体结合，对 α_1 受体的阻断作用约为对 α_2 受体作用的 10 倍。

【体内过程】口服后 20% ~ 30% 被吸收。因局部刺激性强，多用静脉给药，静脉注射后 60 分钟达峰效应，半衰期为 24 小时。给予较大剂量后，因具有较高的脂溶性，多蓄积于脂肪组织中并缓慢释放，且排泄较慢。静脉注射 1 次，作用可持续 3 ~ 4 天，1 周后尚有少量残留在体内。

【药理作用】酚苄明以共价键形式与 α 受体结合，结合牢固且不易解离。其药理作用与酚妥拉明相似，作用强大而持久，但起效慢。扩张外周血管的效果取决于肾上腺素能神经张力的大小。对静卧、血容量正常的患者静脉注射酚苄明 1.0mg/kg，舒张压轻微下降，但对高血压或低血容量的患者血压下降明显。同时伍用舒张血管的药物（如吸入麻醉药、吗啡或哌替啶等）或患者具有高碳酸血症时，血压明显下降。该药不能抑制肾上腺素能神经递质或拟肾上腺素药对心脏的兴奋作用，因而血压下降的同时，反射性地使心率增快。

当血容量正常时，虽然血压轻度下降，但心排出量增加，肾血流、脑及冠状动脉血管阻力无明显改变。如用药前肾血管呈收缩状态，酚苄明可使其舒张。本品有较弱的抗组胺、抗5-羟色胺作用。

【临床应用】

1. 酚苄明常用于嗜铬细胞瘤的治疗，长期术前应用会达到"药物性去交感神经术"的效果，从而有利于控制血压、纠正血容量、预防儿茶酚胺引起的心脏损伤。若术中或术后血压增高，应采用速效降压药。

2. 应用于抗休克时，应注意补足血容量。

3. 外周血管痉挛性疾病的治疗。

【不良反应】主要不良反应是直立性低血压和反射性心动过速。口服可致恶心、呕吐、嗜睡及疲劳等。尽管酚苄明与受体结合是不可逆的，但是当其用药过量时仍推荐使用去甲肾上腺素输注治疗，因为仍有一部分受体没有与药物结合。

（三）哌唑嗪

哌唑嗪（prazosin）为喹唑啉衍生物，是强效的选择性 α_1 受体拮抗剂。其选择性地阻断外周小动脉及静脉突触后膜 α_1 受体，使血压下降。对突触前膜 α_2 受体无明显作用，因此无促进神经末梢释放去甲肾上腺素及明显加快心率的作用。血压下降时，心率增加不明显，心排出量和肾血流也无明显改变。降压作用中等偏强，与 β 受体阻断药、利尿药合用，能增强疗效。

该药口服吸收良好，生物利用度约为 60%。口服后 2 小时起降压作用，持续约 10 小时。该药与血浆蛋白结合率约为 97%，主要在肝内代谢。

适用于各种程度的高血压，与其他降压药不同，哌唑嗪可以降低低密度脂蛋白而提高高密度脂蛋白水平。也可用于治疗充血性心力衰竭。

该药"首剂效应"明显，表现为首次给药可致严重的直立性低血压、晕厥、意识消失、心悸等，尤其在饥饿、直立位时更容易发生，故建议在睡前服用。

（四）乌拉地尔

乌拉地尔（urapidil）又称压宁定。具有中枢和外周的扩血管作用。其外周扩血管作用主要是阻断肾上腺素能神经突触后膜 α_1 受体,也可阻断突触前膜的 α_2 受体,对抗儿茶酚胺的收缩血管作用。中枢作用则通过刺激延髓的 5-HT$_{1A}$ 受体,调节心血管中枢的活性,使反射性交感神经兴奋性维持在一定水平。同时还可通过抑制延髓心血管中枢的交感反馈调节,防止降压引起的心率增快。

乌拉地尔对静脉的舒张作用大于对动脉的作用,降压时不影响颅内压。此外,乌拉地尔还能充分降低外周血管阻力,减轻心脏后负荷,增加左心排出量,从而迅速有效地纠正急性左心衰,同时又可避免心率增加或血压过度下降。因此,其作用较为温和,是围术期控制血压的常用药物。

乌拉地尔的不良反应较少,偶有血压降低引起的暂时症状,如眩晕、恶心、头痛等。无"首剂效应"现象发生。

二、β肾上腺素受体阻断药

β 肾上腺素受体阻断药(β-adrenoceptor blockers)是一类典型的竞争性拮抗药,是指能选择性地与去甲肾上腺素能神经递质或肾上腺素受体激动药竞争 β 受体,从而拮抗 β 型拟肾上腺素作用的药物。自 1964 年普萘洛尔(propranolol)问世以来,目前已研制近 100 种制剂,其中有 30~40 种应用于临床。

β 受体阻断剂的分类方法较多,国内多根据 β 受体的药理特征采用受体亚型选择性的分类方法,将其分为选择性和非选择性两大类。部分 β 受体阻断药还具有内在拟交感活性。

第一代 β 受体阻断剂为非选择性阻断,如普萘洛尔、吲哚洛尔(pindolol)、纳多洛尔(nadolol)、噻吗洛尔(timolol)等对 β_1、β_2 受体均产生阻断作用;第二代 β 受体阻断剂具有剂量依赖性选择性阻断 β_1 受体的作用,如美托洛尔(metoprolol)、阿替洛尔(atenolol)及普拉洛尔(practolol)等;而第三代 β 受体阻断剂如拉贝洛尔(labetalol)对 α、β 受体均有阻断作用。常用的 β 受体阻断药包括普萘洛尔对 β_3 受体无阻断作用(表 12-3)。

表 12-3　β 受体阻断剂的分类和药理作用

类别	药名	心脏选择性	内在拟交感活性	膜稳定作用	β阻断强度
非选择性(β_1,β_2)					
	普莱洛尔	−	−	+++	1
	吲哚洛尔	−	+++	+	6
	纳多洛尔	−	−	−	2~9
	索他洛尔	−	−	−	0.3
	噻吗洛尔	−	−	−	6
选择性(β_1)					
	美托洛尔	+	−	−	1
	普拉洛尔	+	++	++	0.5
	阿替洛尔	+	−	−	1
	比索洛尔	++	−	−	40
	醋丁洛尔	+	+	+	0.3
α、β受体阻断					
	拉贝洛尔	+	+-	−	0.5
	卡维地洛	−	−	−	1

【体内过程】β 受体阻断药口服给药后,经小肠吸收,因受脂溶性高低以及首关消除的影响,血浆半衰期及生物利用度的差异较大。如普萘洛尔、美托洛尔及拉贝洛尔等有较高的脂溶性,口服易吸收,但肝摄取率高,生物利用度低,且个体差异大,代谢产物经肾或胆汁排泄。纳多洛尔及阿替洛尔为水溶性 β 受体阻断药,肠道吸收不完全,吸收率仅为 30% ~ 50%,血浆半衰期较长,大部分以原形经肾排泄。纳多洛尔的半衰期长达 14 ~ 24 小时。艾司洛尔静脉给药后主要被血浆中的酯酶所水解,半衰期仅为 10 分钟。

【药理作用】

1. **β 受体阻断作用** β 受体阻断药的主要药理作用是 β 受体的阻断作用。就整体而言,β 受体阻断药所发挥作用的大小,依赖于机体肾上腺素能神经功能状态、激动药存在与否,以及 β 受体亚型的选择性。

(1) 心脏:为 β 受体阻断药的主要作用。①阻断 β_1 受体,使心率减慢,心肌收缩力减弱,心排出量下降,血压也随之稍有下降。当机体交感神经张力增高或运动时,上述作用明显。②由于心肌收缩力减弱,心率减慢,使心肌耗氧减少;心率减慢,舒张期延长,又增加了心肌血液灌注,改善心肌供氧。尽管收缩期射血时间延长,以及心室舒张末期容积增大,增加心肌耗氧,但相比而言,降低氧耗与增加氧供占优势,总效应是改善心肌氧供;③抑制窦房结的自律性,减慢心房及房室结的传导速度。

(2) 血管与血压:短期应用 β 受体阻断药,由于血管 β_2 受体的阻断和代偿性交感反射(α 受体兴奋性相对增高);加之心功能抑制,心排出量减少,也可引起血管收缩,外周阻力增加,各器官血管除脑血管外,肝、肾、骨骼肌以及冠状血管的血流量都有不同程度的下降,此作用表现并不明显,且易产生耐受性。但长期应用,总外周阻力可恢复至原来水平。具有内在拟交感活性的 β 受体阻断药如吲哚洛尔,由于激动 β_2 受体,可使外周动脉血流增加。

β 受体阻断药对正常人血压影响不明显,而对高血压患者具有降压作用。本类药物用于治疗高血压疗效明显,但其降压机制复杂,可能涉及药物对多种系统 β 受体阻断的结果。

(3) 支气管平滑肌:非选择性的 β 受体阻断药阻断支气管平滑肌的 β_2 受体,使支气管平滑肌收缩而增加气道阻力。但这种作用较弱,对正常人影响较小;只有在支气管哮喘患者,有时可诱发或加重哮喘的急性发作,甚至危及生命,选择性 β_1 受体此作用较弱。因此,支气管哮喘患者禁用非选择性 β 受体阻断药,应用选择性 β_1 受体阻断药时也需慎重。

(4) 其他:通常认为脂肪、糖原分解与 α、β 受体有关。β 受体阻断药可抑制交感神经兴奋引起脂肪分解和糖原分解,尚有抑制胰岛素分泌的作用。对正常人的血糖无明显影响,也不影响胰岛素的降低血糖的作用,但对糖尿病患者则加强胰岛素降血糖作用,延迟血糖恢复时间与水平,还可抑制因低血糖引起的交感神经兴奋反应。因此,对于应用胰岛素治疗的糖尿病患者应特别谨慎。有人建议选用选择性 β_1 受体阻断药较安全。此外,β 受体阻断药,特别是普萘洛尔有明显的抗血小板聚集作用,还可抑制由 β_1 受体介导的肾素释放,这可能也是 β 受体阻断药发挥降血压作用的原因之一。

2. **内在拟交感活性** 有些 β 受体阻断药与 β 受体结合后,除有阻断 β 受体的作用外,还有部分 β 受体激动效应,称为内在拟交感活性(intrinsic sympathomimetic activity,ISA)。然而这种激动过程缓慢而微弱,远低于纯激动剂,且作用强度取决于用药前交感神经张力的大小。例如,应用具有内在拟交感活性的药物如吲哚洛尔,其部分激动作用足以抗衡静息时阻断交感神经冲动所引起的心脏抑制作用。而在运动时交感神经活动增加,β 受体阻断作用表现较强,内在拟交感活性就难以表现出来。

3. **膜稳定作用** 一些 β 受体阻断药具有局部麻醉的作用。例如,普萘洛尔在电生理实验中表现出奎尼丁样作用,能抑制心肌细胞膜上的钠离子转运,降低心肌的动作电位 0 相上升的速率,使自发动作电位产生的频率减慢,故称为膜稳定作用。后来研究证明,普萘洛尔产生膜稳定作用仅在高于临床有效浓度几十倍时才能发挥,临床用药不可能达到产生膜稳定作用的血药浓度。然而近期实验表明,低浓度普萘洛尔在 β 受体阻断作用的同时,PR 间期明显延长,因此仍然具有抗心律失常作用。

4. 其他　有些 β 受体阻断药,如噻吗洛尔可减少房水的形成,降低眼内压。

【临床应用】

1. 抗高血压　β 受体阻断药是治疗高血压的基础药物。其降压的机制可能是:①抑制心肌收缩力,使心排出量下降(减少 15% ~ 20%),血压下降;②抑制肾素释放(减少约 60%),降低血管紧张素与醛固酮水平,减少去甲肾上腺素的释放;③阻断突触前膜 $β_2$ 受体,去甲肾上腺素释放受抑制,产生降压作用;④中枢神经系统存在着以肾上腺素为递质的神经元,下丘脑或脑池内注入 β 受体阻断药可减弱电刺激时的升压效应,减少肾上腺素释放。其中非选择性 β 受体阻断药由于阻断 $β_2$ 受体,α 型作用失去了平衡,外周阻力可增加。有研究证实,初次应用普萘洛尔等非选择性 β 受体阻断药,某些患者可出现较低幅度的升压效应。因此宜应用兼有 α、β 受体阻断作用的拉贝洛尔。

β 受体阻断药与其他降压药合理联合应用,可取得更好的临床效果。

2. 抗心绞痛与心肌缺血　β 受体阻断药对冠心病心绞痛具有良好的疗效。其作用是通过减慢心率、降低血压,以及抑制心肌收缩力,从而降低心肌需氧量、提高运动耐量而实现的。与硝酸酯类合用可取长补短,发挥协同作用。但仍应控制血压下降幅度,否则因血压下降幅度较大,反射性地引起心率加快而增加心肌耗氧量。

急性心肌梗死患者早期应用 β 受体阻断药有降低心肌耗氧可以保护心肌、缩小梗死范围、预防心肌再梗死,特别是降低发生心室纤颤的危险性。此外,还可延长心脏舒张期,改善严重缺血的心内膜下区的血液供应。长期应用能降低高血压及心肌缺血患者的猝死率。

3. 抗心律失常　β 受体阻断药抗心律失常的机制,主要是通过阻断儿茶酚胺介导心脏 β 受体的肾上腺素作用,明显地减慢因交感兴奋引起的心动过速。此外,还可延长房室结的不应期,抑制异位起搏点的自律性。因此,主要用于室上性心动过速,降低房扑、房颤患者的心室率。

4. 充血性心力衰竭　β 受体阻断药对扩张型心肌病的心力衰竭患者治疗作用明显。β 受体阻断药治疗心力衰竭的作用机制为:①减慢心室率;②减少心肌氧耗和左心室做功;③降低肾素、血管紧张素 II 以及儿茶酚胺所致的缩血管作用;④有一定的抗心律失常作用;⑤膜稳定作用;⑥上调心肌 β 肾上腺素受体,增加对儿茶酚胺的敏感性。

5. 其他　用于手术前甲状腺功能亢进及甲状腺危象的治疗。也可用于青光眼降低眼压。

【不良反应】　常见不良反应有恶心、呕吐、轻度腹泻等消化道症状,偶见过敏性皮疹和血小板减少等,应用不当,可引起下列较严重的不良反应。

1. 增加气道阻力,加重或诱发支气管哮喘。

2. 抑制心脏功能。

3. 外周血管痉挛。

4. 突然停药可出现或加剧原有的症状。有人认为,这是由于 β 受体上调,对内源性儿茶酚胺敏感所致。因此长期服药患者应逐渐减量直至停药。

5. 其他反应　脂溶性高的普萘洛尔可通过血-脑脊液屏障,长期应用可出现疲劳、抑郁。

非选择性 β 受体阻断药及大剂量 $β_1$ 受体阻断药禁用于严重左室功能不全、窦性心动过缓、严重房室传导阻滞、支气管哮喘患者。心肌梗死及肝功能不全者慎用。糖尿病患者应用胰岛素的同时慎重选用 β 受体阻断药。

三、围术期常用的 β 受体阻断药

（一）普萘洛尔

普萘洛尔（propranolol）又称心得安，属非选择性 β 受体阻断药，对 $β_1$、$β_2$ 受体的作用大致相等，有膜稳定作用，无内在拟交感活性。

普萘洛尔口服吸收迅速而完全。肝摄取率高，首次通过肝脏，约 70% 被肝代谢，生物利用率仅为 36%。普萘洛尔在血浆内的浓度很低，血浆蛋白结合率约为 90%，有效血药浓度为 $0.05 \sim 0.10\mu g/ml$。脂溶性高，主要分布在肺、肝、肾、脑以及心脏中，肺中所含的血药浓度约为血中的 40 倍，有利于逐渐释放而发挥作用。静脉注射的血浆清除率接近于肝血流，肝血流量降低时，明显影响其清除率。血浆半衰期为 3~6 小时。普萘洛尔静脉给药在不同个体中的血药浓度比口服变化小。肾衰竭虽不影响普萘洛尔的消除，但可能导致其代谢产物的蓄积，应适当减量。普萘洛尔的生物利用度个体差异较大，同一剂量在不同个体的血药浓度可相差 20 倍，可能与肝药酶活性的不同有关。因此临床用药需从小剂量开始，逐渐增加到适当的剂量。

普萘洛尔的临床应用：①交感神经兴奋引起的心律失常；②房性期前收缩、室性期前收缩、阵发性室上性心动过速；③心绞痛、心肌梗死；④高血压患者。静脉注射时应在心电监护下进行。

（二）艾司洛尔

艾司洛尔（esmolol）为速效、超短效、选择性的 β 受体阻断药。其作用强度为普萘洛尔的 $1/40 \sim 1/30$。口服无效，多采用静脉输注给药。静脉注射后数秒钟即出现 $β_1$ 受体阻断效应，t_{max} 约为 5 分钟，6~10 分钟时对血流动力学的作用最强，可被血中的酯酶所水解，作用持续约 20 分钟后基本消失。

艾司洛尔的药理作用主要是抑制窦房结与房室结的自律性、传导性，对心肌无直接作用。因此，对室上性心动过速的患者疗效好。可减慢房颤患者的房室传导，延长不应期，降低心室率，且可恢复窦性节律。对于围术期因儿茶酚胺增高所致的以收缩压升高为主的高血压十分有效，也可用于高血压危象，其作用与硝普钠相似。因此，也常用于控制性降压和防止气管插管等较强刺激引起的心血管反应。

艾司洛尔的常用方法为麻醉诱导前或术中高血压的患者采用静脉滴注，可防止气管插管等伤害性刺激引起的心率增快以及血压升高。

尽管艾司洛尔对支气管哮喘患者增加气道阻力的作用轻微，但也应谨慎使用。

（三）拉贝洛尔

拉贝洛尔（labetalol）又称柳胺苄心定，是具有多种作用的第三代 β 受体阻断剂，兼有 $α_1$ 和 $β_1$、$β_2$ 受体阻断作用（$α:β = 1:6 \sim 1:7$），对 $α_1$ 受体的阻断作用为酚妥拉明的 $1/10 \sim 1/6$，对 $α_2$ 受体无阻断作用；对 β 受体的阻断作用仅为普萘洛尔的 2/5。

拉贝洛尔口服后吸收迅速，首过消除明显，生物利用度变异范围较大，半衰期为 5.5 小时。

静脉注射拉贝洛尔 1 分钟出现作用,5～10 分钟内达到血药峰值,半衰期为 3.5～4.5 小时,肝功能受损者代谢减慢,应注意术中可能发生的肾上腺素能反应被掩盖。

拉贝洛尔应用后,可以降低心肌收缩力,减慢心率,降低外周血管阻力,增加肾血流量。多用于中度与重度高血压、嗜铬细胞瘤等疾病所引起的高血压危象。也用于麻醉过程中交感神经兴奋性增强所引起的高血压和作为控制性降压药,还能够明显改善气管插管引起的心血管反应。对心绞痛也有效,特别对高血压伴心绞痛的患者疗效更佳。对肾病患者或肾功能严重受损的高血压患者,不但降压有效,且对肾功能无损害。

拉贝洛尔的常用方法为分次小量注入,有发生体位性低血压的可能,应严密观察心率与血压的变化。哮喘患者应慎用。

【制剂与用法】

1. **盐酸肾上腺素**（adrenaline hydrochloride） 注射剂:1mg/ml,皮下或肌内注射,0.25～0.5mg/次。必要时可心室内注射,0.25～0.5mg/次,用生理盐水稀释 10 倍。

2. **盐酸麻黄碱**（ephedrine hydrochloride） 片剂:25mg/片,25mg/次,3 次/天。注射剂:30mg/ml,皮下或肌内注射,15～30mg/次。极量:60mg/次,每天 150mg。

3. **盐酸多巴胺**（dopamine hydrochloride） 注射剂:20mg/2ml。20mg 加入 5% 葡萄糖溶液 200～500ml,开始输注 75～100μg/min,以后根据病情调整输注速率。

4. **重酒石酸去甲肾上腺素**（noradrenaline bitartrate） 注射剂:2mg/ml（相当于去甲肾上腺素 1mg）,一般以 2mg 加入 5% 葡萄糖 500ml 中静脉滴注,每分钟滴注 0.004～0.008mg,或依据血流动力学指标调整滴注速率。

5. **重酒石酸间羟胺**（metaraminol bitartrate） 注射剂:1ml 含间羟胺 10mg（相当于重酒石酸间羟胺 18.9mg）,肌内注射:10mg/次。或 10～20mg 以葡萄糖液 250～500ml 稀释供静脉输注。

6. **盐酸去氧肾上腺素**（phenylephrine hydrochloride） 注射剂:10mg/ml。2～5mg/次,肌内注射;10mg 加入生理盐水或 5%～10% 葡萄糖溶液 100ml 中供静脉输注,用量及滴速随血压上升而定。

7. **盐酸甲氧明**（methoxamine hydrochloride） 注射剂:20mg/ml。每次 10～20mg,肌内注射;5～10mg 稀释后缓慢静脉注射;或用 10～20mg 以 5% 葡萄糖 100ml 稀释供静脉输注。

8. **盐酸可乐定**（clonidine hydrochloride） 注射剂:0.15mg/ml,肌内注射或静脉注射,0.15～0.3mg/次,用 50% 葡萄糖注射液 20～40ml 稀释后静脉注射,必要时每 6 小时重复 1 次。遮光密闭保存。

9. **异丙肾上腺素**（isoprenaline） 注射剂:1mg/ml。0.5～1mg 加入 5% 葡萄糖溶液 500～1000ml 中静脉输注,0.05～1μg/（kg·min）。

10. **盐酸多巴酚丁胺**（dobutamine hydrochloride） 注射剂:多巴酚丁胺 20mg/2ml。20mg 加入 5% 葡萄糖溶液 100ml 中静脉输注,2.5～10μg/（kg·min）。

11. **甲磺酸酚妥拉明**（phentolamine mesylate） 注射剂:10mg/ml。静脉滴注以 0.1mg/min 的速度给予,依据患者的血流动力学效应,逐渐增至 0.5mg/min,一般用量不超过 20μg/（kg·min）,或 5mg/次。

12. **盐酸酚苄明**（phenoxybenzamine hydrochloride） 注射剂:10mg/ml、100mg/2ml。

13. **盐酸普萘洛尔**（propranolol hydrochloride） 注射剂:5mg/5ml,2.5～5mg 以 5% 葡萄糖 100ml 稀释,根据心率及血压及时调整滴速。总量不超过 10mg（麻醉状态下不超过 5mg）。

14. **艾司洛尔**（esmolol） 注射剂:100mg。除 5% 的碳酸氢钠溶液外,可与大多数注射液配伍。常用剂量为 $50 \sim 200\mu g/(kg \cdot min)$。

15. **盐酸拉贝洛尔**（labetalol hydrochloride） 注射剂:25mg/2ml 安瓿、50mg/5ml 安瓿。1 次 $25 \sim 50mg$ 加入 10% 葡萄糖注射液 20ml,于 10 分钟内缓慢静脉注射。静脉注射后注意体位性低血压的发生。

（张　野）

第十三章 | 抗心力衰竭药

　　随着我国人口的老龄化，治疗高血压、冠心病技术的提高，人们的平均寿命明显延长；需要手术而伴有心力衰竭的患者大大增加。术前存在慢性心力衰竭，在围术期由于自身病情变化、麻醉或手术等诸多原因均可能使心力衰竭加重或发生急性心力衰竭（acute heart failure，AHF），增加麻醉和手术的风险，以及手术后患者的死亡率。因此，避免围术期促发心力衰竭的危险因素，正确使用抗心力衰竭药保证患者围术期的安全，是麻醉医师面临的一个关键问题。抗心力衰竭药种类很多，但本章重点介绍麻醉过程中常用的治疗 AHF 的药物，如强心苷类及非苷类正性肌力药；其他抗慢性心力衰竭药物简要介绍。

第一节　概　　述

（一）心力衰竭的概念及分类

　　心力衰竭（heart failure，HF）是指由于各种原因导致心脏的结构和功能的损害，使心脏收缩和（或）舒张功能障碍，出现心排出量绝对或相对下降，以致不能满足机体代谢需要的病理过程；是各种心脏病发展到一定程度时共有的具有特征性复杂的临床综合征。可分为收缩性心力衰竭和舒张性心力衰竭。收缩性心力衰竭是指心肌收缩力下降使心排出量不能满足机体代谢需要、各种组织器官灌流不足，同时出现体循环和（或）肺循环淤血的表现。此类患者应用正性肌力药物疗效好，在临床上占大多数。舒张性心力衰竭是指心肌收缩力尚可，但心室的充盈异常，心室舒张受限和不协调，心室顺应性降低，心搏出量减少，心室舒张末期压增高，肺静脉回流受阻，肺循环淤血；此类患者对正性肌力药反应较差，在临床上占少数。

　　根据心力衰竭发生的时间、速度及严重程度可分为慢性和急性心力衰竭。慢性心力衰竭特点发病缓慢，病程长，常见于高血压病、肺动脉高压及心脏瓣膜病等，又称慢性充血性心力衰竭（congestive heart failure，CHF）。急性心力衰竭是心功能不全的症状和体征急性发作；有无基础心脏病均可发生，是以急性血流动力学异常导致急性肺水肿或心源性休克为主要表现的临床综合征；是麻醉过程中最常见的心血管急症之一，患者多伴有基础心血管疾病，如冠心病、心肌病、高血压病等；发病急、发展迅速，随时可能危及患者的生命。治疗原则是以改善临床症状、维持血流动力学稳定，保证患者术中的生命安全为主。抗心力衰竭药物的正确应用是治疗过程中非常重要的组成部分，必须根据患者的具体情况，个体化治疗。

（二）抗心力衰竭药的分类

　　慢性心力衰竭的病因及代偿机制十分复杂，包括心肌收缩舒张功能异常和心肌重构，交感神经系统、肾素-血管紧张素-醛固酮系统激活，血液及心肌组织中内皮素、精氨酸加压素、心房利钠肽和脑利钠肽分泌增多等。随着对其发生发展机制的深入研究，治疗策略也发生了根本性转变，特别是血管紧张素转换酶（ACE）抑制剂、β 受体阻滞剂等药物的应用，打破了传统治疗心力衰竭"强心、利尿、扩血管"的观念,新的治疗目标则重视早期预防及改善心脏重构、平衡神经内分泌和体液因子的活性,防治体液潴留和肾功能不全等。因此,根其药物作用环节及作用机制的不同,可将抗心力衰竭药分为以下几类:

1. **强心苷类药** 地高辛、毛花苷丙等。
2. **非苷类正性肌力药** 米力农、维司力农、多巴胺等。
3. **肾素-血管紧张素-醛固酮系统（RAAS）抑制药** 包括:①血管紧张素Ⅰ转化酶（ACE）抑制药(如卡托普利、依那普利等);②血管紧张素Ⅱ受体（AT₁）拮抗药(如氯沙坦等);③醛固酮拮抗药(如螺内酯等)。
4. **β受体阻断药** 美托洛尔、比索洛尔等。
5. **利尿药** 呋塞米、氢氯噻嗪等。
6. **扩血管药** 硝普钠、硝酸异山梨酯等。

第二节 强 心 苷 类

强心苷(cardiac glycosides)是一类具有强心作用的苷类化合物,是临床上治疗心功能不全的主要药物。但其药物的治疗安全范围小,治疗剂量和中毒剂量很接近;易发生中毒反应而引起致命性的心律失常。

临床上常用的有毛花苷丙(lanatoside C,cedilanid,西地兰)、地高辛(digoxin)、洋地黄毒苷(digitoxin)、去乙酰毛花苷丙(deslanoside,desacetyllanatoside C,cedilanid-D)。临床上最常用的是地高辛。麻醉手术过程中最常用的是毛花苷丙、去乙酰毛花苷丙。

【体内过程】强心苷类药物的化学结构相似,作用性质相同,侧链的不同仅表现在药代动力学上的差异。毛花苷丙、去乙酰毛花苷丙理化性质稳定,作用迅速,只能静脉注射给药;显效快,作用时间短,属短效强心苷。静脉注射后迅速分布到各组织,10～30分钟起效,1～3小时作用达高峰,持续时间2～5小时;血浆蛋白结合率25%,半衰期为33～36小时,3～6天作用完全消失;在体内绝大部分以原形从肾脏排出。地高辛属中效强心苷,口服生物利用度个体差异大,为60%～80%。口服吸收后分布广泛,能通过血-脑屏障,大部分以原形从肾脏排出。洋地黄毒苷属长效强心苷,半衰期长达5～7天,脂溶性好、吸收好,大多数在肝脏代谢。

【药理作用】

1. 对心脏的作用

（1）正性肌力作用:强心苷类对心脏有高度选择性,能明显增强衰竭心脏的收缩力,增加心排量,改善心衰症状。其特点有:①加快心肌纤维的缩短速度,舒张期相对延长;②增强衰竭心脏收缩力,是心脏射血时间短,心室残余血量减少,心室容积缩小,心室壁张力下降以及心率减慢的综合作用,并不增加心肌总的耗氧量,甚至有所降低;③增加心衰患者的心排出量,不增加正常人的心排出量。对心力衰竭患者,强心苷可以通过间接反射作用抑制交感神经活性,使外周阻力并不增加,从而使心排出量增加。对正常人,强心苷收缩血管增加外周阻力,限制了心排出量的增加。

强心苷增强心肌收缩力的机制可能与心肌细胞内 Ca^{2+} 增加有关。强心苷与心肌细胞膜上的强心苷受体 Na^+-K^+-ATP 酶结合并抑制其活性,使细胞内 Na^+ 量增加,K^+ 减少。胞内 Na^+ 增加后,通过 Na^+-Ca^{2+} 双向交换机制,使 Na^+ 外流增加,Ca^{2+} 内流增加;或使 Na^+ 内流减少,Ca^{2+} 外流减少,最终导致心肌细胞内 Ca^{2+} 增加,心肌收缩力加强,发挥正性肌力作用(图13-1)。治疗量的强心苷抑制 Na^+-K^+-ATP 酶活性20%～40%,细胞内 Na^+ 量增加2～5mmol/L。

（2）减慢心率(负性频率作用,negative chronotropic action):强心苷使心搏出量增加,可反射性地兴奋迷走神经,增加心肌对迷走神经的敏感性,抑制窦房结、房室结,自律性降低、心率

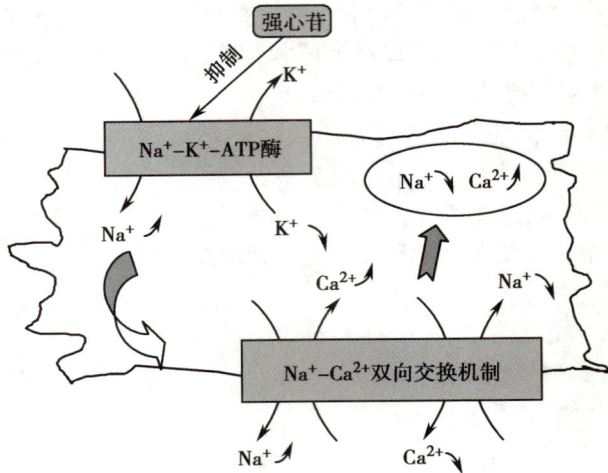

图 13-1 强心苷作用机制示意图

减慢。强心苷还可增加颈动脉窦、主动脉弓感受器的敏感性,直接兴奋迷走神经,增加窦房结对乙酰胆碱的反应性。故强心苷过量所引起的心动过缓和传导阻滞可用阿托品拮抗。治疗量的强心苷对正常心率影响小,但对心率加快伴有房颤的心功能不全可显著减慢心率。

心率减慢有利于心脏休息,同时又可使舒张期延长,回心血量增多,心排出量增加。

（3）对心肌电生理特性及传导组织的影响:强心苷对心肌电生理特性的影响较复杂。治疗量下可缩短心房和心室的动作电位时程和有效不应期;兴奋迷走神经降低房室结的自律性,减慢房室结的传导。高浓度时,强心苷可过度抑制浦肯野纤维细胞膜上的 Na^+-K^+-ATP 酶,使细胞内失 K^+,而 Na^+ 增多,提高自律性,缩短有效不应期;易引起室性期前收缩。中毒剂量下,强心苷则增强中枢交感活动,甚至出现各种心律失常,以室性期前收缩、室性心动过速多见。

（4）对心肌耗氧量的影响:心肌耗氧量是由心室壁张力、每分钟射血时间、心肌收缩力和收缩速度决定的。强心苷可使心力衰竭的心肌收缩力增强,虽然使心肌耗氧量增加,但由于其正性肌力作用,可使射血时间缩短,心室内残余血量减少,心室容积缩小,心室壁张力下降以及心率减慢,心肌总耗氧量并不增加。这是强心苷治疗心力衰竭的显著特点。值得注意的是,对正常人或心室容积未见扩大的冠心病、心绞痛患者,强心苷可增加其心肌耗氧量,需谨慎。

2. 对神经和内分泌系统的作用 中毒剂量的强心苷可兴奋延髓极后区的催吐化学感受区而引起呕吐;兴奋交感神经中枢,明显地增强交感神经的活性,同时重度抑制 Na^+-K^+-ATP 酶,使细胞内 Na^+、Ca^{2+} 大量增加,而 K^+ 明显减少引起快速型心律失常。强心苷的减慢心率和抑制房室传导作用也与其兴奋脑干副交感神经中枢有关。

强心苷还能降低充血性心力衰竭患者血浆中的肾素活性,进而减少血管紧张素 II 及醛固酮含量,对心功能不全时过度激活的肾素-血管紧张素-醛固酮系统（RAAS）产生拮抗作用。

3. 利尿作用 强心苷抑制肾小管 Na^+-K^+-ATP 酶,减少肾小管对 Na^+ 的重吸收,促进 Na^+ 和水的排出。改善心衰患者的心功能后使肾血流量和肾小球滤过率增加,发挥利尿作用。

4. 对血管的作用 强心苷能直接收缩血管平滑肌,使外周阻力增加,但心衰患者用药后因交感神经活性降低的作用超过直接收缩血管的效应,因此血管阻力下降、心排出量增加,动脉压不变或略升。

【临床应用】 主要用于治疗心力衰竭和某些心律失常（心房纤颤、心房扑动、阵发性室上性心动过速）。

麻醉期间一般不主张将强心苷作为治疗心力衰竭的首选药。对于急性心力衰竭和急性肺水肿,可选用短效强心苷作为治疗的一部分。

去乙酰毛花苷丙是短效强心苷,主要用于治疗急性左心功能衰竭,适用于已有心室扩大伴左心室收缩功能不全同时伴有快速心室率的患者;也用于控制室上性心动过速,是麻醉期间最常用的强心苷。静脉注射每次 0.2～0.4mg,用葡萄糖注射液稀释后缓慢静脉注射。每 2～4小时可重复 1 次,总量 1～1.6mg,于 24 小时内分次注射。

强心苷禁与钙剂合用,禁用于洋地黄中毒、房室传导阻滞、肥厚性阻塞性心肌病和预激综合征。

【不良反应】强心苷治疗安全范围小,个体差异较大,一般治疗剂量已接近中毒剂量的60%,易发生毒性反应。尤其是合并有电解质紊乱、酸碱平衡失调、发热、心肌病理状态、高龄等因素时更易发生。一旦诊断为强心苷中毒,应立即停用强心苷及可诱发毒性反应的药物,然后消除诱发中毒的因素,积极对症治疗。

1. 心脏反应　是强心苷最严重、最危险的不良反应,约有 50% 的病例发生各种类型心律失常。

（1）快速型心律失常:主要与强心苷高度抑制 Na^+-K^+-ATP 酶和引起迟后除极有关。最多见和最早见的是室性期前收缩,约占心脏反应的 33%;也可发生二联律、三联律及心动过速,甚至发生室颤;对强心苷中毒引起的快速型心律失常严重者可使用苯妥英钠、利多卡因治疗。苯妥英钠能与强心苷竞争 Na^+-K^+-ATP 酶并恢复其酶的活性,有一定的解毒效果。

（2）房室传导阻滞、窦性心动过缓:强心苷高度抑制 Na^+-K^+-ATP 酶后,细胞内 K^+ 丢失,静息膜电位变小（负值减少）。使 0 相除极速率降低,发生传导阻滞;也与兴奋迷走神经有关。强心苷抑制窦房结、降低其自律性而发生心动过缓。

防治时注意诱发因素,如低血钾、低血镁、心肌缺血等,警惕中毒先兆,如室性期前收缩、窦性心动过缓低于 50～60 次/分,应及时停药,监测强心苷血药浓度,及早发现。

低血钾时应用强心苷可诱发心律失常,氯化钾是治疗由强心苷中毒所致的快速性心律失常的有效药物;K^+ 可竞争心肌膜上的 Na^+-K^+-ATP 酶,减少强心苷与酶的结合而减轻或阻止毒性的发展,但不能置换已经结合的强心苷,故预防低钾比治疗更重要。补钾不能过量,要考虑患者的肾功能情况,防止高血钾的发生。对合并房室传导阻滞、窦性心动过缓的强心苷中毒不能补钾,可用 M 受体阻断药阿托品治疗,无效时运用起搏器。

2. 胃肠道反应　是强心苷最常见的早期中毒症状,表现为食欲缺乏、恶心、呕吐、腹痛等。剧烈呕吐可导致失钾而加重强心苷中毒,应减量或停药,并注意补钾。

3. 中枢神经系统反应　眩晕、头痛、谵妄等。视觉异常通常是强心苷中毒的先兆,可作为停药的指征。

第三节　非苷类正性肌力药

非苷类正性肌力药包括 β 受体激动药及磷酸二酯酶抑制药（phosphodiesterase inhibitor,PDEI）等。β 受体激动药详见第十二章第二节肾上腺素受体激动药,这里主要介绍 PDEI。

磷酸二酯酶（PDE）广泛分布于心肌、平滑肌、血小板及肺组织。PDEI 是通过抑制 PDE Ⅲ而明显提高心肌细胞内 cAMP 含量,增加细胞内 Ca^{2+} 浓度,增加心肌收缩力,发挥正性肌力作用并扩张动、静脉,使心排量增加,心脏负荷降低,心肌耗氧量下降,缓解心衰症状,属正性肌力扩血管药（positive inotropic dilating drugs）。主要用于心衰时短时间的支持疗法,尤其是对强心苷、利尿药及血管扩张药反应不佳的患者。对于急性心力衰竭导致的心源性休克、低血压及肺水肿有较好的治疗作用。最常用于心脏手术中的心功能支持,可防止体外循环结束后的低心排综合征。但这类药是否能降低心衰患者的病死率和延长其寿命,目前尚有争论。临床上有米力农（milrinone）、氨力农（amrinone）、依诺昔酮（enoximone）、维司力农（vesnarinone）及钙增敏剂等。麻醉期间常用的是氨力农和米力农,目前左西孟旦(levosimendan)被认为是具有临床应用前景的新药。

一、米 力 农

【药理作用】 米力农(milrinone)为双吡类衍生物,是第二代选择性磷酸二酯酶抑制药,能选择性抑制 PDE Ⅲ 活性而提高细胞内的 cAMP 含量,具有正性肌力作用和血管扩张作用,其抑制 PDE Ⅲ 的作用与正性肌力作用呈正相关,可降低肺循环和体循环阻力。其正性肌力作用较强,是氨力农的 10～30 倍。小剂量主要表现为正性肌力作用,剂量加大时血管扩张的作用也可随剂量增加而逐渐增强。临床剂量下副作用比氨力农少。

【临床应用】 各种原因引起的急性心力衰竭,慢性心力衰竭急性加重期的短期治疗。心脏手术后低心排综合征和肺动脉高压,尤其是常规治疗无效时。临床研究证实,治疗量的米力农有扩张冠脉搭桥中桥血管,对移植动脉有强大的抗痉挛作用;其原因可能是与其影响血小板的数量和活性并对抗血栓素 A_2 有关。米力农多采用静脉注射给药,负荷量为 25～75μg/kg,0.25～1.0μg/(kg·min)维持。每日最大剂量<1.13mg/kg。

对合并有低血压、肾功能障碍、心房颤动或扑动、电解质紊乱、严重主动脉或肺动脉瓣疾病的患者要慎用。急性心肌梗死患者禁用。

【不良反应】 过敏反应,有气道阻力增加,低血压,心绞痛样疼痛。少数有头痛、室性心律失常等;有报道可增加病死率。

二、氨 力 农

氨力农(amrinone)是第一代选择性磷酸二酯酶抑制药,具有正性肌力作用和血管扩张作用,对心力衰竭患者有增加心排血量、射血分数及每搏量指数的作用,同时降低外周血管及肺血管阻力,使心脏前、后负荷降低,改善心功能。临床上常用于围术期尤其是心脏手术中的心功能不全,心源性肺水肿呼吸衰竭的患者。在麻醉中多采用静脉注射,负荷量为 0.5～1.0μg/kg,维持量 5～10μg/(kg·min)。由于副作用比米力农多,作用强度比米力农弱,临床上已被其取代。

三、依 诺 昔 酮

依诺昔酮(enoximone)是咪唑酮类衍生物,属于 PDE Ⅲ 抑制药,具有正性肌力和扩血管作用。正性肌力作用与剂量有关,可增快心肌的舒张速度,增加心肌的顺应性,舒张期心室壁张力降低,对心脏舒张功能有益。能降低体循环和肺循环的阻力。其特点是心脏每搏量增加,而氧耗量并不增加。临床上主要用于慢性充血性心力衰竭,尤其是其他方法治疗效果欠佳的中、重度患者。依诺昔酮用于心脏手术时,负荷量为 0.5～1μg/kg,缓慢推注,5～20μg/(kg·min)维持。最大剂量<24mg/kg。常规剂量无明显副作用,注意不能用葡萄糖稀释。

四、维 司 力 农

维司力农(vesnarinone)是一种口服有效的 PDE Ⅲ 抑制药,有较强的正性肌力作用和适度的血管扩张作用,能降低心脏前、后负荷,缓解心衰症状,提高患者的生活质量。其作用机制较复杂,能选择性抑制 PDE Ⅲ 活性,但其作用比米力农弱。除此之外,还能激活 Na^+ 通道,促进

Na^+内流;抑制K^+通道,延长动作电位,增加细胞内Ca^{2+}浓度;还可增加心肌收缩成分对Ca^{2+}的敏感性。临床报道维司力农剂量相关性死亡率增加。

<h2 style="text-align:center">五、左西孟旦</h2>

【药理作用】 在研究中发现某些强心药可增高Ca^{2+}与肌钙蛋白的亲和力,提高心肌收缩蛋白对钙的敏感性,增强心肌收缩力,故称钙增敏剂。左西孟旦(levosimendan)是钙增敏剂中作用最强的一种,并兼有抑制 PDE Ⅲ 的作用。增强心肌收缩力而不增加心肌耗氧量,对心律没有明显影响。①正性肌力作用:通过增加心肌细胞肌丝对Ca^{2+}的敏感性,同时还能抑制心脏上的 PDE Ⅲ,增强心肌收缩力及心排量,改善心功能;②血流动力学的作用:可激活 APT 敏感性钾通道产生扩血管作用,降低心脏前、后负荷;使肺动脉压、外周血管阻力下降,每搏量、心排量增加。左西孟旦仅促进心脏收缩期Ca^{2+}与肌钙蛋白的结合,而对舒张期Ca^{2+}与肌钙蛋白的结合无影响,这可能是增强心肌收缩力而不增加心肌耗氧量的原因。③扩张血管及抗心肌缺血的作用:能扩张冠状动脉血管、肺血管、脑血管等,冠脉血流量增加同时氧耗量减少。

【临床应用】 用于急性失代偿心力衰竭的治疗,欧洲心脏病协会建议对没有血容量不足和低血压的心力衰竭可选用左西孟旦。0.1~0.2μg/(kg·min)可用于左心衰合并心肌梗死的患者。体外循环心脏手术的患者,左西孟旦 18~36μg/kg 静注后 0.2~0.3μg/(kg·min)持续输注 6 小时发现,心功能明显改善。也可用于肺血管压力升高和右心功能不全患者的治疗。

【不良反应】 严重冠状动脉狭窄、局部心肌缺血的患者需谨慎应用,因可能导致冠状动脉窃血现象。

<h2 style="text-align:center">第四节 其 他 类</h2>

近年来对心力衰竭的治疗不仅是改善症状,而是更重视预防无症状的心功能不全进一步恶化。故在抗心力衰竭药物的应用上,主张联合用药,达到最终控制病情、降低死亡率的目标。

<h3 style="text-align:center">一、肾素-血管紧张素-醛固酮系统(RAAS)抑制药</h3>

(一) 血管紧张素Ⅰ转化酶(ACE)抑制药

20 世纪 80 年代初,ACE 抑制药被用于高血压的治疗。近十多年来,发现它还可以缓解心力衰竭患者的症状,是近 20 多年来心力衰竭药物治疗最重要的进展之一。

【药理作用】

1. 抑制 ACE 的活性 ACE 抑制药可抑制体循环和局部组织中的血管紧张素 Ⅰ(angiotensin Ⅰ,Ang Ⅰ)向 AngⅡ转化,使 AngⅡ的含量减少,减少血管收缩,血管平滑肌增殖及醛固酮分泌等,有效地阻止和逆转心肌肥厚、血管重构及心肌纤维化,提高血管顺应性。同时抑制缓激肽的降解,血中缓激肽含量增加,使血管扩张,降低心脏后负荷。

2. 抑制交感神经的活性 ACE 抑制剂通过减少 AngⅡ的生成,抑制交感神经的活性改善心功能。同时它还可恢复下调β受体的数量,直接或间接降低儿茶酚胺和精氨酸的含量,提高副交感神经的活性。

3. 对血流动力学的作用 ACE抑制剂可使小动、静脉扩张,降低全身血管阻力,增加心排出量,减少心律失常的发生;减少水钠潴留,降低心脏前、后负荷,改善心功能。降低心室壁张力,扩张冠状动脉,减轻心肌的缺血再灌注损伤。同时ACE抑制剂可降低肾血管阻力,增加肾血流量及肾小球滤过率,使尿量增加,达到缓解心衰的症状、提高生活质量,从而显著降低心衰患者的病死率、改善预后。

【临床应用】 临床上常用于治疗心力衰竭的ACE抑制药有卡托普利(captopril)、依那普利(enalapril)等。是治疗慢性心力衰竭的基础药,适用于轻、中、重度患者的长期治疗,但不能用于急性心力衰竭的抢救或难治性心力衰竭正在静脉用药者。常与利尿药、地高辛合用,也是预防和治疗急性心肌梗死或有显著左室功能异常的心力衰竭较好的治疗方案。需手术的患者建议术前24小时停用,以减少低血压的发生。

【不良反应】 最常见的是低血压,其次可能使肾功能恶化、高血钾、咳嗽、味觉异常、胎儿畸形等,少数患者白细胞中性粒细胞减少。

(二) 血管紧张素Ⅱ受体(AT₁)拮抗药(angiotensin receptor blocker,ARB)

ARB能较完全地阻断血管紧张素Ⅱ的作用,预防及逆转心血管重构。常用的有氯沙坦(losartan)。

【药理作用】 ARB可直接阻断AngⅡ与受体的结合,作用于受体水平,它对转化酶途径产生的和非转化酶途径产生的AngⅡ均有拮抗作用。对缓激肽代谢影响小,不引起咳嗽、血管神经性水肿等不良反应。ARB对血流动力学的影响和ACE抑制剂相似,轻度降低肺动脉压,减轻心脏前负荷,使心输出量增加。长期应用对心率无明显影响,不产生耐受性。

ARB可逆转心肌肥厚,减轻心肌间质纤维化,预防及逆转心血管重构。抑制中枢和外周交感神经的活性,减少儿茶酚胺的释放。

【临床应用】 适用于治疗血浆肾素活性高,血管紧张素Ⅱ增多所致的心肌肥厚以及纤维化的心力衰竭。尤其适用于需要ACE抑制剂治疗又不能耐受的患者,在这类患者中,ARB能显著降低心血管病死亡率及心力衰竭的住院率。ARB耐受性佳,但治疗心力衰竭的效果及安全性并不优于ACE抑制剂,但目前大多数研究者认为还不宜作为治疗心力衰竭的常规用药。建议术前24小时停用。

【不良反应】 与ACE抑制剂相似,也可引起低血压、肾功能恶化及高钾血症。偶见皮疹、瘙痒、轻度头晕及肌痛。密切监测肾功能、电解质。

(三) 醛固酮拮抗药

心力衰竭时血中的醛固酮浓度明显增高,大量的醛固酮除了保钠排钾外,还有促生长作用,引起心房、心室及大血管的重构,加速心衰的恶化。临床研究证明,在常规治疗的基础上,加用螺内酯可明显降低病死率,防止左室肥厚时的心肌纤维化,改善血流动力学和临床症状。

心衰患者使用醛固酮拮抗剂是否会导致全麻诱导时的低血压尚不能确定。但该药可引起严重的高钾血症,肾功能不全、糖尿病或贫血的患者,在整个麻醉过程中应严密监测血钾的变化。

二、β受体阻断药

β受体阻断药是能与去甲肾上腺素能神经递质或肾上腺素受体激动药竞争β受体而

拮抗 β 型拟肾上腺素作用的药物。由于其拮抗交感活性,有明显的抗心律失常和抗心肌缺血作用,可降低心衰患者的病死率。传统的观念认为,β 受体阻断药具有负性肌力作用,禁用于慢性心力衰竭,但交感神经系统长期激活,对心脏的有害效应远超过了其短期激活的有利效应。近年来已被推荐为治疗慢性心力衰竭的常规用药(详见第十二章第三节肾上腺素受体阻断药)。在围术期,左心功能障碍所致的稳定性心力衰竭的患者,治疗用的 β 受体阻断药术前不能停药;失代偿的心力衰竭的患者需要减少其用量或暂时停药。

三、利 尿 药

利尿药(diuretics)是作用于肾脏,增强电解质和水的排泄使尿量增多的药物。水钠潴留、血容量增加是心力衰竭时机体重要的代偿机制,利尿药是唯一可充分控制并治疗心力衰竭时液体的潴留的药物,它比其他治疗心力衰竭的药物更能迅速改善症状。临床上常用的有呋塞米(furosemide)、氢氯噻嗪(hydrochlorothiazide)、螺内酯等。

【药理作用】 利尿药可抑制肾小管特定部位对 Na^+、Cl^- 的重吸收,增加尿量和钠的排泄,减轻心力衰竭时的水钠潴留,减少静脉回流,降低心脏的前负荷。利尿药亦可通过排钠,减少血管壁 Ca^+ 的含量,使血管壁张力下降,外周阻力降低,降低心脏后负荷,改善心功能,有效消除或缓解静脉淤血及所致的肺水肿和外周水肿,降低心室壁肌张力,防止左心功能恶化。

【临床应用】 对所有心力衰竭患者有液体潴留或原来有过液体潴留者,均应该应用,且越早用效果越好。利尿药不可单独使用,需要与 ACE 抑制剂或 β 受体阻断药合用,才能改善患者的长期预后。用于控制心力衰竭的利尿药应该持续到手术当日,到能进食后继续应用;术前充分评估机体电解质情况。

呋塞米常用于急性左心衰和肺水肿的患者,$0.5\sim1mg/kg$ 静脉推注,初始量可给 $20\sim40mg/$次,可多次应用,并增加至 $40\sim100mg$。急性左心衰时常需与强心药、血管扩张剂联合。注意大剂量利尿导致的电解质紊乱、低血压。

【不良反应】 大剂量利尿药可加重心力衰竭;因血容量减少而导致反射性的交感神经兴奋,肾血流量减少,加重肾衰竭;也可引起电解质平衡紊乱,尤其是低钾血症,易诱发心律失常,特别是与强心苷合用时更易发生。应注意根据情况补充钾盐。长期大剂量还可导致糖代谢紊乱、高脂血症。

四、扩 血 管 药

部分血管扩张药能迅速降低心脏的前、后负荷可改善慢性心力衰竭患者短期的血流动力学指标,能改善急性心力衰竭的症状,但不能防止慢性心力衰竭患者的进展及降低病死率,只能作为其治疗的辅助用药。主要用于急性或严重失代偿的慢性心力衰竭,尤其适应用于高血压和心肌缺血的患者(详见第十五章第一节血管扩张药)。

【制剂与用法】

1. **毛花苷丙**(lanatoside C,cedilanid,**西地兰**)　片剂:0.5mg/片。注射剂:0.4mg/2ml。静脉负荷量:0.8mg,首次 $0.4\sim0.6mg$,$2\sim4h$ 后再注射 $0.2\sim0.4mg$。

2. **地高辛**(digoxin)　片剂:0.25mg/片。一般首剂:$0.25\sim0.75mg$,以后 $0.25\sim0.5mg$,

每 6 小时一次,再改维持量:0.25~0.5mg/d。注射剂:0.25mg/2ml。静脉负荷量:0.75mg,首次 0.25~0.5mg,4~6 小时后再注射 0.25mg。

3. **米力农**(milrinone） 片剂:2.5mg/片、10mg/片。5~10mg/次,每日 4 次,口服。注射剂:10mg/10ml。25~50μg/kg,静脉注射。0.25~1μg/(kg·min),静脉滴注。

4. **依那普利**(enalapril） 片剂:2.5~10mg,每日 2 次,口服。最大剂量为 40mg/d。

（张 红）

心律失常(arrhythmia)是指心脏跳动节律和频率的异常。心律失常的形成原因包括冲动形成异常和冲动传导障碍。心律失常可导致心排出量降低,心肌血流量减少,严重时可危及患者生命。围术期的疾病、麻醉和手术等各种因素,均可诱发或引起心律失常,尤其是合并心脏疾患和危重病患者。据统计,围麻醉手术期心律失常的发生率为15%~85%,心胸、大血管和颅脑手术可更高,严重心律失常可威胁患者的安全,必须及时纠正。

心律失常的治疗包括药物治疗和非药物治疗(如心脏起搏器、电复律、导管消融和手术等),其中药物治疗起着非常重要的作用。麻醉期间使用抗心律失常药的目的是控制心律失常,维持手术中血流动力学稳定,保证患者的生命安全;但现有的抗心律失常药又存在不同程度的致心律失常(proarrhythmia)作用。因此,应用抗心律失常药治疗要根据患者发生心律失常时的情况、有无器质性心脏病、心功能状况及血流动力学变化进行综合判断;同时纠正可能的诱因,针对病因治疗,强调用药个体化、规范化,避免药物滥用。

第一节 抗心律失常药物的基本作用机制

一、正常心肌细胞的电生理特性

(一) 心肌细胞膜电位(membrane potential)

当心肌细胞受到刺激(或自发的)发生兴奋,除极化然后复极化构成动作电位。每一个细胞的动作电位取决于细胞的各种跨膜电流,心脏的每一个细胞的动作电位活动的整体协调平衡是心脏正常电生理活动的基础。在非自律细胞中,膜电位维持在静息水平,在自律细胞则为自发性舒张期除极。动作电位分为5个时相(图14-1)。

1. 0相 主要是Na^+内流(sodium current, I_{Na})。0相的除极化速度和幅度是Na^+快速进入细胞内的主要表现,0相除极化速率决定传导性,心肌细胞电压门控钠通道的激活和失活都很快,钠内流仅维持数毫秒。

2. 1相 主要是短暂的K^+外流(outward K^+ current)。

3. 2相 Ca^{2+}内流、K^+外流,少量Na^+内流。由于钙通道开放,Ca^{2+}进入细胞内,促使膜电位在一定时间内保持在相对较高的水平,在动作电位上形成一个"平台"。

4. 3相 K^+外流。K^+从细胞内流出增加,使动作电位经历一段时间的"平台"后又快速下降。0相至3相的时程合称动作电位时程(action potential duration, APD)

5. 4相 有少量Na^+内流,离子转运,恢复到静息状态。动作电位4相的自动除极速率(斜率)决定自律性。

心脏各部分细胞电活动不同(表14-1、14-2)。在临床实践中是对心脏的全部电活动进行测量,这种全部电活动是通过心电图来记录。

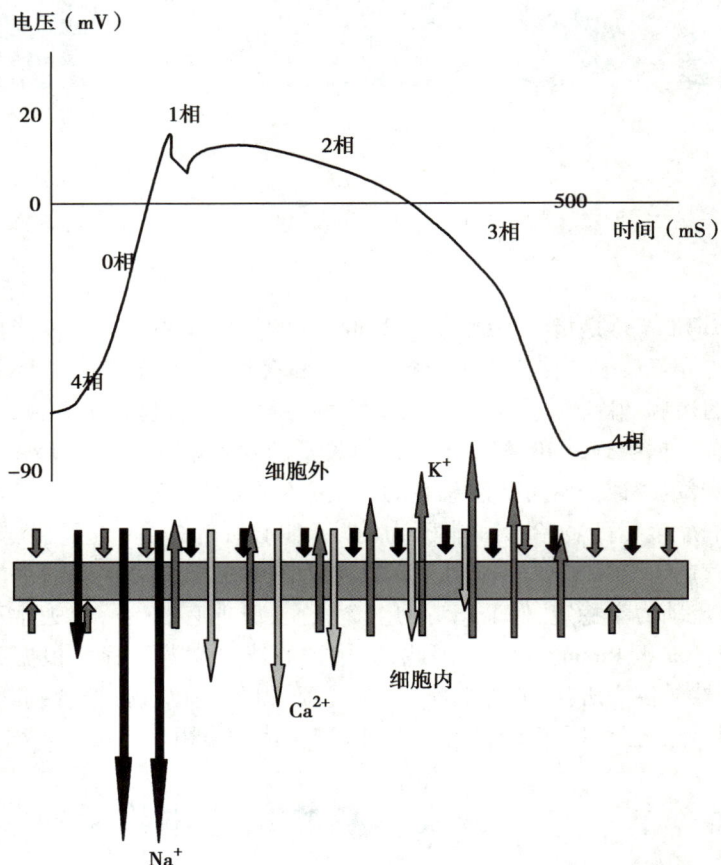

图 14-1　心肌浦氏纤维动作电位与膜对阳离子通透性的影响

0 相：Na^+ 内流迅速加增；1 相：$Na^+ + Ca^{2+}$ 内流增加；3 相：K^+ 外流增加；
4 相：特殊 Na^+ 内流增加

表 14-1　窦房结细胞动作电位各时相的主要特征

时相	特征	主要电流
4 相	慢去极化	内向 I_f 电流（主要为 Na^+）
0 相	动作电位上升支	电压敏感 Ca^{2+} 通道介导的内向 Ca^{2+} 电流（I_{Ca}）
3 相	复极化	K^+ 通道介导的外向 K^+ 电流（I_K）

表 14-2　心室肌细胞动作电位各时相的主要特征

时相	特征	主要电流
4 相	静息膜电位	内外向电流平衡
0 相	快速去极化	钠通道介导的内向 Na^+ 电流（I_{Na}）
1 相	复极化早期	内向 Na^+ 电流减弱和 K^+ 外流（I_{to}）
2 相	平台期	内向 Ca^{2+} 电流（I_{Ca}）和外向 K^+ 电流（I_K，I_{K1}）平衡
3 相	快速复极化后期	内向 Ca^{2+} 电流减弱和外向 K^+ 电流大幅增强

（二） 自律性（automaticity）

部分心肌细胞在无外界刺激时自发节律性兴奋的特性，为自律性，由动作电位 4 相自动除极速度决定。根据动作电位 0 相除极化速率和超射幅度，将心肌细胞分为慢反应自律细胞（窦房结及房室结）和快反应自律细胞（心房传导组织、房室束及浦肯野纤维）。

（三） 膜反应性（membrane responsiveness）及传导速度

膜反应性是指膜电位水平与其所激发的 0 相最大上升速率之间的关系。膜反应性是决定传导速度的重要因素，反映钠离子通道的开放情况，典型的膜反应性曲线呈 S 型（图 14-2）。

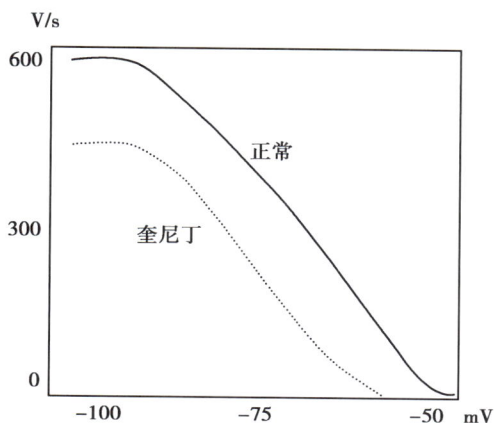

图 14-2　膜反应性

（四） 有效不应期（effective refractory period，ERP）

动作电位时程中，从除极开始至不能再产生动作电位的一段时间为有效不应期（图 14-3），反映了快通道恢复有效开放所需的最短时间，其时间长短一般与 APD 的长短变化相应。

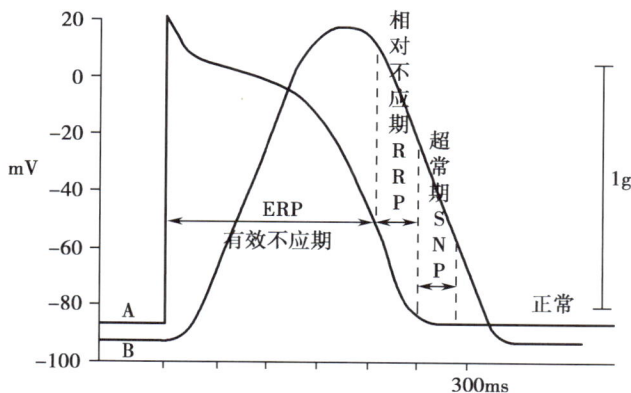

图 14-3　不应期与动作电位时间

二、心律失常形成的电生理机制

根据电生理特性分类，心律失常包括以下三类：自律性异常、传导性异常和混合性异常。

（一）自律性异常

1. 正常自律性改变 一类为窦性心律失常,主要是因各种因素影响窦房结起搏细胞4期自动除极速度、最大复极电位、阈电位水平进而影响窦房结自律性;另一类为异位性心律失常,即窦房结自律性降低或功能衰竭,无法以正常频率产生冲动,或产生的冲动不能外传时,自律性较低的次级起搏点(房室结)或三级起搏点(心室内的传导系统)起而代之,对心脏有保护作用。

2. 异常自律性 某些病理情况下心脏内自律组织和非自律组织均可产生特殊异位节律。①自律性升高或降低:受激素水平、体内自主神经控制及电解质影响会导致自律性的变化,其发生原理与复极4期自动除极速度无明显直接关系;②异位起搏点有传入阻滞:窦性冲动不能传入和控制异位起搏点,引起异位心律;③触发活动(triggered activity):由先前的兴奋所触发引起新的冲动(形成异位律),为一种形成心律失常的常见机制,而非本身自动除极所形成。有两种后除极——早后除极和迟后除极。如果后除极发生在动作电位期间被称为早后去极(early after depolarization,EAD)(图14-4),是导致严重心律失常的常见的原因。早后除极常见诱发因素为使动作电位延长情况如延长QT间期的药物如普鲁卡因胺等。早后除极可以出现在平台期(2相)或快速复极相(3相)。在平台期早后除极主要由Ca^{2+}内流形成,在快速复极相部分复活的钠通道传导的Na^+内流亦与早后除极相关。如果早后除极持续存在就会导致尖端扭转型室性心动过速。迟后除极(delayed after depolarization,DAD)(图14-5)在复极化后紧接着就出现,其机制尚不清楚,可能与细胞内Ca^{2+}高浓度产生一内向Na^+电流,后者引起迟后除极。

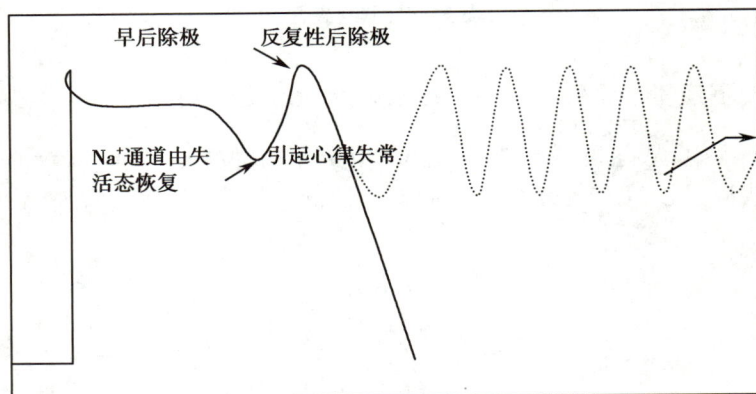

图 14-4　早后除极与触发活动
通常出现于动作电位的复极化期,反复出现的早后除极可引起心律失常

（二）传导性异常

1. 单纯性传导障碍 包括传导减慢,传导阻滞和单向传导阻滞等。传导系统障碍引起的激动传导障碍或阻滞,可由器质性心脏病、高钾血症、迷走神经兴奋改变等引起;病理条件下,任何原因导致的细胞兴奋性下降可因不应期延长,使激动在细胞间传导过程中发生传导减慢甚而发生阻滞;由于某些因素影响使相邻的并行纤维传导速度不一致,进而造成该区域内激动传导的不均匀;另传导阻滞也可发生于某个方向上,而另一个方向的传导则相对正常。

2. 冲动传导异常 折返(reentry):一个冲动下传后又可沿另一条途径回到原已兴奋的心

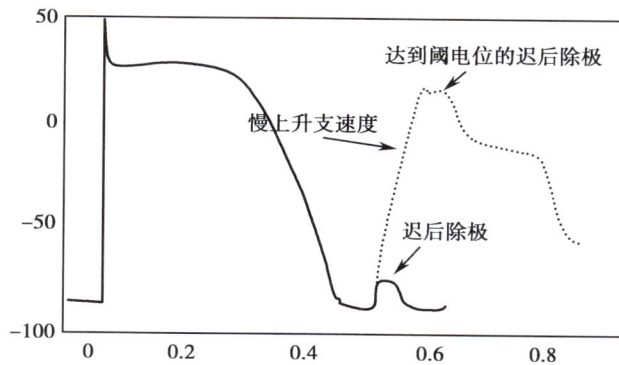

图 14-5　迟后除极与触发活动

在复极化后立即出现。可能机制:细胞内 Ca^{2+} 升高激活 Na^+-Ca^{2+} 泵,导致每泵出 1 个 Ca^{2+} 泵入 3 个 Na^+ 而使细胞去极化

肌,形成回路(图 14-6)。连续发生的折返激动称为环形运动。形成折返激动的三个条件:①一个有效的完整的回路要有两条可传导的通路通过该区域,并构成环,形成顺传支及逆传支;②回路中的一部分必须具有单向阻滞的性质;③传导速度足够缓慢。

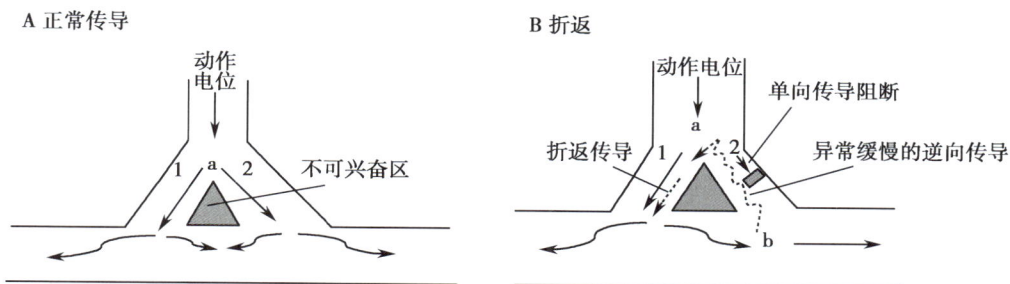

图 14-6　正常传导和折返通路

A. 在正常冲动传导中,传导沿着一条通路下传至 a 点,此处它可沿两条通路继续下行传播并使心室不同区域去极化。B. 如果旁路中一个通路发生病理性阻断就会形成折返。当冲动到达 a 点时,由于通路 2 下行被单向阻断它只能沿通路 1 下传。冲动沿通路 1 下传至 b 点,冲动拟行沿通路 2 向 a 点上传,当逆向冲动到达 a 点时,它即启动新的折返。折返能够导致持续的快速去极化而引起快速型心律失常

折返激动包括期前收缩、阵发性心动过速(窦房折返性心动过速、阵发性房性心动过速、阵发性房室结内折返性心动过速、房室折返性心动过速、阵发性室性心动过速、心脏颤动和扑动)。

(三) 混合性异常

由自律性异常与传导异常并存引起的心律失常。

三、抗心律失常药物的基本作用机制

心脏正常的起搏点是窦房结,窦房结的兴奋沿着传导通路依次传导下行,直至整个心脏兴奋,完成一次正常的心脏节律。其中任何一个环节发生异常,都会产生心律失常。治疗心律失常要以减少异位起搏活动、调节折返环路的传导性或有效不应期以消除折返为目

的。能够达到以上目的从而治疗心律失常的机制包括阻滞钠通道、拮抗心脏的交感效应、阻滞钾通道,适度延长有效不应期、阻滞钙通道。根据以上机制,抗心律失常药物的基本作用机制如下:

(一) 降低自律性

药物通过降低动作电位 4 相自动除极速率(β 肾上腺素受体阻断药)、提高动作电位的发生阈值(钠通道或钙通道阻滞药)、增大静息膜电位(腺苷和乙酰胆碱)、延长 APD(钾通道阻滞药)等方式降低自律性。

(二) 减少后除极与触发活动

1. 减少 EAD 某些情况下,心肌细胞在一个动作电位后产生一个提前的除极化,称为后除极。后除极的扩布会触发异常节律,发生心律失常。当后除极发生在正常动作电位的 2 相(缓慢复极期)或 3 相(快速复极末期),称早后除极。可通过促进或加速复极以减少早后除极的发生,或抑制早后除极上升支的内向离子流及提高阈电位水平,或增加外向复极电流以增加最大舒张电位等三种方式。如缩短 APD 的药物。

2. 减少 DAD 后除极发生在复极化完成后的 4 相(静息期),称迟后除极。迟后除极的发生与细胞内 Ca^{2+} 超载有关。钙通道阻滞药主要是减少细胞内 Ca^{2+} 的蓄积,减少迟后除极的发生。另外钠通道阻滞药也能抑制一过性 Na^+ 内流,减少迟后除极,如利多卡因等。

(三) 消除折返

1. 改变传导性 增强膜反应性以加快传导,取消单向传导阻滞,终止折返激动。或减慢膜反应性减慢传导,改变单向阻滞为双向阻滞而终止折返激动。

2. 延长有效不应期 是指从动作电位 0 相到细胞接受刺激,并能够再一次产生动作电位的时间,称 ERP。钠通道阻滞药和钾通道阻滞药可延长快反应细胞的 ERP,钙通道阻滞药可延长慢反应细胞的 ERP;可使折返冲动落在不应期内而消失。

延长不应期有三种情况:①延长 APD、ERP,而以延长 ERP 更为显著,为绝对延长 ERP;②缩短 APD、ERP,而以缩短 APD 更为显著,为相对延长 ERP;③使相邻细胞不均匀的 ERP 趋向均一化。复极不均匀是诱发心律失常的基础,以上三种情况均可取消折返,理想的抗心律失常药是对 APD 的长短进行双向调节而发挥作用。

第二节 抗心律失常药物的分类

目前临床上是根据药物的主要作用通道和电生理特点(Vaughan Williams 分类法)将抗心律失常药物分为四类:Ⅰ类:钠通道阻滞药;Ⅱ类:β 肾上腺素受体拮抗药;Ⅲ类:钾通道阻滞药即延长动作电位时程;Ⅳ类:钙通道阻滞药。但很多抗心律失常药并不是钠通道、钾通道、钙通道的完全选择性阻滞剂,也有很多药物阻断的不只是一种类型的离子通道。

一、Ⅰ类钠通道阻滞药

从药物对通道产生阻滞作用到阻滞作用解除的时间称为复活时间常数($\tau_{recovery}$)。根据 $\tau_{recovery}$ 又分为三个亚类Ⅰa、Ⅰb、Ⅰc(图 14-7)。

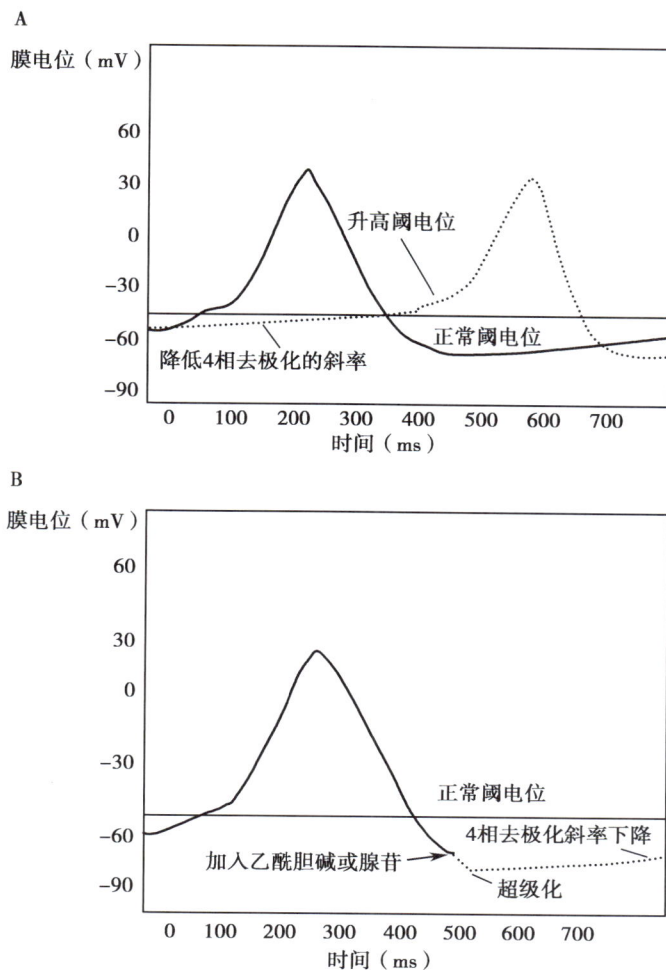

图 14-7   I 类抗心律失常药和窦房结动作电位天然激动剂的作用
A. 正常窦房结动作电位如图实线所示。I 类抗心律失常药（钠通道阻滞剂）改变窦房结自律性是通过：①升高阈电位；②降低 4 相去极化斜率两方面影响其动作电位。B. 乙酰胆碱和腺苷激活 K^+ 通道使细胞超极化而减慢窦房结冲动发放率，降低 4 相去极化斜率

（一）I a 类（图 14-8）

$\tau_{recovery}$ 1～10 秒，适度阻滞钠通道，降低动作电位 0 相上升速率，不同程度抑制心肌细胞 K^+、Ca^{2+} 通透性，延长复极过程，且以延长 ERP 更为显著。有膜稳定作用，表现出一定的局麻作用，如奎尼丁、普鲁卡因胺等。

（二）I b 类（图 14-9）

$\tau_{recovery}$ <1 秒，轻度阻滞钠通道，轻度降低动作电位 0 相上升速率，抑制 4 相钠内流，降低自律性；通过促进钾外流缩短动作电位复极过程，以缩短 APD 更显著，相对延长 ERP；同样具有膜稳定或局麻作用。如利多卡因、苯妥英钠等。

（三）I c 类（图 14-10）

$\tau_{recovery}$ >10 秒，明显阻滞钠通道，显著降低动作电位 0 相上升速率和幅度，减慢传导性的作

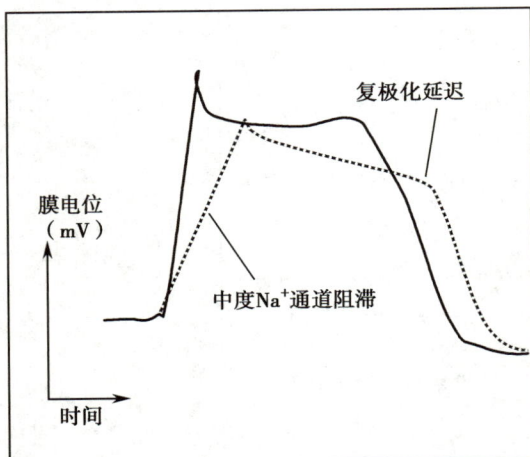

图 14-8　Ⅰa 类抗心律失常药对心室动作电位的影响

Ⅰa 类抗心律失常药表现为中度钠通道阻滞

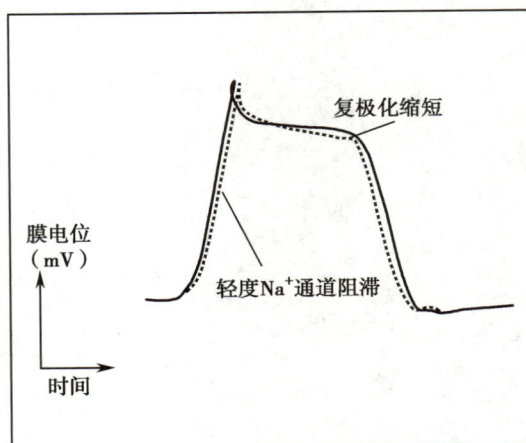

图 14-9　Ⅰb 类抗心律失常药对心室动作电位的影响

Ⅰb 类抗心律失常药快速结合钠通道和与之解离

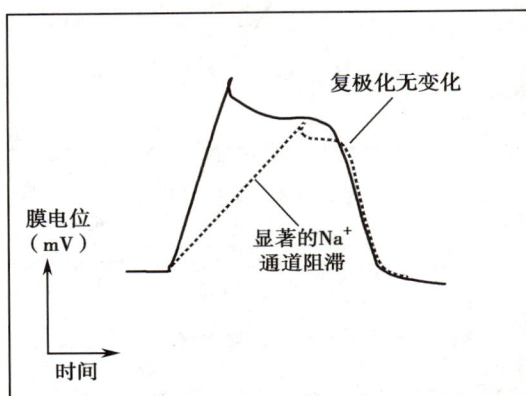

图 14-10　Ⅰc 类抗心律失常药对心室动作电位的影响

Ⅰc 类抗心律失常药产生显著的钠通道阻滞作用

用最为明显。如普罗帕酮、氟卡尼等。

二、Ⅱ类β肾上腺素受体拮抗药

阻断心脏β受体,抑制交感神经兴奋所致的起搏电流、钠电流和 L 型钙电流增加,表现为减慢 4 相舒张期除极速率而降低自律性,降低动作电位 0 相上升速率而减慢传导性(图 14-11)。如普萘洛尔、艾司洛尔等。

三、Ⅲ类延长动作电位时程药

又称钾通道阻滞药,降低细胞膜钾电导,选择性延长 APD 及 ERP,抑制多种钾电流,对动作电位幅度和除极率影响小(图 14-12)。如胺碘酮、溴苄铵等。

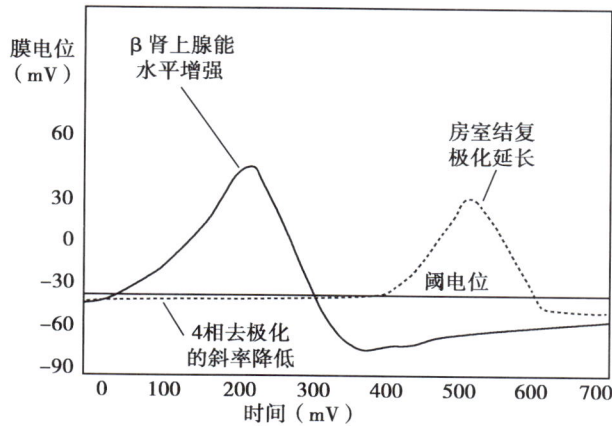

图 14-11 Ⅱ类抗心律失常药对起搏细胞动作电位的影响
通过阻断窦房结和房室结的肾上腺能效应,其降低 4 相去极化斜率(对窦房结)和延长复极化(对房室结)。临床上用于治疗交感兴奋导致的室上性和室性心律失常

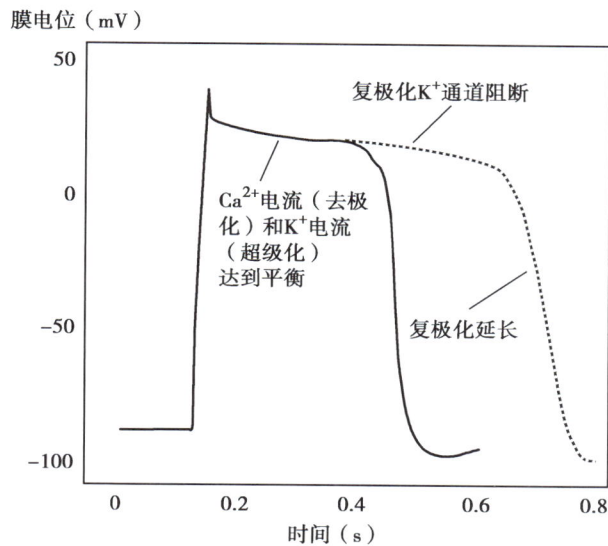

图 14-12 Ⅲ类抗心律失常药对心室动作电位的影响
Ⅲ类抗心律失常药通过减弱动作电位 2 相复极化 K^+ 电流来延长动作电位时程。平台期的延长可以减少折返形成,但宜有增加早后除极

四、Ⅳ类钙通道阻滞药

抑制 L 型钙通道,减少钙电流,降低窦房结、房室结自律性,减慢房室传导,延长其不应期(图 14-13)。如维拉帕米、双苯吡乙啶等。

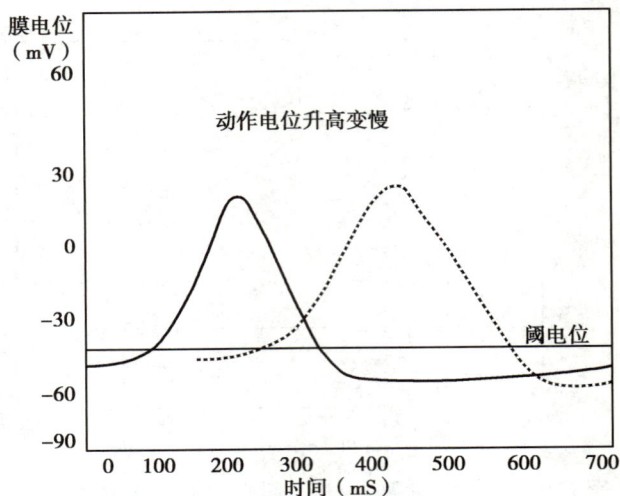

图 14-13　Ⅳ类抗心律失常药对起搏细胞动作电位的影响

Ⅳ类抗心律失常药通过降低结细胞动作电位的上升速度来降低窦房结细胞的兴奋性、延长房室结传导。临床用于治疗房室结折返导致的心律失常，但高剂量的 Ca^{2+} 通道阻滞剂延长房室结传导，引起心脏传导阻滞

第三节　麻醉期间常用的抗心律失常药

一、麻醉期间发生心律失常的原因

围术期发现的心律失常，其原因是很多的，分为以下三个方面：一是麻醉前已存在的心律失常；二是麻醉期间出现的心律失常；三是麻醉结束后出现的心律失常。后两方面主要与麻醉用药、麻醉管理、手术刺激、术后管理以及患者情况有关。

（一）原有疾病

手术患者本身患有冠状动脉粥样硬化、缺血性心脏病、高血压、风湿性心脏病或先天性心脏病；内分泌系统疾病，如甲亢、嗜铬细胞瘤，发生心律失常的几率增大。

（二）麻醉用药

目前使用的麻醉药几乎都能直接或间接地影响心电生理活动，进而影响心律，抑制心肌，造成低血压而产生心律失常。麻醉药对心律的影响，除了药物本身对心肌及其电生理活动的作用外，还受到其他因素的影响：①麻醉药用量和麻醉的深度；②有无高碳酸血症；③药物之间的相互作用，如肾上腺素局部浸润，可能导致严重心律失常等。

（三）自主神经平衡失调

交感神经或副交感神经活动增强，或两者之间的平衡失调是麻醉期间发生心律失常的另一常见原因。

术前恐惧或焦虑心理、缺氧或二氧化碳蓄积、气管插管刺激、麻醉过浅、术前合并心功能不全均可诱导将按神经系统兴奋，使心脏节后交感神经末梢去甲肾上腺素释放增多，且使内源性儿茶酚胺产生和释放增多，血浆内儿茶酚胺浓度升高，引起心率增快，心脏的收缩期明显缩短，但不应期仅有轻微缩短，强烈的交感神经兴奋有时可引起心室颤动。

迷走神经兴奋对心脏的作用较复杂，对窦房结和房室结存在抑制作用，也可增加心房肌的易激期和降低其颤动阈。因此,迷走神经兴奋时如刺激心房肌,易引起心房颤动。

(四) 电解质紊乱

心肌的活动极易受细胞外液中 K^+、Ca^{2+}、Na^+ 的影响。

1. K^+　$[K^+]_0$ 增加时,可发生室性早搏、室性心动过速,甚至心室颤动。此外当 $[K^+]_0$ 增加时,可使 Ca^{2+} 内流减少,兴奋-收缩耦联减弱、心肌收缩力减弱。

2. Ca^{2+}　$[Ca^{2+}]_0$ 升高时,使心肌兴奋收缩耦联加强,心肌收缩力增加。

3. Na^+　Na^+ 的主要作用是维持细胞内外渗透压平衡。但是 $[Na^+]_0$ 改变过大,超过其总量的 10% 时,亦可导致心律失常,当 $[Na^+]_0$ 降低时可发生心动过缓。

4. Mg^{2+}　低镁时易发生心律失常,甚至可突发室颤,易产生异位节律点兴奋和折返心律。当血镁超过 5mmol/L 时,则可抑制窦房结的功能,减慢房室和室内传导,可出现心动过缓和传导阻滞。

(五) 低温

低温的主要并发症之一就是心律失常。心电图的表现为进行性心率减慢、PR 间期延长、QRS 波增宽和 QT 时间延长。

(六) 外科手术操作

外科手术操作常可引起心律失常,大多数是由交感或副交感神经刺激的反射作用引起的。手术可直接刺激心脏,亦可以是刺激心脏以外的部位引起反射心律失常,例如眼科手术压迫眼球和对眼外肌的牵拉可导致眼心反射。胆囊手术时刺激胆囊可导致心动过缓、室性早搏或心搏骤停。神经外科手术压迫或牵引脑干、脑神经常诱发心律失常。心脏手术时,手术刺激心房常致房性早搏或室性心动过速,偶可发生室颤。牵拉腹腔、颈动脉窦、心包、心脏、主动脉均可导致一过性心律失常。此外,心脏手术中,还会发生再灌注心律失常,其心律失常类型可多种多样。

二、麻醉期间常用的抗心律失常的药物

心律失常按照发生的原因可分为心脏冲动形成异常和冲动传导异常。也可根据心率分为缓慢型心律失常和快速型心律失常。缓慢型心律失常时如果心室率<50 次/分,或虽室率>50 次/分但伴有血流动力学紊乱,应立即进行处理。当心室率慢至 30 次/分时,可导致严重后果,循环供血不足,致多器官功能障碍。代表药物有阿托品和异丙肾上腺素。快速型心律失常包括窦性心动过速、室上性心动过速和室性心动过速,这些心律失常需要针对患者病因进行治疗,必要时使用 β 肾上腺素受体拮抗药或钙通道拮抗药等治疗。代表药物有艾司洛尔、维拉帕米、利多卡因、胺碘酮、心律平等(表 14-3)。下面简述这些药物的药理作用。

表 14-3　常用抗心律失常药对心肌电生理特性的影响

药物	自律性	传导速度	不应期
奎尼丁、普鲁卡因胺	↓↑	↓	↑
利多卡因、苯妥英钠、美西律	↓	↓↑	↓
英卡胺、氟卡胺	↓	↓	↓↑
普萘洛尔、艾司洛尔	↓	↓	↓↑
胺碘酮	0	↓	↑
维拉帕米	↓	↓	↑

（一）阿托品

阿托品（atropine）（图14-14）属 M 胆碱受体阻断药，广泛应用于迷走神经过度兴奋所致窦性心动过缓、房室传导阻滞、窦房阻滞等缓慢型心律失常。

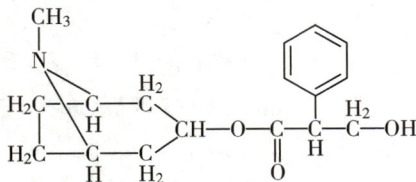

图 14-14　阿托品分子结构式

【体内过程】　口服吸收迅速，1 小时内血药浓度达峰值，生物利用度约 50%，吸收后广泛分布于全身组织，阿托品在体内可迅速清除，$t_{1/2}$ 为 2～4 小时；约 60% 的阿托品以原型经肾排出，其余为水解物，与葡萄糖醛酸结合后从尿排出。

【药理作用】　对心脏的主要作用为加快心率，但治疗量（0.4～0.6mg）可使部分患者出现一过性心率减慢，这种心率减慢不伴血压与心排出量的改变，该作用机制主要为阻断副交感节前纤维突触前膜 M_1 受体，使突触中乙酰胆碱抑制自身递质释放的作用减弱。较大剂量时通过阻断窦房结 M_2 受体，解除迷走神经对心脏的抑制从而加快心率。心率加快的程度取决于迷走神经张力的高低。阿托品也可缩短房室结的有效不应期，增加房扑或房颤患者的心室率。

【临床作用】　适用于迷走神经过度兴奋所致窦性心动过缓、房室传导阻滞、窦房传导阻滞等缓慢型心律失常。阿托品通过恢复心率和促进房室传导，改善患者的临床症状。

【不良反应】　阿托品的作用较多，其他相关作用会称为不良反应，如口干、视力模糊、瞳孔扩大、皮肤干燥潮红、便秘、排尿困难等。在停用后可自行消失，无须特殊处理。但剂量较大时，会出现呼吸频率加快、烦躁不安、谵妄等中枢神经系统症状。严重中毒时可出现中枢抑制：昏迷、呼吸麻痹等。

完全性房室传导阻滞，若阻滞部位在希氏或希氏束以下部位（呈室性逸搏），阿托品无效，因这些部位对抑制迷走神经张力无反应，则只能应用异丙肾上腺素能提高心率。

（二）异丙肾上腺素

异丙肾上腺素（isoprenaline）（图14-15）属 β 肾上腺素受体，可用于阿托品无效的完全性房室传导阻滞。

【体内过程】　静脉注射吸收迅速，$t_{1/2}$ 为数分钟，主要经肝脏和其他组织中儿茶酚邻位甲基转移酶（catechol-O-methyl transferase，COMT）代谢失活，单胺氧化酶（monoamine oxidase，MAO）对其作用较弱。

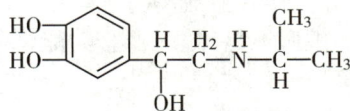

图 14-15　异丙肾上腺素分子结构式

【药理作用】　因选择性激动心脏 $β_1$ 受体，增加心肌收缩力，加快传导，从而增快心率。

【临床作用】　可用于治疗 Ⅱ 至 Ⅲ 度房室传导阻滞，特别是阻滞部位在希氏或希氏束以下部位。

【不良反应】　常见不良反应有：心悸、头晕、头痛、面色潮红，使用时应谨慎观察患者心率变化，若心率>110 次/分，需及时停药；超过 130 次/分，可引起室性心律失常。冠心病、糖尿病、甲状腺功能亢进患者禁用。

病窦患者阿托品或异丙肾上腺素均不能有效地提高其窦性心律。因此，对 Ⅲ 度房室传导阻滞及病窦患者，最好的治疗办法是心脏起搏。

（三）艾司洛尔

艾司洛尔（esmolol）（图 14-16）是超短效 β 受体阻断药，主要作用于心肌的 $β_1$ 肾上腺素受体。在体内代谢迅速，被红细胞胞质中的脂酶水解。主要药理作用是抑制窦房结和房室结的自律性和传导性。在麻醉期间应用可防止气管插管引起的心血管反应及麻醉中发生的室上性心动过速。支气管哮喘、窦性心动过缓、Ⅱ、Ⅲ度房室传导阻滞者慎用。

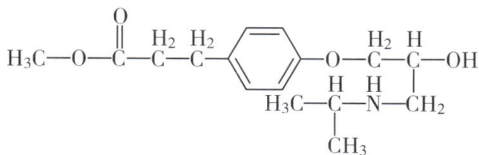

图 14-16　艾司洛尔分子结构式

（四）维拉帕米

维拉帕米（verapamil）（图 14-17）属钙通道阻滞剂，抑制钙离子内流使窦房结和房室结的自律性降低，传导减慢。

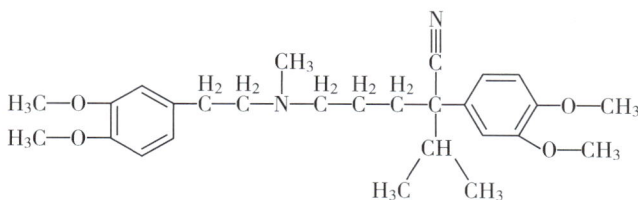

图 14-17　维拉帕米分子结构式

【体内过程】静脉给药抗心律失常作用于 1～5 分钟开始，作用持续约 6 小时，主要经肾清除，$t_{1/2}$ 为 4～10 小时，在肝脏内代谢，其代谢产物去甲维拉帕米仍有活性。

【药理作用】频率依赖性阻滞心肌 L 型钙通道，抑制钙内流，主要作用于窦房结和房室结。

1. **自律性**　降低窦房结舒张期自动除极速率，增加最大舒张电位，降低自律性。正常心房肌、心室肌、浦肯野纤维对药物不敏感，但当心肌缺血时，此心肌组织膜电位水平可减至 $-40～-60$ mV，出现异常自律性，药物能降低其自律性，减少后除极所引发的触发活动。

2. **传导性**　窦房结、房室结 0 相除极是由钙内流介导的，其减慢 0 相上升最大速率，减慢窦房结、房室结传导性。

3. **不应期**　抑制窦房结、房室结钙通道开放，延长房室结有效不应期，使单向阻滞变为双向阻滞，从而消除折返性心律失常。

【临床作用】治疗室上性心律失常和房室结折返激动引起的心律失常效果较好。阵发性室上性心动过速首选。

【不良反应】多与剂量有关，可出现心动过缓（50 次/分以下），甚而造成 Ⅱ 或 Ⅲ 度房室传导阻滞及心脏停搏；恶心、头晕或眩晕，麻木及烧灼感。

（五）利多卡因

利多卡因（lidocaine）（图 14-18）是局部麻醉药，属 Ⅰb 类心律失常药物，现广泛用于治疗危及生命的室性心律失常。

【体内过程】口服肝脏首过消除明显，仅有 1/3 进入血液循环，生物利用度低，常静脉给药。静脉给药作用迅速，血浆蛋白结合率 70%，在体内分布广泛迅速，该药在心肌中浓度是血药浓度的 3 倍。有效血药浓度 1～5 μg/ml。表观分布容积 1L/kg。利多卡因几乎全部在肝脏

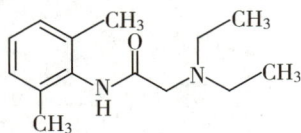

图 14-18　利多卡因分子结构式

中脱乙基而代谢,仅 10% 以原形经肾脏排泄,作用时间短,半衰期 2 小时,常用静脉滴注维持疗效。

【药理作用】利多卡因对心脏的直接作用是抑制 Na^+ 内流,促进 K^+ 外流。仅对希-浦系统有影响,对其他部位心脏组织及自主神经并无作用。

1. 传导速度　治疗剂量的利多卡因对希-浦系统的传导速度没有影响,但在细胞 K^+ 浓度较高时则能减慢传导。血液偏酸性时,将增强其减慢传导作用。心肌梗死后,心肌缺血部位细胞外 K^+ 浓度升高而血液偏酸性,利多卡因可明显地减慢传导的作用,这可能是防止心室纤颤的原因之一。高浓度($10\mu g/ml$)的利多卡因可明显抑制 0 相上升速率而减慢传导。

2. 降低自律性　治疗浓度($2\sim5\mu g/ml$)的利多卡因能降低浦肯野纤维的自律性,对窦房结无影响,只在其功能失常时才抑制。对心脏的直接作用是抑制 4 相 Na^+ 内流,能降低动作电位 4 相除极率,提高兴奋阈值,降低自律性;又能减少复极的不均一性,故能提高致颤阈。

3. 相对延长不应期　利多卡因对激活和失活状态的钠通道都有阻滞作用,当通道恢复至静息状态时,阻滞作用迅速消失,因此利多卡因对去极化组织(如缺血区)作用强。所以对缺血或强心苷中毒所致的去极化型心律失常有较强的抑制作用。利多卡因抑制参与动作电位复极 2 相的少量 Na^+ 内流,缩短普肯耶纤维和心室肌的 APD、ERP,使静息期延长。心房肌细胞的 APD 短,钠通道处于失活状态的时间短,利多卡因的阻滞作用也弱,因此对房性心律失常疗效差。

4. 有较明显的膜稳定作用。

【临床作用】利多卡因的心脏毒性低,主要用于室性心律失常,特别适用于危重患者,是麻醉期间最常用的抗心律失常药,如心脏手术、心导管检查术、急性心肌梗死或强心苷所致的室性期前收缩、室性心动过速或心室纤颤。可治疗洋地黄中毒引起的快速性心律失常。

麻醉期间应用利多卡因,一般首次静脉注射 $1\sim2mg/kg$,$5\sim10$ 分钟可重复 1 次至有效,但 20 分钟内总量<5mg/kg。对心衰、肝功能严重受损或休克患者应酌情减量。

【不良反应】较少。最常见的是与剂量相关的中枢神经系统毒性,有头晕、嗜睡、眩晕、烦躁或激动不安等;大剂量可引起语言障碍、惊厥,甚至呼吸抑制,偶见窦性心动过缓、房室传导阻滞等。由于它可抑制心室自发性起搏点的活性,故慎用或禁用于病态窦房结综合征、Ⅱ度及Ⅲ度房室传导阻滞患者。心衰、肝功能不全者长期滴注后可产生药物蓄积。儿童或老年人应适当减量。

(六) 胺碘酮

胺碘酮(amiodarone)(图 14-19)属于Ⅲ类抗心律失常药,是苯丙呋喃类衍生物,含 2 个碘原子。原来作为冠状动脉扩张剂用于心绞痛的治疗。

【体内过程】胺碘酮脂溶性高,口服、静脉注射给药均可。口服吸收缓慢,生物利用度约为 40%。恒量长期口服需数周才见最大疗效。静脉注射约 10 分钟起效,分布容积 1.2L/kg,血浆蛋白结合率 95%。主要在肝脏内代谢,主要代谢产物乙胺碘酮仍具有生物活性,$t_{1/2}$ 可长达数周,停药后疗效仍可维持 $4\sim6$ 周。心肌中药物浓度比血药浓度高 30 倍。

【药理作用】胺碘酮与甲状腺素结构相似,药理作用广泛。其抗心律失常作用及毒性反应与它作用于细胞核甲状腺素受体有关。

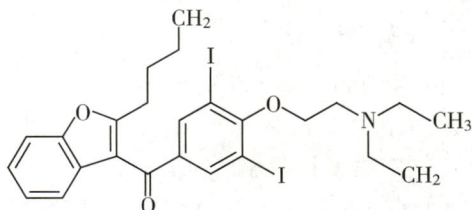

图 14-19　胺碘酮分子结构式

1. **自律性和传导速度**　降低窦房结起搏细胞的自律性,抑制希-浦系统和房室结的传导速度。一般对心房和心室肌的传导速度无明显影响。

2. **不应期**　胺碘酮对心脏多种离子通道均有抑制作用,如 Na^+、K^+、Ca^{2+} 等通道。用药数周后,心房和心室肌及普肯耶纤维的 ADP、ERP 都明显延长。

3. **血管平滑肌**　有非竞争性地阻断 α、β 肾上腺素能受体及 Ca^{2+} 通道的作用。静脉给药后能直接扩张冠状动脉、降低外周阻力而增加冠状动脉血流量,降低血压,减少心肌耗氧量。

【临床应用】胺碘酮是广谱抗心律失常药。适用于各种室上性和室性心律失常,如心房颤动、心房扑动、心动过速及伴有预激综合征的快速心律失常。麻醉期间静脉注射主要用于治疗顽固性心律失常。

【不良反应】快速静脉注射后可一过性低血压;常见的心血管反应为窦性心动过缓、QT 间期延长、房室传导阻滞;偶见尖端扭转型室性心动过速。有房室传导阻滞及 QT 间期延长者禁用本药。

长期应用可见角膜褐色微粒沉着,不影响视力,停药后可逐渐消失。因含碘少数患者可影响甲状腺功能及肝坏死。个别患者可出现间质性肺炎或肺纤维化。

（七）普罗帕酮

普罗帕酮(propafenone)(图 14-20)又名心律平,属于 Ic 类抗心律失常药。

【体内过程】口服吸收较好,首关效应明显,生物利用度较低。长期用药后,首关消除降低,主要在肝内代谢。口服 2~3 小时达高峰,作用持续 8 小时,其代谢产物为 5-羟基-丙胺基苯丙酮具有药理活性,约 10% 以原药经肾排出,90% 以上以氧化代谢物经肠道及肾脏清除。

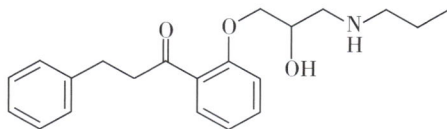

图 14-20　普罗帕酮分子结构式

【药理作用】抑制 Na^+ 内流,减慢心房、心室和浦肯野纤维收缩除极速度,使传导速度减低,轻度延长动作电位间期及有效不应期,降低兴奋性消除折返性心律失常的作用。此外也有轻度 β 肾上腺素受体阻滞作用及钙离子通道阻滞作用。

【临床应用】适用于室上性和室性心动过速,及伴心房颤动和心动过速的预激综合征。

【不良反应】不良反应有消化道反应:口干、唇舌麻木、恶心、呕吐、便秘等。心脑血管反应包括诱发或加重室性心律失常、房室传导阻滞、充血性心衰、头痛、眩晕,在减量或停药后消失。

【制剂与用法】

1. **阿托品（atropine）**　成人静脉注射 0.5~1mg,按需可 1~2 小时一次,最大用量为 2mg。小儿按体重静注 0.01~0.03mg/kg。

2. **异丙肾上腺素（isoprenaline）**　房室传导阻滞:Ⅱ度者可采用舌下含片,每次 10mg,每日 6 次,Ⅲ度者、心率低于 40 次/分时,可用 0.5~1mg 溶于 5% 葡萄糖溶液 200~300ml 缓慢静滴。

3. **艾司洛尔（esmolol）**　注射剂:100mg。常用剂量为 50~200μg/(kg·min)。

4. **维拉帕米（verapamil）**　成人:静脉注射,开始用 5mg(或 0.07~0.15mg/kg),若无效则 10~30 分钟后再注射一次;静脉滴注,每小时 5~10mg,加入氯化钠注射液或 5% 葡萄糖注射液中静滴,一日总量不超过 50~100mg。

5. **利多卡因（lidocaine hydrochloride）**　注射剂:0.1g/5ml、0.4g/20ml。转复室性心律失常时,可 1 次静脉注射 50~100mg(1~1.5/mg),如 10 分钟内无效,可再静脉注射 1 次,累积量不宜超过 300mg,有效后,以 1~4mg/min 的速度静脉滴注,以补充消除量,但每小时不宜超过 100mg。

6. **胺碘酮（amiodarone）** 片剂:100mg/片、200mg/片。口服一般 200mg,3 次/天(最大剂量可达 1000 ~ 1500mg/d),有效后维持剂量 100 ~ 400mg/d。注射剂:150mg/3ml,对快速心律失常需立即复律者可静脉注射,也可将 600 ~ 1000mg 溶于葡萄糖溶液中静脉滴注。

7. **普罗帕酮（propafenone）** 口服:治疗量,每日 300 ~ 900mg,分 4 ~ 6 次服用。维持量,每日 300 ~ 600mg,分 2 ~ 4 次服用。静注或静滴:70mg/次,每日 3 次,每日极量:0.35g。或每次 1 ~ 1.5mg/kg,以葡萄糖注射液 20ml 稀释后缓慢静注 5 分钟以上,必要时 20 分钟后可重复 1 次,以后以 0.5 ~ 1mg/min 的滴速维持。小儿每次 1mg/kg,以葡萄糖注射液 20ml 稀释后缓慢静注 5 分钟以上,必要时 20 分钟后可重复 1 次。

（陈向东）

为了减少手术出血、提供清晰的术野,降低输血量以及因输血感染传染性疾病,在麻醉期间,使用药物或其他技术有目的地使患者的血压在一段时间内降低至适当水平,达到既不损害重要器官又减少手术出血的目的,终止降压后血压可迅速恢复至正常水平,称为控制性降压(controlled hypotension)。可用于控制性降压的药物称为控制性降压药。

理想的控制性降压药应具备以下条件:①降压确切,起效快、恢复迅速;②降压幅度和时间容易调节,可控性好;③效应有剂量依赖性;④消除快、无毒性作用和快速耐受性;⑤无反射性心动过速或反跳性高血压;⑥对重要脏器的血流灌注影响较轻。虽然目前尚无能完全达到上述要求的药物,但临床上实施控制性降压常采用不同的方法与药物配合使用,取长补短,以达到理想的降压效果。

可用于控制性降压的药物很多,但本章主要介绍麻醉中常用的血管扩张药及钙通道阻滞药,简要介绍其他降压药。

第一节　血管扩张药

血管平滑肌扩张药通过直接松弛血管平滑肌,降低外周血管阻力而产生降压作用。根据动静脉选择的差异,分为以扩张小动脉为主和以动静脉均有扩张作用的两大类药物。

一、硝　普　钠

【理化性质】　硝普钠(sodium nitroprusside)化学名为亚硝基铁氰化钠,分子式为 $Na_2Fe(CN)_5NO \cdot H_2O$,化学结构见图15-1。呈棕色结晶或粉末,易溶于水。稀释后水溶液不稳定,光照下加速分解,3小时后药效降低10%,48小时后降低50%。因此,药液配好后应裹以避光纸并尽快使用,一旦药液变成普鲁士蓝色,表明药液分解破坏,不能再用。

【体内过程】　硝普钠口服不吸收,静脉滴注起效快,半衰期为3~4分钟。血液中约2%的硝普钠直接与血浆中含硫氨基酸的巯基结合,形成硫氰化合物。绝大部分的硝普钠与红细胞内的或游离的血红蛋白结合,并在红细胞的铁原子之间发生电荷转移。氧合血红蛋白失去一个电子转变成高铁血红蛋白,硝普钠得到电子变成不稳定的硝普钠根,并很快分解释放出5个氰离子(CN^-),其中一个与高铁血红蛋白结合形成氰-高铁血红蛋白,其余4个自由氰离子不断由红细胞内向血浆中释放。少量以氢氰酸形式由肺排出,多数在血浆中形成氰

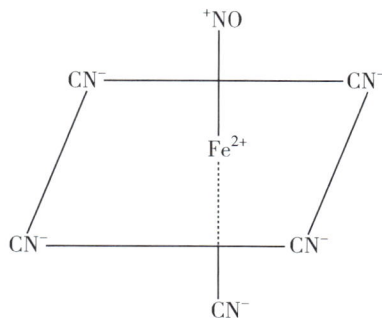

图 15-1　硝普钠的化学结构

化物,并在肝、肾中硫氰生成酶的作用下与硫代硫酸钠结合,形成基本无毒的硫氰化合物,经肾

排出。当体内硫氰化合物积聚时,通过硫氰氧化酶作用可逆向形成氰化物。一旦药量过大或药物代谢障碍,致体内累积而发生氰化物中毒。

【药理作用】硝普钠为非选择性血管扩张药,静脉应用后直接作用于小动脉和静脉平滑肌,其亚硝基成分在精氨酸的作用下分解释放一氧化氮(NO),后者激活鸟苷酸环化酶促进cGMP 的形成,使血管平滑肌细胞 Ca^{2+} 浓度降低,同时收缩蛋白对 Ca^{2+} 的敏感性减弱,产生强烈的扩张血管作用。用药后约 1 分钟引起动脉压、肺动脉压和右心房压迅速下降,停药后 3 分钟血压回升。硝普钠扩张小动脉和小静脉的效力大致相同,但对血管运动中枢和交感神经末梢无作用。

硝普钠的心血管效应因心功能状态不同而有显著差异。对心血管功能正常人,用药后心肌收缩力无影响。对心肌梗死、心功能不全的患者,硝普钠可降低前、后负荷和心室充盈压,心脏扩张程度减轻,动脉阻抗降低,心肌耗氧量减少,每搏量和心排出量显著增加,心功能改善,心率无明显改变,或减慢。

硝普钠很少影响局部血流分布,一般也不降低冠状动脉血流及肾血流。但有人认为由于其扩张冠脉,降低动脉压和冠脉灌注压,冠脉相对缺血,特别是对缺血心肌可能有"窃血";故缺血性心脏病的患者,不宜选用硝普钠降压。对脑血流量变化的影响随患者原来状态及采取的麻醉方式的差异而不同。当用于中度控制性降压时会引起脑血流量(cerebral blood flow,CBF)增加,颅内压增高的患者,在手术开颅前(剪开硬脑膜前)禁忌降压处理。而平均动脉压(mean arterial pressure,MAP)低于 65mmHg 时 CBF 会随血压的下降而下降。治疗剂量对子宫、十二指肠或膀胱平滑肌无影响。大剂量应用硝普钠时,可发现脑、心肌、肝及横纹肌等器官和组织静脉血氧分压增高和动静脉血氧分压差减少,提示组织氧摄取减少。

【临床应用】

1. 控制性降压 硝普钠扩张血管效应的个体差异甚大,成人有效量每分钟 16~600μg 不等。控制性降压时宜在心电图、脉搏氧饱和度和直接动脉血压监测下进行,首先适当补充血容量,以保障降压后的组织灌注,避免心肌和脑组织的缺血;静脉输注或用微量注射泵输注以 10μg/min 开始,严密观察血压的变化,根据血压调整给药速率。由于硝普钠的起效时间约 1 分钟,切不可在此期间为追求快速降压而行较大速率注射和单次推注,以免造成严重低血压;也因其作用持续时间短,在停止注药后血压很快可回升至降压前水平,甚至可因较高浓度应用后快速停药,引起"反跳性"的体循环和肺循环压力增高;因此,应行缓慢减量停药。硝普钠降压过程中可因血压的下降而激活体内交感肾上腺和肾素-血管紧张素-醛固酮系统,导致血中儿茶酚胺和血管紧张素浓度增加,引起心率增快,血管收缩,造成降压困难,此时可通过加深麻醉或静脉注射 β 受体阻断药来协同降压。一般认为,快速用药一次剂量不宜过大,以防止氰化物中毒。

2. 严重高血压、高血压危象 仅用于最初的暂时控制和降低血压。由于硝普钠具有强烈的扩张小动脉和小静脉的作用及起效快的特点,作为严重高血压及高血压危象治疗常用药物之一。

3. 心功能不全或低心排血量 对心功能不全或低心排血量的患者,为减轻其前、后负荷,可从 0.5μg/(kg·min)开始,根据患者血压情况,逐渐增加剂量,直至获得满意的预期效果。值得注意的是,在用药过程中,应使舒张压维持在 60mmHg 以上,以维持冠状动脉血流。低血容量患者对硝普钠敏感,应首先补充血容量,以免血压下降过甚。

【不良反应】

1. 氰化物中毒 为药物代谢产物中游离的氰离子引起,干扰细胞的电子传递,导致呼吸链中断,细胞窒息。主要发生在药物过量、肝、肾功能不全、维生素 B_{12} 缺乏时,由于氰化物不能迅速降解而使游离的氰离子增加,出现氰化物中毒。一般认为,快速用药最大剂量为 1.5mg/kg,缓慢静脉注射为 0.5mg/(kg·h);24 小时用量不超过 $2\mu g/kg$ 是安全的。

氰化物中毒的临床表现为代谢性酸中毒和组织缺氧。当患者出现代谢性酸中毒、呼吸急促、肌肉痉挛、肌肉抽搐时,提示可能有氰化物中毒。检测血液乳酸盐浓度和血气分析有助于诊断。

一旦发现氰化物中毒应立即停药,给予吸氧和维持血流动力学稳定,并迅速恢复细胞色素氧化酶的活性和加速氰化物转变为无毒或低毒性物质。常用的解毒药物有:①高铁血红蛋白形成剂,如亚硝酸钠、亚硝酸异戊酯等;②硫代硫酸钠。

2. 降压过度　硝普钠作用剧烈,个体差异较大,部分患者可导致血管过度扩张血压过低。清醒患者在用药过程可出现疲劳、出汗、恶心、呕吐、头痛、精神不安、定向力障碍等,停止滴注或减低速度上述症状可消失。

3. 快速耐受　其原因和发生机制复杂,可能与降压后血中儿茶酚胺浓度升高有关;硝普钠代谢过程中产生的氰化物也是出现耐药性的原因之一,游离的氰化物可使主动脉环收缩,同时需要更大剂量的硝普钠使其松弛,但这将产生更多的氰化物,形成恶性循环。如果需要长期大剂量应用应改用其他降压药。

4. "反跳性"高血压　硝普钠降压时可激活体内交感肾上腺和肾素-血管紧张素-醛固酮系统,导致血中儿茶酚胺浓度增加,可能是"反跳性"高血压的原因。联合应用 β 受体阻断药或 ACEI 类药物可减少其不良反应。硝普钠用于脑动脉瘤的控制性降压具有一定的危险性,因为这类患者约 19% 患有多发性动脉瘤,停药后的"反跳性"高血压可使未夹闭的动脉瘤破裂。

5. 增加肺内分流　对肺功能不全的患者行控制性降压时,硝普钠可抑制缺氧性肺血管收缩(hypoxic pulmonary vasoconstriction,HPV),增加肺内分流,产生动脉低氧血症。

硝普钠是术中最常用的控制性降压药之一,由于其不良反应,目前主张联合用药以保证患者围术期安全。尤其是近年来新的全身麻醉药的不断问世,如七氟烷、地氟烷、丙泊酚及瑞芬太尼等,其在产生全身麻醉的同时有较好的降低血压的作用,与硝普钠合用具有协同作用,并能减轻硝普钠所致的反射性心率增快。

二、硝　酸　甘　油

【理化性质】　硝酸甘油(nitroglycerin)为丙三基三硝酸苯酯,化学结构见图 15-2,是硝酸酯类的代表药物。略有挥发性,几乎无臭。注射用硝酸甘油制剂是硝酸甘油的乙醇溶液,为无色澄明液体,有乙醇味,遇碱分解。

【体内过程】　硝酸甘油因首过消除能力强,口服后生物利用度仅为 8% ,舌下含服为 80% ,经皮肤吸收也可达到治疗浓度。静脉给药后经过肺血管床时约有 17% 被摄取清除,而经过动静脉血管床时清除率达 60% ,故血浆浓度相对较低,而全身分布较为广泛。同时,因其半衰期短,且无毒性代谢产物,为临床所常用。

$$H_2C-O-NO_2$$
$$HC-O-NO_2$$
$$H_2C-O-NO_2$$

图 15-2　硝酸甘油的化学结构

【药理作用】

1. 松弛平滑肌　硝酸甘油的基本作用是松弛平滑肌,以血管平滑肌最显著。硝酸甘油可扩张全身动脉和静脉,以容量血管最明显,可导致反射性心动过速。此外,硝酸甘油还能够拮抗去甲肾上腺素、血管紧张素等的收缩血管作用。

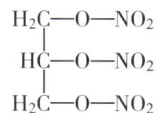

硝酸甘油产生降压作用与血管内皮舒张因子,即作为一氧化氮(NO)供体有关。药物在血管内皮细胞中,经一氧化氮合酶催化 L-精氨酸生成的 NO 从内皮细胞弥散至血管平滑肌细胞,激活鸟苷酸环化酶,增加细胞内的 cGMP 含量,从而激活依赖于 cGMP 的蛋白激酶,减少细胞内 Ca^{2+} 释放和外 Ca^{2+} 内流,促进平滑肌肌球蛋白去磷酸化,松弛血管平滑肌。

2. 降低心肌耗氧量 硝酸甘油使用后可明显地扩张静脉血管,导致回心血量减少,心脏前负荷降低,舒张末期压力及容量下降,心室壁张力降低,加大剂量又使外周血管阻力降低,心脏射血阻力降低,射血时间缩短,心肌耗氧量减少。因此,硝酸甘油也具有较好的抗心绞痛作用。

3. 改善心肌血液灌注 心绞痛心肌缺血时,左心室舒张末期压力增加,这不仅限制血流流向缺血区的心内膜层,而且阻碍血流流至侧支循环。硝酸甘油能选择性地扩张较大的心外膜冠状血管和侧支血管,使冠状动脉血流重新分布,增加心肌缺血区的血流量。此外,硝酸甘油降低左心室舒张末期压力,尚有抗血小板聚集和黏附作用,因而用药后能有效地改善缺血心肌的血液灌注,缩小心肌梗死面积。

【临床应用】

1. 控制性降压 硝酸甘油用于紧急降压时可用 $50 \sim 100\mu g(1 \sim 2\mu g/kg)$ 静注。硝酸甘油用于手术期间的控制性降压,通常用 0.01% 药液静脉滴注或 0.1% 微泵输注。开始速率为 $1\mu g/(kg \cdot min)$,观察反应并调节速率,一般 $3 \sim 6\mu g/(kg \cdot min)$ 可达到所需血压水平。停药后血压回升速度略慢于硝普钠。硝酸甘油降压对心排出量的影响与患者血容量有关。如果前负荷下降明显,心排出量也可能下降。与硝普钠相比,硝酸甘油使收缩压下降的程度基本相等,但降低舒张压的作用则较弱,提示硝酸甘油降压时可保持较高的心肌灌注压,有利于心肌供血。

硝酸甘油控制性降压时也可引起颅内压升高,尤其是已存在颅内压增高的患者。因此,在脑膜切开之前最好不要施行控制性降压,除非预先采取了控制颅内压增高的措施。即使当硬脊膜已经打开,两种硝酸盐类(硝酸甘油和硝普钠)都可能引起脑血流量的明显增加和导致脑水肿,宜辅用降低颅内压的措施。

2. 急性心功能不全、心肌缺血 硝酸甘油用于各种类型的心肌缺血、心绞痛患者,既可降低心耗氧量,又可减少梗死面积。此外,还常用于冠状动脉旁路术中预防、治疗心肌缺血,也可用于低心排综合征的治疗。通常以 $0.25 \sim 1\mu g/(kg \cdot min)$ 开始,用量过大,可引起反射性心率增快,反而增加心肌耗氧量。

硝酸甘油经静脉用药具有以下优点:①剂量容易调节;②很少发生血压过低,即使发生,减慢滴速和加快输液即可纠正;③心率不变或仅有轻度增加;④基本无毒性;⑤与 β 受体阻断药相比,无加重心衰和诱发哮喘的危险;⑥与钙通道阻滞药比较,无心脏抑制作用。

【不良反应】

1. 一般不良反应 常继发于血管扩张作用,如面部潮红、灼热感、搏动性头痛(脑膜血管扩张所致)、眼胀痛(眼内血管扩张)等。因此,脑出血、颅内高压、青光眼患者应慎用。

2. 耐受性 连续用药过程中可出现耐受,停药即可恢复。合用卡托普利等药物可减少耐受性的产生。

三、三磷腺苷和腺苷

【理化性质】 三磷腺苷(adenosine triphosphate,ATP)和腺苷(adenosine)是体内存在的天然嘌呤类衍生物,为白色粉末或白色结晶,无臭,微酸性,易溶于水,不溶于有机溶剂。在碱性溶液中稳定,在酸性及中性溶液中易分解为二磷酸腺苷(AMP)。化学结构见图 15-3。

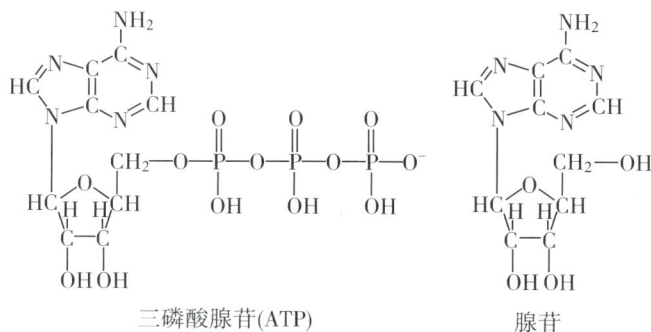

图 15-3 三磷腺苷、腺苷的化学结构

【体内过程】 ATP 静脉注射后迅速水解为单磷酸腺苷,进一步去磷酸化成为腺苷。当腺苷通过血管内皮细胞以及与血液中的细胞成分接触后,迅速经腺苷脱氨酶作用转化为肌苷,后者进一步被核苷磷酸化酶代谢为次黄嘌呤和核糖磷酸而失活。心肌细胞可主动将腺苷摄入,经腺苷激酶的作用转化为 5'-AMP,以恢复细胞内高磷酸盐的存储。腺苷的血浆半衰期极短,仅 10~20 秒左右。

【药理作用】

1. 对心血管系统的作用 腺苷是体内三磷腺苷的代谢产物之一,为钾通道开放剂,并能间接阻滞钙通道。因此能快速抑制血管平滑肌细胞对 Ca^{2+} 的摄取,引起血管平滑肌松弛,尤其可选择性地扩张阻力血管,降低心脏后负荷,减少心脏射血阻力,而对静脉充盈压影响较小。三磷腺苷的降压效应是通过其降解后的腺苷起作用的。腺苷导致的低血压不增加肾素活性及血浆儿茶酚胺量,可能是直接抑制了肾脏旁细胞之故。

腺苷还干扰心肌细胞对 Ca^{2+} 的摄取和利用,对心肌产生轻度抑制作用。此外,由于抑制窦房结自律性和房室结的传导性,对心脏的负性频率作用明显,可引起剂量依赖性的心率减慢,并能终止折返性室上性心动过速。但因其缩短了动作电位时程,可诱发房扑与房颤。三磷腺苷在降解过程中产生多余的磷酸,后者易与 Mg^{2+}、Ca^{2+} 螯合,也可致心律失常发生。故有用腺苷替代三磷腺苷作为血管扩张药的趋势。

腺苷降压期间,由于冠状血管阻力下降,可使冠状动脉血流量增加、心肌氧供增加;同时由于心率减慢,可使心脏做功减少、氧耗降低。

2. 其他作用 三磷腺苷为机体能量的主要来源,也是体内代谢的重要辅酶,有提供机体代谢所需能量、改善机体代谢的作用。

【临床应用】

1. 控制性降压 三磷腺苷降压具有起效快,其降压效果强而平稳及快速消除的特点,无快速耐受性,亦无反跳性高血压和心率增快作用,临床用量无明显毒性。静脉注射起效迅速[(22±1)秒],停药后血压恢复较快[(22±4)秒],单次静脉注射三磷腺苷 0.36~2.9mg/kg 可使收缩压和舒张压分别下降 27.3mmHg 和 25mmHg,增加剂量可使降压幅度增大,但不能明显延长降压时间。腺苷以扩张小动脉为主,明显降低外周血管阻力,不影响前负荷及心室充盈,可增加心输出量;能增加冠脉和脑血流量,而对颅内压的影响较小。同时,腺苷是一种强效的冠状动脉扩张剂,长时间用药后,正常冠状动脉的血流量增加,而对狭窄冠状动脉的血流轻度增加或不增加,可产生冠脉血流重新分配的窃血现象,对存在心肌缺血的患者不宜长时间使用。应注意用量过大或注药速度过快,可引起心动过缓,甚至发生房室传导阻滞。

2. 提供能源 用于因组织损伤后酶活力减退所引起的疾病,如心力衰竭、心肌炎、心肌梗死、脑动脉硬化、阵发性室上性心律失常等。

【不良反应】

1. 静脉注射过快或过量时,可引起血压过低、眩晕和心律失常,表现为心动过缓、房室传导阻滞。伴有心脏传导系统疾病患者禁用。

2. 偶可引起胸闷、咳嗽、乏力感,个别可发生过敏性休克。

第二节　钙通道阻滞药

钙通道阻滞药(calcium channel blockers)又称钙拮抗剂(calcium antagonists),是一类在通道水平上选择性地阻滞 Ca^{2+} 经细胞膜上的钙离子通道进入细胞内,从而降低细胞内 Ca^{2+} 浓度,并使整个细胞功能发生改变的药物。目前,应用于临床的钙通道阻滞药主要是选择性作用于电压依赖性 Ca^{2+} 通道 L 亚型药物,而作用于其他亚型的药物还在研发中。本节主要讨论对血管选择性较强、对心脏影响较少的二氢吡啶类钙通道阻滞药。

【药理作用】

1. 对血管的作用

(1)舒张血管平滑肌:因血管平滑肌的肌浆网发育较差,血管收缩时所需要的 Ca^{2+} 主要来自细胞外,故血管平滑肌对钙通道阻滞药的作用十分敏感。其中对动脉平滑肌的舒张尤为明显,使外周血管阻力下降,产生明显的降压作用,对静脉血管的影响轻微,一般不增加静脉容量。其中硝苯地平、尼卡地平主要作用于外周动脉,尼莫地平主要作用于脑血管。对大、小冠状动脉均有扩张作用,并可改善侧支循环,在冠状动脉收缩状态时舒张作用更为明显,可用于治疗冠状动脉痉挛所致的变异型心绞痛。本类药物在降低冠状动脉阻力的同时,还扩张肺及周围血管,降低总外周阻力,使血压及肺动脉压降低,又降低心脏前、后负荷,减少心脏做功,改善心肌的氧供需平衡。但若快速给药可因反射性交感神经系统兴奋而导致心动过速。

(2)抗动脉粥样硬化作用:动脉硬化形成的机制复杂。二氢吡啶类钙通道阻滞药有抑制与延缓动脉粥样硬化发生的作用。

2. 对心脏的作用

(1)抑制心肌收缩力:钙通道阻滞药阻滞 Ca^{2+} 内流,降低心肌细胞胞浆内的游离 Ca^{2+} 浓度,产生剂量依赖性的心肌收缩力减弱,其作用可被能提高心肌细胞内 Ca^{2+} 浓度的药物(如异丙肾上腺素、强心苷)或增加血中 Ca^{2+} 浓度的措施所对抗,也可因舒张血管作用较强而出现反射性心肌收缩力增强。

(2)抑制窦房结自律性和减慢房室传导:窦房结与房室结等慢反应细胞的 0 相除极和 4 相缓慢除极均由 Ca^{2+} 内流所决定,因而,钙通道阻滞药降低窦房结的自律性,减慢传导速度,这种负性频率与负性传导作用常被扩血管降压作用所引起的交感反射所抵消。因此二氢吡啶类药物在整体用药时,时常不表现负性频率和负性传导作用。

(3)保护缺血心肌:钙通道阻滞药阻滞 Ca^{2+} 内流,阻止钙超载,减少 ATP 的分解,降低异常代谢物质(包括自由基)在细胞内的堆积,具有对缺血心肌的保护作用。此外,本类药物减少心肌做功,降低氧耗,扩张冠状动脉,增加缺血区供血及抗血小板聚集等,有心肌保护的作用。

3. 其他作用

(1)抑制血小板聚集:钙通道阻滞药抑制 Ca^{2+} 内流,降低血小板内的 Ca^{2+} 浓度,使血小板的释放功能发生障碍,血小板聚集受阻。

（2）抑制平滑肌痉挛:抑制支气管、肠道及泌尿生殖道平滑肌收缩,缓解痉挛。

【临床应用】

1. **硝苯地平（nifedipine）**　又称硝苯啶、心痛定,是二氢吡啶类钙通道阻滞药中最有代表性的药物。其突出的作用在于松弛血管平滑肌、减轻周围血管阻力,使动脉压降低,从而降低心肌氧耗,同时使冠状动脉扩张,增加冠状动脉血流,促进冠状动脉侧支循环,改善对心肌的供氧;对窦房结和房室传导系统没有明显的抑制作用,整体条件下也无心脏抑制作用。因此,临床主要用于轻、中度高血压及高血压危象的治疗,各种类型的心绞痛。舌下含服 10～20mg,2～3 分钟起效。其不良反应主要由扩张周围动脉所致。

2. **尼卡地平（nicardipine）**　又称硝苯苄胺啶、佩尔地平及盐酸尼卡地平,属于第二代新型二氢吡啶类钙拮抗剂,是钙通道阻滞药中血管的选择性最强的药物,尤以冠状动脉扩张作用突出,无窦房结和房室结抑制效应,对心率的影响较少,仅有轻微的心脏抑制作用,但能使射血分数和心排血量增加。尼卡地平的不良反应与硝苯地平相似但较轻,不易引起血压的过度降低,停药后血压回升较慢,降压效果可维持 20 分钟左右,无明显的反跳作用。其静脉制剂主要用于治疗术中与术后高血压,静脉注射起效迅速,1～2 分钟即可起效,半衰期为 50～70 分钟,易于调节。但尼卡地平诱发的低血压难以用传统的升压药物如去氧肾上腺素等拮抗,静注钙剂可能恢复血压。

3. **尼莫地平（nimodipine）**　又称硝苯甲氧乙基异丙啶,亲脂性较强,可有效地抑制血管平滑肌细胞外 Ca^{2+} 内流,尤其是容易透过血-脑脊液屏障进入中枢神经系统,阻滞大脑动脉收缩所必需的细胞外钙离子的内流。在降压作用不明显,或相对较小剂量时就呈现明显的脑血管扩张作用,并可逆转脑血管痉挛,增加脑血流,改善脑循环。临床主要用于治疗脑血管病和蛛网膜下腔出血所致的急性缺血性脑卒中,可明显缓解脑血管痉挛,减少神经症状及病死率。增大剂量对高血压也有较好的疗效。

第三节　其他降压药

一、可乐定

可乐定（clonidine）又称氯压定、可乐宁,为中枢性降压药,通过兴奋中枢 α_2 受体发挥作用。其降压作用的机制详见第十二章。用于控制高血压危象,与其他控制性降压药合用能明显提高降压效果。应用 $5\mu g/kg$ 和 $20\mu g/kg$ 可乐定能分别降低降压期间硝普钠的用量 47% 和 81%。可乐定降压停止用药后仍有可能产生明显的血流动力学波动及低血压,降压的可控性较差。其临床麻醉期间控制性降压的应用,剂量及使用方法尚需进一步探讨。

除此之外,可乐定还可能激动蓝斑核的去甲肾上腺素神经元突触前膜的 α_2 受体,使去甲肾上腺素释放减少,从而产生镇静、镇痛作用。因此也常作为麻醉前用药及麻醉辅助用药。在气管插管前应用,可减轻高血压患者的心血管反应,也可明显减少麻醉药物的用量。

二、前列地尔

前列地尔（alprostadil）又称前列腺素 E_1（prostaglandin E_1,PGE_1）,是一种作用于血管平滑肌的血管扩张药。PGE_1 主要通过激活腺苷酸环化酶使血管平滑肌细胞内 cAMP 水平升高,激活蛋白激酶,使血管平滑肌肌凝蛋白轻链激酶磷酸化,从而扩张冠状动脉以及外周血管,增加血流量,改善微循环。PGE_1还有较强的扩张肺血管、降低肺动脉高压的作用。此外,PGE_1也可抑制血小板聚集,防止血栓形成。

PGE_1在生物体内极不稳定,肺脏是其主要的合成与代谢场所。当PGE_1首次经过肺循环时,60%~90%被代谢。用于控制性降压的剂量为$0.13\mu g/(kg \cdot min)$。

三、乌拉地尔

乌拉地尔(urapidil)具有抗高血压作用,能舒张小动脉,降低外周血管阻力,使平均动脉压、收缩压及舒张压降低,降压幅度与剂量相关,无耐受性。在降压的同时也降低肾血管阻力,使肾血流量增加。对心率影响小,不干扰血糖与血脂代谢,不影响心、脑及肾的血液供应。乌拉地尔降压有外周和中枢双重作用机制:①阻滞外周α_1肾上腺能受体,扩张血管产生血压下降。②调节5-羟色胺能受体(5-HT_1A),降低心血管中枢的交感反馈调节而起降压作用,同时抑制反射性心率增快。但其中枢作用具有自限性降压效应,使用较大剂量亦不产生过度低血。

乌拉地尔可用于高血压危象及手术中的控制性降压。成人常用量:缓慢静注12.5~25mg,监测血压变化,降压效果应在5分钟内出现,持续20~25分钟,若效果不够满意,可重复用药。应用于嗜铬细胞瘤术中控制降压比硝普钠更能控制血压水平,心率稳定,不发生反跳性高血压。乌拉地尔与异氟醚并用可减少发挥性麻醉药所需浓度。不良反应偶见头晕、恶心、疲劳等。

四、钾通道开放药

钾通道开放药(potassium channel openers,PCOs)是一类选择性作用于钾离子通道,增加细胞膜性结构对钾离子的通透性,促进钾外流的药物。近年来,随着其新的药理作用的发现,尤其是合成的PCOs大都作用在ATP敏感性钾通道(K_{ATP}通道),对该通道定义进行了扩充。ATP敏感性钾通道是一类弱的内向整流性钾离子选择性通道,广泛分布于心脏、骨骼肌、胰腺以及动脉平滑肌细胞中。通道活动的显著特征是呈簇状开放,被Mg^{2+}、ADP激活,而受细胞内ATP抑制;K_{ATP}通道的显著药理学特性是被磺脲类(sulfonylureas,SUs)复合物抑制,被多种钾通道开放药激活。

【分类】合成的PCOs是一组化学结构各不相同的化合物,目前分为七类:①苯并吡喃类,如克罗卡林(cromakalim);②吡啶类,如尼可地尔(nicorandil);③嘧啶类,如米诺地尔(minoxidil);④氰胍类,如吡那地尔(pinacidil);⑤苯并噻二嗪类,如二氮嗪(diazoxide);⑥硫代甲酰胺类,如RP25891;⑦二氢吡啶类,如尼古地平(niguldipine)。

【药理作用】钾通道开放药属新型血管扩张药,主要药理作用是激活平滑肌细胞的钾通道,产生舒张平滑肌与降压作用。钾外流增加导致:①静息膜电位加大,呈超极化状态,电压依赖性钙通道不易开放;②K^+外流增加,膜的兴奋性下降,抑制神经递质诱发的去极化;③缩短动作电位时程,Ca^{2+}内流减少,细胞内Ca^{2+}浓度降低;④钾通道开放后,促进Na^+-Ca^{2+}交换,排出Ca^{2+},促进细胞内的Ca^{2+}下降,使平滑肌松弛。因此,对阻力血管有高度的选择性,是一种有效的抗高血压药物。

PCOs除扩张外周血管外,还有较强的扩张冠状动脉、改善冠状动脉血供的作用,并能激活心肌 ATP 依赖性钾通道（K_{ATP}通道）而产生心肌保护作用。

【临床应用】

1. 抗高血压　通过开放血管平滑肌细胞膜的 K^+ 通道，促进钾外流增加，使血管平滑肌舒张，血压下降。实验观察表明，PCOs 对正常和高血压动物的降压作用强于钙通道阻滞药，同时也有较强的增加肾血流量作用。其中 pinacidil 和 minoxidil 均为临床有效的抗高血压药物，前者常用于轻度及中度原发性高血压，后者特别适用于重度原发性高血压与肾性高血压。

2. 扩张冠状动脉　PCOs 具有通过高选择性地、优先地扩张冠状动脉的作用，包括扩张正常或病变狭窄的冠状动脉，改善心肌的血液供应，模拟缺血预处理的作用。

3. 心肌保护　研究表明，PCOs 可以模拟缺血预处理的作用，即产生药物预处理的作用。目前也有用于药物后处理的研究。其机制为 PCOs 能够直接激活并促进钾通道开放，一方面使膜超极化，以恢复紊乱的电解质以及电生理的平衡；另一方面缩短动作电位时程，使细胞的 Ca^{2+} 内流减少，减轻 Ca^{2+} 超载，降低能量消耗，对缺血心肌产生保护作用。

随着近年来对心肌 K_{ATP} 通道的广泛关注，发现心肌存在着两类结构不同的钾通道，即胞膜 ATP 敏感性钾通道（sarcolemmal K_{ATP} channel，sarcKATP）与线粒体 ATP 敏感性钾通道（mitochondrial K_{ATP} channel，mitoKATP）。sarcKATP 与 mitoKATP 的差异决定了这两类钾通道药理学特征的不同。通过不同 K_{ATP} 开放药来研究两类钾通道开放在心肌缺血再灌注损伤的保护机制，已成为人们的研究热点。尤其是 mitoKATP，已作为抗心肌缺血的一个新靶点。

五、神经节阻断药

这是一类通过与神经节细胞的 N_1 胆碱受体竞争性结合、阻滞自主神经节传导功能而降低血压的药物。常用剂量时，交感神经与副交感神经系统一并被阻滞，除血压下降外，还有副交感神经阻滞的副作用。因此，作用过于复杂，不良反应多，临床上已较少使用。

曾用于控制性降压的交感神经节阻断药主要有樟磺咪芬（trimethaphan），又名三甲噻芬，以及六甲溴铵（hexamethonium，C6），目前临床已基本不用。

无论哪一种药物单独大剂量使用均有副作用，目前主张联合用药进行控制性降压，并已证实联合用药是一种有效、快速及恢复快的降压方法，可减少各种药物的副作用及使用剂量。麻醉中的控制性降压多数是在吸入麻醉、静脉麻醉或静吸复合麻醉的基础上，联合应用血管扩张药或其他降压药物，其效果较好，不良反应少。但药物的使用也不能过多，以免增加麻醉管理的难度。

【制剂与用法】

1. 硝普钠（sodium nitroprusside）　注射剂：每安瓿含 50mg 粉剂，使用时以 5% 葡萄糖溶液稀释供静脉输注用，稀释的浓度通常是 0.01%。容器避光。缓慢滴注（从 $10\mu g/min$ 开始），根据临床症状与血压调整药量，滴速不能超过 $3\mu g/(kg \cdot min)$。配制时间超过 4 小时的溶液不宜使用。

2. 硝酸甘油（nitroglycerin）　注射剂：5mg/ml 或 10mg/ml 安瓿，使用时按需稀释后静脉输注用，稀释的浓度通常是 0.01% 药液静脉滴注，或 0.1% 药液微泵输注。缓慢滴注从 $1\mu g/(kg \cdot min)$ 开始，根据临床症状或血压调整药量，一般 $3 \sim 6\mu g/(kg \cdot min)$ 可使血压降到所需水平。

3. 三磷腺苷（adenosine triphosphate）　注射剂：20mg/2ml 安瓿。用生理盐水稀释后

供静脉推注或静脉输注用。通常短时的控制性降压为 ATP 10~20mg 快速静脉推注。

4. **乌拉地尔**（urapidil） 注射剂：25mg/5ml 安瓿。通常乌拉地尔 0.6mg/kg（成人为 25mg）缓慢静脉注射，或乌拉地尔 250mg 溶于 500ml 溶液中静脉滴注。

5. **尼卡地平**（nicardipine） 注射剂：2mg/2ml 安瓿、10mg/10ml 安瓿。常用剂量为 1.5~3mg/h。

6. **可乐定**（clonidine） 注射剂：0.15mg/ml，肌内注射或静脉注射，0.15~0.3mg/次，用 50% 葡萄糖注射液 20~40ml 稀释后静脉注射，必要时每 6 小时重复 1 次。遮光密闭保存。

（张 红）

第一节 概 述

这类药物是由高分子化合物构成的胶体溶液或被制成乳剂,适当浓度时具有近似或高于生理值的胶体渗透压,输入血管后可在一定时间内维持乃至增加血容量,故称为血浆容量扩充药(plasma expanders)。

临床上可作为血浆容量扩充药的有晶体液、血液和胶体液三大类。晶体液如葡萄糖、氯化钠等虽能补充血容量,但维持时间短暂,且易引起组织水肿。血液如全血、血浆、血液制品等扩容时间虽然持久,但来源有限,价格昂贵,不易久贮,可引起输血反应,还可能传播血清性肝炎、艾滋病等。人工合成胶体液则无上述缺点,且可改善微循环,但除氟碳化合物外均不能载氧、递氧,也无营养、免疫等功能,故尚不能完全代替血液。

人工合成胶体液有羟乙基淀粉、右旋糖酐、明胶和氟碳化合物四类。尽管血浆容量扩充药经过几十年的发展,但仍难以达到以下理想的血浆容量扩充药的要求:①无毒性、无抗原性、无热原;②输注后能在血管内适度存留,起到有效的血容量替代作用,与其他药物相容性好;③较易排出体外或被机体代谢,不在体内持久蓄积;④在有效剂量范围内,对血液的有形成分和凝血系统无明显干扰,对主要脏器无明显损害,对机体内环境稳态无明显的不良影响;⑤性质稳定,在不同温度下可长期保存。

血浆容量扩充药为非均匀体系,是由分子量大小不等的成分组成,故每种制剂的分子量为平均分子量(MW)。平均分子量的大小和分子量的分布可影响其生物学效应。分子量较大者,不易从肾脏排出,在血中存留时间较长,扩容作用较持久;分子量较小者则扩容作用较短暂,但改善微循环的作用较强。

血浆容量扩充药一般都有以下共有的不良反应。

1. **类变态反应** 血浆容量扩充药分子量均较大,具有一定的抗原性,可能引起变态反应。有些未能找出抗原-抗体反应的证据,故称为"类变态反应"。

2. **降低机体抵抗力** 血浆容量扩充药对机体来说均为异物,进入血液后迅速被单核巨噬细胞和粒细胞吞噬,使这些细胞的吞噬功能降低,既抑制细胞免疫,也抑制体液免疫,使机体抵抗力下降,可诱发或加重感染和休克。

3. **凝血障碍** 血浆容量扩充药用量较大时,可稀释血液,使血小板和其他凝血因子的浓度降低,同时药物本身也可影响凝血机制。血浆容量扩充药对凝血功能的影响比较复杂,随分子量大小、剂量高低而不同,甚至相反。对常用的右旋糖酐、羟乙基淀粉和氧化聚明胶进行的比较研究发现,后者对凝血的影响最小,前两者彼此相似,且都随分子量的增加,对凝血的影响也增强。因此,临床使用血浆容量扩充药时应剂量适当,以免创面渗血不止或出现自发性出血。

4. **热原反应** 与制剂质量有关,可引起发冷、寒战、体温升高等。随着制造工艺的改进和制剂质量的提高,此反应已逐渐减少。

5. 肝功能损害 常用血浆容量扩充药对肝脏无明显毒性,但均可引起转氨酶升高,一般都可在短期内完全恢复。

此外,大量输入血浆容量扩充药还可能引起水电解质紊乱和干扰实验室检查。

第二节 常 用 药 物

一、羟乙基淀粉

羟乙基淀粉(hydroxyethyl starch 或 hetastarch,HES)于 20 世纪 70 年代面世,其研制虽然较晚,但自身发展较快。第一代是高分子量高取代级的羟乙基淀粉;第二代是中分子量中取代级的羟乙基淀粉;第三代是中分子量低取代级的羟乙基淀粉。羟乙基淀粉的原料来自玉米,将高分子量支链淀粉降解,在碱性条件下以环氧乙烷进行羟基化,并经进一步加工处理后制成。

【体内过程】HES 输入体内后,由血清 α-淀粉酶不断降解,平均分子量不断下降,溶液中的高分子量颗粒不断降解,补充中分子量颗粒,中分子量颗粒有效地发挥胶体渗透活性,维持血浆胶体渗透压。颗粒的分子量小于 50 000,很快经肾小球滤过膜排出,可改善肾脏灌注,少量从粪便中排出,只有极少量参与代谢,产生 CO_2 后由肺呼出。

HES 具有扩充血容量的作用,经正常输注 1000ml 后 10 分钟,血容量较输注前平均增加900ml,至 6 小时减至 415ml,24 小时还保持 285ml。

【作用机制】HES 的扩容效应取决于它的平均分子量(MW)和取代级(MS),前者关系到扩充血容量的效果,后者则与在血液循环中的停留时间有关。MS 即支链淀粉上羟乙基与糖基结合的比值,由于淀粉经羟乙基化后获得抗淀粉酶的能力而减慢降解速度,它决定了 HES 的半衰期。高取代级半衰期长,低分子取代级半衰期短。目前国内外使用的 HES 按分子量(MW)分为低分子量(40 000～70 000)、中分子量(130 000～200 000)和高分子量(400 000～700 000);按取代级分为高取代级(MS>0.6)和低取代级(MS<0.5)。

国产制品之一为 706 代血浆,为含 0.9% 氯化钠的 6% 羟乙基淀粉注射液,其 MW 为25 000～45 000,MS 为 0.77～0.99,属于低分子量高取代级的 HES,由于副作用问题目前临床基本弃用。

中分子羟乙基淀粉 200/0.5(贺斯,HANS-Steril)的 MW 为 200 000,MS 为 0.5,浓度为6%,也属于中分子量低取代级羟乙基淀粉,扩容效力为 100%,维持 4 小时左右,若应用 10%的贺斯则扩充容量的效力更强。

目前常用的是中分子羟乙基淀粉 130/0.4(万汶,Voluven)是新一代 HES,由黏玉米淀粉制成,MW 为 130 000,MS 为 0.38～0.45,浓度为 6%,属中分子量低取代级 HES,容量效应约100%。半衰期 $t_{1/2\alpha}$ 为 1.4 小时,$t_{1/2\beta}$ 为 12.1 小时,平台效力为 4～6 小时,6 小时后血浆浓度降至 14%。万汶可显著增加患者的心脏指数和组织的氧供,降低全身血管阻力。其提高渗透压的作用非常突出,强度及维持时间与清蛋白相近,对渗透压下降引起的血管内容量不足和组织水肿具有很好的疗效。在毛细血管渗漏综合征的患者,由于其结构具有的分子筛堵漏和抑制炎症介质的表达的作用,使用万汶可改善症状,扩容效果良好且维持时间长。长期应用血浆、组织无蓄积危险,对肾功能无影响,是目前唯一能应用于婴幼儿容量替代治疗的药物。各类羟乙基淀粉的比较见表 16-1。

临床使用的羟乙基淀粉还有部分特殊制剂。HES130/0.4 复方电解质溶液将万汶溶解在醋酸平衡电解质溶液中,输注时能维持满意的电解质和酸碱平衡,不易出现高氯性酸中毒。高渗氯化钠羟乙基淀粉 40 每 500ml 含 21g 氯化钠与 38g 羟乙基淀粉 40,适用于失血性休克,可将休克时肿胀细胞内的 Na^+、Cl^- 及水分排出细胞外,使休克的病理生理状态得到逆转,同时增

表 16-1　各类羟乙基淀粉类代血浆的比较

	706 代血浆	贺斯	万汶
分子量	20 000	200 000	130 000
取代级	0.91	0.5	0.4
浓度	6%	6% ,10%	6%
扩容效力	50%	100%	130%
扩容时效	1 小时	4 ~ 8 小时	4 小时
半衰期	>20 天	3 ~ 4 小时	3 小时
变态反应	高	低	低

加氧的运输并减少氧耗。使用可引起高血钠及高血氯,应注意高渗相关的副作用,一般在停药24 小时后可恢复,因此给药的速度不可太快,应及时停药和控制给药总量,用药总量不能超过750ml。在停用后应给予含钠量少的液体如林格氏液等,在停药后应反复检查电解质,以便及时纠正电解质紊乱。

【临床应用】 临床上主要用途为预防和治疗各种原因的低血容量休克、血栓性疾病、体外循环时的预充液,常用于血液保护、节约用血及预防急性肾衰竭。

【不良反应】 羟乙基淀粉可产生类过敏样反应,其发生率为 0.058% ~ 0.085% ,威胁生命的严重反应发生率约为 0.001% 。是否发生类过敏样反应与所输注的种类、输注速度以及患者的体质有关,而年龄和性别对其影响不明显。HES 类过敏样反应的发生机制目前还不十分清楚。羟乙基淀粉的抗原性很弱,即使出现类过敏反应,在其血清中测出的抗体滴度也很低或没有抗体存在,可能与其在体内被代谢成不同大小的分子,其中高分子量的颗粒直接激活补体或激肽等而诱发类变态反应有关。

另一不良反应是凝血功能的改变。引起凝血功能改变与羟乙基淀粉的分子量和取代级有关。引起的凝血功能改变也不尽相同,尤其是在较大剂量应用时,输入剂量超过血浆总容量的25% 。高分子量高取代级可能引起纤维蛋白原、凝血酶等变化,可使血小板明显减少,血小板功能受抑制,临床应限量使用。中分子量低取代级的万汶 130/0.4 对凝血机制无明显影响,考虑到其扩容效力较强,为防止过度血液稀释,其剂量一般控制在不超过 50ml/kg。

与醋酸林格氏液相比,有研究认为在脓毒血症患者中使用 HES 会增加 90 天死亡率和需要肾脏替代治疗的患者比例;但是也有研究认为对于重症监护病房患者,HES 组和盐水组的90 天死亡率无显著差异,HES 组需要肾脏替代治疗的患者更多。也有大量研究表明肾功能不全与输注 HES 无关,术中应用 HES 不会增加死亡率。由于血液制品是稀缺资源,临床上仍需使用血浆代用品,HES 具有良好的容量效应,能有效改善组织氧供,因此,在严格掌握适应证和禁忌证、用法用量及注意事项下,对于临床上使用羟乙基淀粉的不良作用的争议可以辩证地对待。

二、明 胶 制 剂

明胶制剂(gelatins)是以精制动物皮胶或骨胶等为原料,经化学合成的血浆容量扩充药。1915 年由 Hagan 应用于临床,初期的明胶制品扩容弱且不良反应率高而被淘汰。目前应用于临床的明胶制剂主要是尿素交联明胶(如 haemaccel)和变性液体明胶(琥珀酰明胶,gelofusine)。

尿素交联明胶是由牛骨明胶蛋白制成的一种多肽,牛骨明胶蛋白经过热降解后生成明胶水解蛋白,然后再通过尿素桥联而成的。主要产品有血代和国产的聚明胶肽。

变性液体明胶在临床上应用较多,是用琥珀酸酐作反应剂,通过与明胶分子的碱性基团结合而增加酸性的羧基,如血定安是降解的琥珀酰化明胶聚合物,与血浆等渗,其主要成分为4%无菌琥珀明胶,平均分子量为30 000,含钠154mmol/L、氯125mmol/L、Ca^{2+} <0.4mmol/L,渗透压279mOsm/L,pH 7.4,各项指标几乎与人体血液相似,对人体内环境的影响较轻,大剂量使用后对机体的凝血功能无明显的影响。其最初血管容量效应与4%蛋白溶液相似,生物半衰期4小时,无与剂量相关的副作用。有报道称,其24小时最大用量可达10L。

【体内过程】 明胶制品因其分子量相对较小,在血管内存留时间较短,维持血容量的有效时间为3~4小时,易于被肾脏代谢,且对凝血功能的影响较轻,因此没有明显的剂量限制。明胶制剂中含有不同大小的分子,静脉输注后30%的小分子迅速离开循环,而70%的大分子较长时间停留在循环中。注射后80%经过肾小球滤过,在48小时内排出。10%经粪便排出,1%以CO_2形式从呼出气中排出。

【临床应用】 明胶制剂主要用于防治低血容量性休克、体外循环预充液、血浆置换、预防和纠正硬膜外、腰麻的低血压等,已成为创伤、急救必不可少的支持药物。

【不良反应】 出现程度不等的变态反应,尿素明胶的发生率约为0.146%,变性液体明胶的发生率约为0.066%。目前认为明胶制剂引起的变态反应不是免疫过程的结果,而是明胶类直接作用于肥大细胞和嗜碱性粒细胞释放化学介质等所致。快速输注更易导致组胺释放。一些患者特别是风湿性疾病患者已经发现有抗胶原抗体,而这些抗体与明胶过敏样反应之间可能存在某些关系,对此类患者应用明胶制剂更需谨慎。预先给予H_1受体阻断药可减少变态反应的发生。

三、右 旋 糖 酐

右旋糖酐(dextran)于20世纪40年代应用于临床。因具有扩容时间长、改善微循环和抑制术后静脉血栓形成等优点,曾用作休克初步治疗的首选胶体溶液。但随着HES、变性明胶的出现,因其对凝血影响和过敏反应等不良作用,临床应用在很大程度上受到限制。

右旋糖酐又名葡聚糖,是以蔗糖为原料,由肠膜状明串珠菌产生的右旋糖酐蔗糖酶合成,再经人工处理而生成的葡萄糖聚合物。临床常用的制剂是中分子右旋糖酐和低分子右旋糖酐,前者平均分子量约为70 000,称为dextran 70;后者平均分子量约为40 000,称为dextran 40。

【体内过程】 右旋糖酐的肾阈值分子量为55 000。因此,其体内过程主要取决于分子量的大小。低分子右旋糖酐较中分子右旋糖酐更多地被肾小球滤过,在体内有效半衰期约为6小时;而中分子右旋糖酐的有效半衰期为12小时。进入血管内的右旋糖酐50%~70%以原形随尿排出,其余部分经肝代谢,降解为CO_2和H_2O。部分大分子量的右旋糖酐可被单核细胞摄取,在单核巨噬系统内蓄积。

【药理作用】 1g右旋糖酐可增加血容量18ml,维持时间随分子量大小而变化。右旋糖酐可影响凝血功能,同样也与其分子量及用量有关。大剂量应用后抑制血小板聚集,这是由于右旋糖酐被覆于血小板膜和血管内皮壁上,加速了纤维蛋白溶解作用,并与体内肝素产生协同作用的结果。

低分子右旋糖酐有抑制血小板和红细胞聚集、降低血液黏稠度、抑制凝血酶的作用,从而改善微循环。

【临床应用】 临床上使用的是6%中分子右旋糖酐,它含0.9%氯化钠,主要适应证为防治低血容量性休克,推荐剂量为 1g/kg,最大剂量不超过右旋糖酐 1.5g/kg 为宜,以免血液过度稀释导致凝血功能障碍。

低分子右旋糖酐临床上主要用于治疗低血容量休克、改善微循环及预防急性肾衰竭、脂肪栓塞。有时也作为人工心肺机的部分预充液。临床上所用浓度为 10%,一般溶于 5% 葡萄糖制剂中。由于分子量小,相同剂量时渗透压较中分子右旋糖酐为高,因此输注后血容量增加作用明显,但持续时间短。为达到改善微循环的目的,低分子右旋糖酐最好在手术前、手术中和手术后连续应用。24 小时用量为 10～15ml/kg,6～12 小时输入,每天 1 次,连续 3～5 天,必要时每隔 1 天输 1 次,直到无血栓形成的危险为止。

【不良反应】

1. 类变态反应 是右旋糖酐的主要不良反应,反应发生率为 0.032% 左右,停止给药后即可消失。严重变态反应发生率约为 0.008%,与输注右旋糖酐前患者血清中已存在右旋糖酐反应抗体(dextran-reacting antibodies,DRA)有关。临床上应用的右旋糖酐无免疫原性,不会导致抗体的诱生,但糖和其他一些食品中含有右旋糖酐,可以在不同个体的血浆中产生不同浓度的 DRA,输注右旋糖酐即可发生右旋糖酐介导的变态反应(dextran-induced anaphylactic reactions,DIAR)。DRA 的存在虽然不是一定会导致 DIAR 发生,发生 DIAR 还受到其他一些不利因素的影响,但 DIAR 的发生率及反应严重程度和 DRA 滴度高低有明显相关性。

2. 肾衰竭 当肾灌注已减少时容易发生,可能系小分子量右旋糖酐迅速滤过后堵塞肾小管所致,故在肾功能受损时应避免使用。

3. 凝血障碍 右旋糖酐可影响凝血功能,导致凝血功能障碍,故禁用于血小板减少症及出血性疾病。

四、全氟碳化合物

全氟碳化合物(perfluorocarbons,PFC 或 perfluorochemicals,PFCS)是一类具有广泛生物医学用途的大家族。

【体内过程】 PFC 直径在 $0.2\mu m$ 以下,是不溶于水的惰性物质,除了溶解一些气体和极少数物质外,对蛋白质、脂类、糖类、无机盐和氢原子却完全不溶,与血液也不相混合。化学性质非常稳定,无毒,在体内不发生代谢转化。PFC 大部分在失去表面活性后由肺排出;另一部分进入肺、脾等脏器被巨噬细胞吞噬。在血液中的半衰期为 30～60 小时,输注后 96 小时内对单核-吞噬细胞吞噬功能有一定抑制,但很快恢复。PFC 必须制成不溶于水的乳剂,否则易造成栓塞。

【药理作用】 PFC 的平均分子量为 4.5 万左右,具有较好的扩容作用。与其他血浆容量扩充药不同的是,PFC 具有载氧能力,其载氧能力主要来自物理性溶解而非与血红蛋白结合,应用时必须使用高浓度氧吸入才能发挥最好作用。

【临床应用】 临床上目前主要用于失血性休克、找不到合适血型的手术代替输血、一氧化碳中毒、器官或断肢的灌注保存,作为人工心肺机的预充液以及因宗教等原因拒绝输血者。其禁忌证有明显肺功能不全、肝或肾功能严重障碍、单核-吞噬细胞系统功能亢进、过敏体质、慢性贫血、妊娠早期、Coomb 试验阳性等。因热稳定性差,多数 PFC 需低温保存。

【不良反应】 PFC 可引起组织纤维化;另有研究表明 PFC 可诱发引起粒细胞聚集的自限性急性反应,在有些患者中可产生一过性血压下降。输注前应先静脉注射 1ml 试验剂量,密切观察 10 分钟,如无反应再给全量。输注前给予糖皮质激素可减轻不良反应的发生。除非情况紧急,输注速率不应超过 $0.2ml/(kg \cdot min)$。

【制剂与用法】

1. **706 代血浆（羟乙基淀粉）**　注射液（含 0.9% 氯化钠）500ml，静脉输注。成人每天最大用量 1000ml 为宜。

2. **万汶（Voluven）**　6% 注射液（含 0.9% 氯化钠）500ml，静脉输注。

3. **贺斯（HAES-Steril）**　10% 或 6% 注射液、10% 或 6% 溶液（含氯化钠）500ml，静脉输注。用量 50ml/kg 以下是安全的。

4. **血定安（gelofusine，佳乐施）**　注射液（4% 琥珀酰明胶注射液）500ml，静脉输注，用量 50～60ml/kg 以下是安全的。

5. **血代（haemaccel）**　注射液（3.5% 聚明胶肽）500ml，静脉输注，用量 50～60ml/kg 以下是安全的。

6. **中分子右旋糖酐（dextran70）**　注射液，6% 溶液（含 0.9% 氯化钠）500ml，静脉输注，用量控制在 10～15ml/kg。

7. **低分子右旋糖酐（dextran40）**　注射液，10% 溶液（含 5% 葡萄糖）500ml，静脉输注，用法与用量根据临床需要而定，通常用量 10～15ml/kg。

（林财珠）

第十七章 | 药物依赖性

本章节概述了与药物依赖性相关的常用术语、依赖性物质的分类、依赖性物质滥用的危害、药物依赖性潜力的实验评价方法和药物滥用防治原则。重点介绍了常见阿片类药物哌替啶、吗啡、芬太尼、曲马多、可待因等药物依赖的临床表现和发生机制,以及治疗原则。简要介绍了镇静催眠药、氯胺酮、丙泊酚、苯丙胺类、大麻类和致幻剂等药物依赖的发生机制、戒断症状和脱药治疗原则。

第一节 概 述

一、常 用 术 语

根据世界卫生组织专家委员会对药物依赖性(drug dependence)所下的定义,依赖性是指药物与机体相互作用所造成的一种精神状态,有时也包括身体状态,表现出一种强迫性要连续或定期使用该药的行为和其他反应,为的是要感受它的精神效应,有时也是为了避免由于断药或减量所引起的不舒适。药物依赖性又称成瘾性(addiction)。成瘾性指停药后出现严重的生理功能紊乱,即戒断综合征(abstinence syndrome),或称为撤药综合征(withdrawal syndrome)。简而言之,药物依赖性是反复用药引起的机体对该药心理和(或)生理的依赖状态,表现出渴望继续用药的行为和其他反应,以追求精神满足和避免不适。同一个人可以对一种以上药物产生依赖性。

药物依赖性分为躯体依赖性和精神依赖性两种。躯体依赖性(physical dependence)亦称生理依赖性(physiological dependence);精神依赖性(psychic dependence)亦称心理依赖性(psychological dependence)。两者的主要区别在于躯体依赖性可产生明显的戒断症状而精神依赖性则否。多数有依赖性特性的药物(如阿片类、镇静催眠药等)兼有精神依赖性和躯体依赖性,个别毒品如麦角二乙胺(lysergide,LSD,一种致幻剂)只有精神依赖性而无躯体依赖性。

精神依赖性俗称"心瘾",指药物可使人产生一种愉悦、欣快的感觉,并在精神上驱使人们具有一种继续用药的欲望,以获得满足感。停药后,不出现躯体戒断症状。精神的欣快感给人留下的记忆和渴求非常强烈,精神依赖性非常顽固,难以消除,是产生药物依赖性的主要原因,也是当前治疗的难点。

躯体依赖性是由于多次用药造成的机体对药物的适应和依赖状态,一旦停药,机体即出现严重的生理功能紊乱(即戒断综合征),出现特殊心理生理症状群。表现为:兴奋、失眠、流泪、流涕、出汗、震颤、呕吐、腹泻,甚至虚脱、意识丧失等,严重可危及生命。患者非常痛苦,难以忍受,可能有自残、自杀行为,因惧怕戒断症状而继续用药。

交叉依赖性(cross dependence)是指人体对一种药物产生生理依赖性时,停用该药所引发的戒断综合征可能为另一性质相似的药物所抑制,并维持已形成的依赖状态。交叉依赖性是可用于脱毒治疗的药理学和生理学基础。如丁丙诺啡、美沙酮与其他阿片类药物存在交叉依赖性,可用于阿片类药物依赖的脱毒治疗。

药物依赖可以发生或不发生耐受性(tolerance)。药物耐受性指机体对药物的敏感性降低,需增大药物剂量才能达到原有效应。产生依赖性的过程中多数伴有耐受性的产生,少数可不产生耐受性。产生耐受性的药物不一定引起依赖性。

药物滥用(drug abuse)指反复地、大量地使用一些具有依赖性潜力(dependence potential)的物质,且与医疗目的无关。其结果可使滥用者对该物质产生依赖性。这种滥用与通常所说的抗生素或激素的"滥用"不同,因后者与医疗目的有关,且一般不产生依赖性。药物滥用往往采用自身给药(self-administration)的方式。

毒品(toxic substance)指非医疗、科研、教学目的而滥用的有依赖性的物质,如阿片、海洛因、吗啡、大麻、可卡因等。使用麻醉药品(narcotic drugs)和精神药品(psychotropic substances)可产生依赖性,因此麻醉药品和精神药品在法学上具有毒品性质。

麻醉药品是指对中枢神经有麻醉作用,连续使用、滥用或者不合理使用,易产生躯体依赖性和精神依赖性,能成瘾癖的药品,有时也简称为麻醉品,但它与麻醉(anesthetics),包括全身麻醉药和局部麻醉药是有区别的。

精神药品是指直接作用于中枢神经系统,使之兴奋或抑制,连续使用能产生依赖性(包括精神依赖性和躯体依赖性)的药品。一些有机溶剂虽有中枢兴奋作用,但不列入中枢兴奋药范围。精神药品与抗精神病药也是有区别的。

麻醉药品和精神药品统称为精神活性药物(psychoactive drugs)。药物依赖通常指滥用麻醉药品或精神药品,其方式包括口服、吸入及注射等。关于目前最新的麻醉药品和精神药品的具体品种,详见我国食品药品监督管理局、公安部、卫计委共同公布的"关于公布麻醉药品和精神药品品种目录(2013 年版)的通知"(国食药监安[2013]230 号)。

强化效应(reinforcement effect)分为正性强化效应和负性效应两种。前者又称为奖赏(reward)效应,指能够引起欣快、愉悦、促使人和动物主动觅药(或寻求刺激)行为的强化效应,是精神依赖性的基础。后者又称厌恶(aversion)效应,指引起精神或身体不适,促进人和动物为避免不适而采取被动觅药(或寻找刺激)行为的强化效应,是躯体依赖性的基础。

二、依赖性物质的分类

(一) 麻醉药品

1. **阿片类(opioid)** 包括天然的、半合成及全合成的阿片受体激动药,如阿片、吗啡、二乙酰吗啡(海洛因)、哌替啶、美沙酮、芬太尼、二氢埃托菲等。

2. **可卡因类** 包括可卡因(cocaine)、古柯碱(cocaine erythroxyline)。

3. **大麻类(cannabis)** 包括各种大麻制剂。

4. **其他** 易成瘾癖的药品、药用原植物及其制剂。

(二) 精神药品

1. **镇静催眠药和抗焦虑药** 如巴比妥类、甲喹酮(安眠酮)、苯二氮䓬类等。

2. **中枢兴奋药** 如苯丙胺类、哌甲酯(利他林)、咖啡因等。

3. **致幻剂(hallucinogens)** 如麦角二乙胺(lysergide,LSD)、西洛西宾(psilocybin)、麦司卡林(mescaline)等。

（三）其他

烟草、乙醇、挥发性有机溶剂（volatile organic solvents）和多种吸入麻醉药是依赖性物质。

除上述 2013 年版麻醉药品和精神药品品种目录公布的 121 种麻醉药品和 149 种精神药品外，还有很多依赖性/药物如氯胺酮、羟丁酸钠、丙泊酚、麻黄碱等，值得警惕。

三、依赖性物质滥用的危害

（一）急性中毒

依赖性物质滥用最常见并且危害最大的是急性中毒乃至死亡。阿片类依赖者的致死原因大部分为过量引起的呼吸抑制。可卡因过量中毒可产生中毒性精神病。苯丙胺过量可产生类精神分裂症的一种——偏执症。滥用大麻过量也可产生急性抑郁反应或中毒性谵妄。致幻剂滥用则可出现攻击性行为。

（二）戒断综合征

往往表现为原药物作用相反的效应，如焦虑、易激惹、震颤、皮肤潮红、全身关节痛、出汗、卡他症状、发热、恶心呕吐、腹痛、腹泻等。如阿片类戒断时出现难忍的类流感综合征、周身疼痛、焦虑与惊厥发作。可卡因戒断可产生以疲乏、嗜睡、心境恶劣为主的表现或偏执状态。酒滥用戒断出现全身震颤、意识障碍和谵妄状态，称之为震颤性谵妄。各种催眠镇静药物戒断常表现为失眠或焦虑症状的反跳、恶心、出汗、无力、共济失调乃至惊厥发作。

（三）人格改变和社会功能丧失

心理依赖性是各种药物滥用的共同的特征，主要表现为具有强烈的觅药渴求，以期重复体验用药时的欣快感，从而形成难以矫正的成瘾行为，人格也逐渐随之改变，甚至道德沦丧。各种成瘾人员皆可累及其社会功能，导致家庭解体、虐待家庭成员或子女教养不良等。随着失业和经济窘迫乃至脱离社会生活，时常促使成瘾人群走向犯罪，影响社会稳定。

（四）感染

自行使用不洁注射器注射依赖性药品和自身免疫功能的低下（长期药物依赖可削弱免疫功能），使药物依赖者极易并发病毒性肝炎、肺炎、肺脓肿、细菌性心内膜炎、菌血症、蜂窝组织炎、注射部位脓肿、肢体坏疽、破伤风、血栓性静脉炎、动脉炎、肺结核、横贯性脊髓炎、性病和获得性免疫缺陷综合征（AIDS，艾滋病）等。

（五）对胎儿和新生儿的影响

许多麻醉药品和精神药品可以通过胎盘进入到胎儿体内。一些毒品（如大麻等）经动物实验已证实有致畸、致癌和致突变作用。因此妇女在妊娠期间药物依赖或吸毒可因胎儿中毒而发生畸形、发育障碍、流产、早产和死胎。

滥用阿片类、巴比妥类、苯二氮䓬类和苯丙胺等药物的孕妇，其胎儿在出生后也会产生戒断综合征。如阿片类依赖的孕妇其新生儿可出现阿片的戒断症状，包括肌肉颤抖、中枢神经兴奋反应，如烦躁不安、惊厥发作、尖叫、呼吸急促、恶心、呕吐等。吸毒的孕妇，其新生儿常有体重减轻、易于感染、肢体和器官的畸形及身体和智力发育障碍等。

（六） 其他心身障碍

长期药物依赖可引起认知功能的衰减与情志颓唐，精神药品依赖可引起精神障碍。酒精依赖的心身障碍最为广泛，可引起诸如情绪与肝脏的损伤，还可以形成脑萎缩性痴呆或各种精神病。

四、药物依赖性潜力的实验评价

药物的依赖性特性是一个十分复杂的问题。从 20 世纪 60 年代起，通过行为药理学的大量研究，建立了一整套有效评价药物依赖性潜力的实验方法。

药物依赖性动物实验模型分为躯体依赖性和精神依赖性实验模型两类。躯体依赖性实验模型有阿片类躯体依赖性动物模型和镇静催眠药的躯体依赖性模型，其中阿片类躯体依赖性动物模型包括自然戒断试验（spontaneous withdrawal test）、替代试验（substitution test）和促发试验（precipitation withdrawal test）。精神依赖性实验模型包括自身给药实验（self-administration experiment）、药物辨别试验（drug discrimination test）和条件性位置偏爱实验（conditioned place preference experiment）。

五、药物滥用的防治原则

（一） 预防

当前对药物滥用预防的策略包括两个方面：加强对依赖性物质的管理和加强对药物成瘾的防范。为此必须有社会方面及多学科的合作，对药物滥用问题进行广泛干预。

1. **加强对依赖性物质的管理** 联合国设立了三个机构负责禁毒：国际麻醉品管制局、麻醉药品委员会和联合国国际禁毒计划署。这些机构已制定了对药物滥用的国际管制战略，多次召开禁毒国际会议，组织签署禁毒公约，其目的在于保证合法医疗需求的前提下，防止非法滥用，防止非法制造和走私。包括控制罂粟、古柯、大麻等的种植；打击非法贩运（包括各国之间的缉毒合作）；严格控制毒品的生产；加强医院麻醉药品、精神药品的管理等。我国也针对特殊药品的管理制定了法律法规。由国务院、国家卫生和计划生育委员会和药品监督管理局颁布的各项药品管理法、麻醉药品和精神药品管理办法、处方管理办法和麻醉药品和精神药品生产和经营管理办法，从种植、实验研究和生产、经营、使用、储存、运输、审批程序和监督管理，以及法律责任等方面作出了严格的约束。

2. **加强对药物成瘾的防范** 防范依赖性药品的成瘾是一项系统工程。在依赖性药物的使用过程中注意观察疗效，必要时减量或改用弱效药物，不突然停药，停药时采用剂量递减法；尽量避免静脉注射，因血药浓度突然增高，易出现欣快感及毒性反应，易导致成瘾；慢性疼痛治疗，提倡用控释或缓释制剂口服给药，按时用药，按阶梯用药等方法。同时普及有关知识，使人们了解滥用依赖性药品的危害，自觉抵制依赖性药品和物质的滥用。

但在另一方面，仍应保证药品的正当使用，目前我国的镇痛药物使用量仍处于世界较低水平，与发达国家相差甚远，反映出我国在保证麻醉药品的正常医疗需求上仍有欠缺。我国药品管理法规定对急慢性疼痛患者的镇痛诉求，应保证其对镇痛药的需要。癌痛患者使用吗啡镇痛可产生耐受性，应不予极量限制。

（二）治疗

药品依赖者各有其独特的治疗方法,但亦有其共同的规律,主要包括两个阶段。

1. 脱药治疗阶段 了解滥用药物的种类和程度,有无多药滥用,有无伴发病等。针对所依赖的药物制订治疗方案,使所依赖的药物逐渐减量至完全停服,或以其他药物替代。同时注意对症处理和综合治疗,减少患者痛苦,保证患者安全。

2. 康复治疗阶段 脱药治疗一般只能基本解决躯体依赖性,改善生理状况,对心理、行为异常并未予以彻底干预。因此,部分人尚需接受心因治疗,亦称之为康复治疗或后续照管(after care),并进行回归社会的准备。这是治疗的最终目标,目的是彻底脱离所依赖的药物,恢复正常人的生活。其关键在于克服脱药后的心理渴求,防止复发。目前精神依赖性和复发的机制还不清楚,主要依靠心理医生、家庭和社会的帮助。

第二节 阿片类药物依赖

阿片类药均可产生依赖性,常用药物中哌替啶和二氢埃托啡极易产生依赖性。麻醉药品管理条例和处方管理办法里均对这两种药物的适用范围、处方量和使用医院的级别有明确规定。目前常用的阿片类药物有吗啡、芬太尼、舒芬太尼、瑞芬太尼、羟考酮、氢吗啡酮、可待因、布桂嗪等,其中较常见产生依赖性的药物是吗啡、芬太尼、曲马多和可待因。阿片类药物戒断会出现流涕、流泪、肌痛、寒战、鸡皮疙瘩等症状。因药物半衰期长,可在停药24小时后,出现肌肉和腹部绞痛。觅药行为突出,且在身体症状减轻后继续有觅药行为。

哌替啶(meperidine,杜冷丁)常用于急性疼痛的治疗,因欣快感强烈极易产生药物依赖,且代谢产物体内聚集可产生中毒反应,故不用于慢性疼痛治疗,并仅限于医院内用药。哌替啶小剂量或大剂量用药均可产生药物依赖。长期用药可导致脑内受体的永久性改变。哌替啶戒断症状包括疲倦、虚弱、嗜睡、定向障碍、情绪改变、震颤和恶心呕吐等。哌替啶依赖的脱药治疗过程长短与依赖的程度有关,轻者十天之内可脱药,重度依赖者可能需要数月的治疗。

吗啡(morphine)依赖产生于长时间使用吗啡镇痛后,当机体停止摄取吗啡即无法保持正常生理功能。吗啡摄入的剂量不同在体内作用时间从6小时到24小时不等。吗啡引起的精神依赖性后,一旦停药就会产生恐慌症状。机体对吗啡产生生理依赖后,一旦停药会产生各种不适或类似感冒的戒断症状。使用吗啡镇痛需要注意静脉用药和突然停药较易导致吗啡依赖。产生吗啡依赖需立即脱药治疗。吗啡用于慢性疼痛的治疗易于产生药物耐受,需要不断增加剂量,对于癌痛患者和严重的慢性疼痛患者应满足镇痛需求给药,尽量采用缓释和控释剂型,避免静脉注射,减少药物依赖的现象发生。

芬太尼(fentanyl)用于慢性疼痛治疗可产生精神和躯体依赖,而且所产生的欣快感驱使芬太尼用量不断增加。芬太尼从体内代谢缓慢,血药浓度下降一半需要17小时。戒断症状有焦虑、卡他症状、头疼、激惹和颤抖等。恢复正常的脱药过程较长,但往往有效。慢性疼痛治疗采用芬太尼贴剂可减少依赖性出现,但注意初次用药起效时间较长。

曲马多(tramadol)也是阿片受体激动剂,长期使用可产生依赖性和耐受性。大剂量长时间使用曲马多形成药物依赖后,突然停药可出现多种戒断症状,如恐慌、震颤、幻觉、手足刺痛、失眠、出汗、流鼻涕,以紧张焦虑最为典型。曲马多也较易产生耐受性,患者如果出现需要不断增加剂量才能止痛的情况,应及时改用更强效止痛药物。脱药治疗中缓慢逐量减药可以减轻戒断症状。

可待因(codeine)是常用的弱阿片镇痛药,也常用于镇咳治疗,结构式见图 17-1。可待因与海洛因和其他阿片类药物有交叉依赖。可待因滥用可导致精神性依赖和躯体性依赖,可产生对药物的极度渴求和抑郁、绝望等严重精神障碍。可待因撤药可产生极其不愉快的感觉,因欣快感消退而出现激惹、痛觉过敏、肌肉痉挛和战栗。可待因依赖的脱药治疗需要药物和心理双重干预。

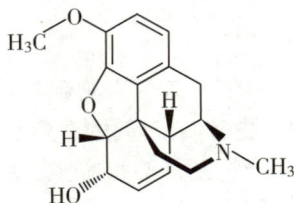

图 17-1　可待因的化学结构式

一、依赖性的发生机制

阿片类药物依赖性的发生机制至今尚未完全阐明,长期使用阿片受体激动药时,由于阿片受体长时间过度被激活,引起机体发生一系列的适应性变化,通过负反馈机制使内源性阿片肽的释放减少。由于内源性阿片肽的减少,机体就对阿片类药物产生依赖。如果突然停药就会产生戒断症状。但阿片受体激动-拮抗剂很少产生依赖性。在分子和细胞水平,机体适应性表现为腺苷酸环化酶抑制和蛋白酶 A 活性降低,cAMP 通路的上调等,导致中枢神经系统某些神经核团、神经元等功能的改变,主要包括蓝斑去甲肾上腺素能神经元、兴奋性氨基酸能神经元、伏核神经元、中脑腹侧被盖区和导水管周围灰质等。阿片类药物通过 G 蛋白介导,通过与第二信使 cAMP 偶联而产生效应。长期使用阿片类药物后,G 蛋白-cAMP 系统发生适应,逐渐上调形成稳态,一旦停药,已形成的适应性稳态被打破,引发 cAMP 依赖蛋白激酶(PKA)的活性增高,随后 PKA 底物蛋白的磷酸化增加,导致脑内多重神经递质系统功能紊乱,引发戒断症状。

近几年的一些研究发现,与阿片类药所致的耐受和躯体依赖相关的因素不仅包括内源性阿片类物质、阿片受体及其受体后信号传导系统功能状态的适应性变化,还包括其他一些神经递质(ACh、5-TH 等)及其受体后信号传导功能状态的改变。研究发现强啡肽等内源性阿片 κ 受体激动物质、胆囊收缩素及咪唑啉受体内源性配体精胺等多种内源性生物活性物质对阿片类药的药理作用具有重要调节作用。

中枢神经系统内存在着多巴胺(DA)能奖赏系统,该系统主要涉及弓状核、杏仁核、蓝斑、导水管周围灰质、中脑腹侧被盖区、伏核等脑区,其中中脑腹侧被盖区及伏核区是成瘾性药物引起奖赏效应的最后通路。阿片类药可同时引起直接和间接的奖赏效应。而有些研究认为,中脑 DA 能奖赏系统内的 D_1 受体可能参与了成瘾中与感觉成分有关的欣快感,而伏核区及边缘前脑的 DA 能系统中的 D_2 受体还参与了成瘾中与觅药行为有关的欣快感。这些机制可能与精神依赖性的发生有关。位于第四脑室底部的蓝斑核(LC),是脑内最大的去甲肾上腺素(NE)能神经核,已经被证实是阿片类药物躯体依赖性形成最重要的调控部位,因而是药物躯体依赖性形成的重要解剖学基础。一般认为,由 VTA-NAc-多巴胺递质系统和蓝斑核去甲肾上腺素递质系统所介导的药物依赖性形成的一系列过程是最主要的机制。但研究发现去甲肾上腺素系统和多巴胺系统间存在一定联系,慢性提高去甲肾上腺素水平能使大脑多巴胺能奖赏系统失调,伏隔核的多巴胺神经系统也参与了躯体依赖性的形成,因此不能将两者截然分开。

腺苷酸环化酶-环磷酸腺苷-蛋白激酶 A-反应元件结合蛋白(AC-cAMP-PKA-CREB),钙-钙调蛋白-钙调蛋白激酶-反应元件结合蛋白(Ca^{2+}-CaM-CaMK-CREB)以及钙——氧化氮合酶—氧化氮-环鸟苷酸(Ca^{2+}-NOS-NO-cGMP)等胞内信号通路是药物依赖性形成过程中重要的受体后传导通路,依赖性药物都是通过激活其中的某些通路来参与依赖的形成。

二、治　　疗

阿片药物成瘾的治疗应包括脱药、康复及回归社会三个前后相连、有机结合的阶段。

（一）脱药治疗

脱药治疗可缓解或消除成瘾者在不使用依赖性药品期间严重的戒断综合征。脱药治疗分为药物治疗和非药物治疗（手术、针灸、耳针、电针戒毒仪等）两类，目前以药物治疗为主。手术是破坏中脑腹侧被盖区等奖赏通路以消除"心瘾"，远期疗效尚待观察。其他非药物治疗可刺激体内阿片类物质的生成，仅起辅助作用。药物治疗又分为阿片类替代疗法和非阿片类替代疗法两种。

1. 阿片类替代　以作用维持时间长、成瘾性较低的阿片 μ 受体激动药替代依赖药品，逐渐减量，直至停药。常用的有美沙酮、丁丙诺啡等。

（1）美沙酮（methadone）：阿片受体激动药，结构式见图 17-2；口服有效，起效慢，作用时间长，镇痛作用与吗啡相似，耐受性和依赖性发生较慢，戒断症状较轻。国外在广泛应用，疗效较好。维持疗法需长期服药，可形成对美沙酮的依赖。我国已开始试行其长效制剂 α-乙酰美沙酮（α-acetylmethadol），可隔日给药，使用更为方便。

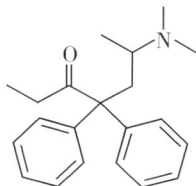

（2）丁丙诺啡（buprenorphine）：为阿片受体激动-拮抗药，既可缓解戒断症状，依赖性又比阿片受体激动药低，成瘾者乐于接受，临床效果也较好。

图 17-2　美沙酮的化学结构式

2. 非阿片类　阿片类药品急性脱药效果虽好，但本身仍可成瘾，故人们积极寻找非阿片类替代药，但目前非阿片类多数仅起辅助治疗作用。

（1）可乐定（clonidine）：α_2 肾上腺素受体激动药，不产生欣快感，无成瘾性。脑内蓝斑是形成依赖性的重要部位，其上密集分布阿片受体和 α_2 受体。成瘾者停药后，蓝斑放电增加并出现戒断症状。可乐定可抑制这种放电并减轻戒断症状，故可用于脱药，但仅对轻症患者有效，对重症患者疗效欠佳，需辅以其他治疗。其第二代产品洛非西定（lofexidine）效果更好、副作用更少，但对严重的戒断症状疗效仍不满意。

（2）东莨菪碱：戒断综合征往往表现为迷走神经功能亢进。国内学者用东莨菪碱加冬眠疗法，可迅速控制症状，不成瘾，并有一定抑制精神依赖性作用，副作用为口干、眼花、尿潴留等，个别患者反应严重甚至致死，故需加强呼吸、循环管理并逐步完善。

（3）麻醉药：若使成瘾者处于麻醉状态，则可使其没有痛苦地度过戒断期。氯胺酮已试用于临床戒毒，近期效果明显。动物实验发现氯胺酮可增强吗啡的镇痛作用，延缓吗啡耐受性的形成，这可能与氯胺酮激动阿片受体、阻断 NMDA 和 M 受体有关。对戒断时间长且病情严重者，辅以羟丁酸钠疗效更好。显然，治疗期间必须加强麻醉管理。多次应用麻醉药可否形成依赖性及其他不良反应也值得研究。现已证实，氯胺酮和羟丁酸钠均有依赖性。

（4）其他：阿片类耐受和依赖与 NO 及 NMDA 受体有关，故一氧化氮合酶抑制药和 NMDA 受体阻断药有一定疗效。地西泮、氟哌啶醇和伊波加因（ibogaine）等也可缓解戒断症状。

（5）中药：西药脱药脱毒较好，完全康复很难，国内成瘾者半年内的复吸率高达95%左右。中药除急性脱毒外，可能对防止复吸有较好作用，值得深入研究。目前，已有部分中成药制剂（如福康片等）获准上市。

国内学者曾提出"梯度戒毒方案"，即前 2～3 天给予阿片受体激动药；再 2～3 天给予激动-拮抗药;接着1周用非阿片类过渡;最后给予阿片受体拮抗药(纳曲酮)。这在理论上是成立的,尚待在实践中进一步证实、完善。

(二) 康复和回归社会

即使不予治疗,成瘾者的戒断症状也会在两周内自然消退,但极为痛苦,难以忍受。此时,患者仍有稽延性症状(焦虑、抑郁、失眠、全身疼痛等),再加上精神依赖性仍然存在(脱毒主要解除躯体依赖性),很容易再次吸毒。此时一是要对症治疗,消除稽延性症状;二是服用纳曲酮,使成瘾者吸毒时不再产生欣快感,从而使毒品失去吸引力。若能坚持服用,可有效地防止复吸,可惜目前能坚持长期服用者很少;三是要进行康复治疗,矫正其异常的心理和行为。

不论是短期的脱毒,还是1~3年的康复,最终戒毒者都要回归社会,这是戒毒能否成功最后也是最关键的阶段。这涉及对吸戒者感情上的关心、生活上的安排、职业上的出路、交友上的选择等。

(三) 阿片类药物成瘾者的麻醉

对阿片类药物成瘾者进行麻醉管理,需要评估和考虑其可能有的各种并发症,如神经系统疾病、心肺疾病、肾病、肝炎、贫血、感染、获得性免疫缺陷综合征等。麻醉处理需考虑术前、术中和术后增加麻醉性镇痛药的使用,以及非阿片类镇痛药和神经阻滞的使用。

第三节　其他药物依赖

一、镇静催眠药依赖

镇静催眠药包括巴比妥类、苯二氮䓬类和其他类,是临床上广泛应用的药物,长期使用很容易形成耐受性和依赖性。1993年,北京安定医院调查了6567名连续用药1年以上的居民,形成药物依赖性者占17.07‰。上海华东医院在年均使用镇静催眠药达10年之久的1954名门诊患者中,发现有53%的人产生了依赖性。

巴比妥类药耐受性的产生一方面由于神经组织对巴比妥类的适应性提高;另一方面由于巴比妥类能诱导肝药酶,从而加速本身代谢所致。巴比妥类能明显缩短快动眼睡眠时间,停药后此时相反跳性延长,做梦增多,致使患者继续用药而成瘾。动物实验表明,巴比妥类耐受和依赖可相应引起$GABA_A$受体功能、数量、亚单位表达和蛋白磷酸化等改变。

镇静催眠药的戒断症状分为轻型和重型两种。前者表现为焦虑、失眠、震颤、夜惊、共济失调、步态不稳、吐字不清等;重者除轻型表现外,还有思维困难、情绪不稳、癫痫大发作、精神错乱、高热,甚至死亡。

镇静催眠药依赖的治疗仍按替代递减的模式。作用时间短的药物成瘾,多采用长效同类药物替代,巴比妥类也可与苯二氮䓬类相互替代。对巴比妥类依赖者近年来盛行用地西泮进行替代。地西泮治疗指数高、安全、不良反应少而轻,临床效果较好。短效苯二氮䓬类更容易引起依赖性,此时可用长效苯二氮䓬类(如地西泮)替代递减。如为长效苯二氮䓬类依赖,除用递减法外,还可用长效巴比妥类(如苯巴比妥)替代。

脱毒阶段的辅助治疗也很重要。对癫痫素质者可予苯妥英钠,但不可用吩噻嗪类,因后者可降低惊厥阈,促进惊厥发作;对心动过速者给予普萘洛尔;对焦虑、激动及睡眠障碍者给予三环类抗抑郁药。

脱毒过后应重视稽延性症状,可对症处理。并采用康复治疗,矫正心理和行为异常,动员亲属和社区监护,减少心理渴求,改变生活方式,从而消除精神依赖性,摆脱药品。

二、氯胺酮依赖

氯胺酮（ketamine）为苯环己哌啶（phencyclidine，PCP）衍生物，是非竞争性 N-甲基-D-天冬氨酸（N-methyl-D-aspartate，NMDA）受体阻断剂。其作用机制复杂，涉及 NMDA 受体、阿片类体、乙酰胆碱受体、单胺类受体和电压门控钙通道受体等。氯胺酮除是静脉麻醉药外，还是一种潜在的、作用迅速的抗抑郁药。氯胺酮可以产生一定的精神症状，表现为多种不同形式的幻觉：缓慢形成的偏执思维、性冲动的增强、感官的敏感性增强等，并且这些症状呈剂量依赖性。

氯胺酮滥用已有近30年的历史，粉剂、片剂氯胺酮陆续出现在街头毒品黑市中。氯胺酮对阿片受体的亲和力依次为 μ>κ>δ，但只有与 NMDA 受体亲和力的 1/10（μ）～1/20（κ）。它与阿片受体的相互作用很复杂，可能是一种 μ 受体拮抗剂，κ 受体激动剂。氯胺酮的致幻作用可用与 κ 阿片受体的作用来解释，因为 κ 受体的激动剂能引起相应的效果。

氯胺酮除可产生依赖性外，还与其他 NMDA 受体阻断剂一样，可以有效地抑制阿片类物质依赖者的戒断症状。在短期内使用亚麻醉剂量的氯胺酮能够有效地矫正阿片类物质依赖者的症状，长期作用尚未得到证实。

长期反复给予氯胺酮能使活体肝药物酶的代谢率提高2倍，继而加速相关药物的降解，同时能使自身代谢加快。这也许是氯胺酮耐受的重要机制。氯胺酮滥用可造成多种神经功能损害，导致辨色、记忆、注意力、反应力和感觉障碍，精神依赖严重。氯胺酮滥用还可引起消化系统和泌尿系统病变，表现有上腹痛、肝功能损害、胆囊收缩异常、膀胱炎和肾衰等。

三、丙泊酚依赖

丙泊酚（propofol，异丙酚）是目前最常用的静脉麻醉药，近年发现医务人员中丙泊酚依赖的现象逐渐增多，其中以女性和麻醉医师为主，这应引起我们的注意。

丙泊酚静脉注射后可引起兴奋效应，使人产生愉悦、舒适、欣快感等，导致滥用和药物依赖性。丙泊酚的作用机制和引起药物依赖性的机制尚不清楚，推测可能与多巴胺、谷氨酸、酪氨酸等递质、受体有关。

丙泊酚依赖往往有抑郁或精神创伤的既往史，依赖后表现身体机能迅速下降，过量使用易导致呼吸循环抑制而死亡。

四、苯丙胺类依赖

苯丙胺（amphetamine，安非他明）系麻黄碱的类似物（图17-3），在中枢为兴奋作用，在外周发挥拟交感神经作用，可抑制下丘脑侧部的摄食中枢，曾作为食欲抑制药用于减肥。用药后可出现精神振奋和欣快而导致成瘾，是全球滥用兴奋剂中最主要的一类，其中以甲基苯丙胺（methamphetamine，去氧麻黄碱）俗称"冰毒"的滥用最为普遍。此外，通过结构改造还发展出一类称为"致幻性苯丙胺类兴奋剂"（hallucinogenic amphetamine-type stimulants）的毒品，其代表为亚甲二氧基甲基苯丙胺（methylenedioxymethamphetamine，MDMA），俗称"迷魂药"、"摇头丸"。此外，属于此类兴奋剂的还有麻黄碱、哌甲酯（methylphenidate，利他林）等。

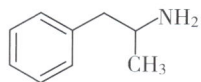

图 17-3 苯丙胺的化学结构式

苯丙胺的主要作用机制是促进突触前膜释放去甲肾上腺素和多巴胺，其次是抑制神经组织对它们的再摄取。

苯丙胺及其衍生物都会形成耐受性和精神依赖性,能否形成躯体依赖仍存有争议。但即使少量、短期使用后也会出现一系列症状,其表现与中毒时相反:抑郁(有严重抑郁而自杀者)、行动缓慢、拘泥、仔细、刻板动作、疲乏无力、嗜睡、多梦、饥饿感、食欲增加、渴求再次用药。有些学者认为这就是戒断症状,但有些学者认为这并非躯体依赖所致,而是滥用导致长期消耗后的伴随症状。

苯丙胺类依赖者停药后不会突然引起严重的生理功能紊乱,无须替代治疗,主要是对症处理,对严重抑郁者应采取必要的防范措施。三环类抗抑郁药可减轻抑郁,改善睡眠,还有可能减少渴求,降低复吸率。

五、大麻类依赖

大麻(cannabis sativa)是大麻科、大麻属一年生草本植物(图 17-4),其含有的主要精神活性物质是 Δ^9 四氢大麻酚(Δ^9-tetrahydrocannabinol,Δ^9THC)。小剂量时,Δ^9THC 对中枢神经系统有兴奋、抑制双相作用,高剂量时以抑制为主。此外,大麻可破坏免疫系统功能,加快心率,诱发心律失常,影响胎儿发育(致癌、致畸、致突变实验均为阳性),引起精神障碍。

短期或间隔使用大麻,不易产生耐受性,长期大量使用则可观察到耐受性的发生,其精神依赖性是肯定的,躯体依赖性远不如阿片类、巴比妥类、乙醇那样严重,戒断症状也较轻微。

大麻是滥用最广的毒品,遍及五大洲,我国西北地区也发现有人滥用。青少年吸毒者往往有一般性规律:开始吸烟、喝酒,继则吸大麻,然后滥用 LSD 等,最后发展到滥用海洛因、可卡因等,故需提高警惕。由于戒断

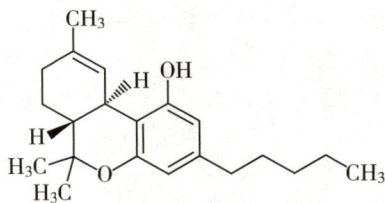

图 17-4 Δ^9 四氢大麻酚的化学结构式

症状通常轻微,故少数严重者外,一般无须特殊处理。对大麻引起的较严重的精神障碍,可给予抗精神失常药治疗。

六、致幻剂依赖

致幻剂(hallucinogens)是一类在不影响意识和记忆的情况下改变人的知觉、思维和情感活动的物质。致幻剂大体上可分为四类:①麦角衍生物类,如麦角二乙胺(LSD);②吲哚烷胺类,如西洛西宾(psilocybin,从墨西哥致毒蕈中提取,又称裸盖茹素);③苯烷胺类,如麦色卡林(mescaline,从墨西哥仙人球中提取);④其他类,如苯环利定(phencyclidine,PCP,又名苯环己哌啶,兽用麻醉药)等。此外,很多其他药物(抗胆碱药、溴化物、氯胺酮、可卡因、苯丙胺类)也可引起幻觉。致幻剂也称"迷幻药物"(psychedelic)、拟精神药物(psychotomimetic)或致精神病药物(psychotogenic)等。致幻剂长期应用可导致急、慢性精神病发作。现以 LSD 为代表作一简介。

LSD 是麦角酸的衍生物,可经口服、注射或吸入多种方式滥用。口服后 30~40 分钟起效,首先出现眩晕、困倦、无力、视物模糊及异常、颤抖、头痛、恶心,并伴有欣快或焦虑。用药后 2~3 小时即出现感知觉扭曲。先是知觉改变,视觉内容变得生动、色彩绚丽、歪曲,听觉特别敏锐,稍后会出现各种幻觉。情绪可由极度狂喜到痛不欲生且极易受暗示或环境影响。如经历的是愉快体验称之为"快乐之旅",如以焦虑、恐怖为主则称之为"倒霉之旅"。经历"倒霉之旅"时知觉歪曲到无比恐怖和害怕的程度,可伴有紧张、抑郁和惊恐发作,甚至出现自杀和杀

人倾向。但有一定自知力，发作后可以回忆。

致幻机制尚不清楚。由于选择性 5-HT$_2$ 受体阻断药米安色林（mianserin）可对抗很多 LSD 在行为方面的作用，故认为与激动 5-HT$_2$ 受体有关，但可能有更多的机制参与。

LSD 容易产生耐受性，且与麦色卡林、西洛西宾间有明显的交叉耐受。尽管苯丙胺、Δ^9 四氢大麻酚和抗胆碱药也有类似 LSD 的致幻作用，但这些药物与 LSD 之间无交叉耐受。LSD 有精神依赖性但无躯体依赖性，突然停药也很难观察到明显的戒断症状。停用后很长时间还会出现再次体验物质效应。

（王　锷）

第十八章 围术期用药的相互作用

围术期常需要伍用多种药物,如果搭配得当,可利用它们之间的相互作用以增强药物效应或减轻不良反应。但伍用不合理就可能适得其反,甚至导致意外。药物相互作用的机制相当复杂,包括药物代谢动力学和药物效应动力学方面的机制,有些通过几个机制发生作用。镇静催眠药、氯丙嗪、抗癫痫药、β 受体阻断药、肾上腺素、强心苷、抗心律失常药、抗高血压药、钙通道阻滞药、支气管解痉药、激素、抗凝药、抗菌药和抗肿瘤药与麻醉用药都可能发生相互作用。因此,对所用药物之间可能产生的相互作用,必须有所了解,防止不合理的联合用药。

第一节 概　　述

一、药物相互作用基本概念

药物相互作用(drug interaction)是指同时或相隔一定时间内使用两种或两种以上的药物,由于它们之间或它们与机体之间的作用,改变了一种药物原有的性质、体内过程和组织对药物的敏感性,从而改变了药物的药理效应或毒理效应。合理的联合用药能提高药物的疗效、减少不良反应、降低医疗费用或使用更方便。但不合理的联合用药则增加药物不良反应发生的机会。药物相互作用常狭义地指合并用药后产生的不良相互作用。

某药与它药合并使用后,如为药物原有作用的增强称为协同(synergism);如为药物原有作用的减弱称为拮抗(antagonism);也可能药效没有发生改变,则称为无关(indifferent)。还有人将协同进一步分为相加(addition)、增强(potentiation)等,分别表示用药后的效应等于或大于各药单用之和。

联合用药的后果并不止以上情况,例如两药协同不及其代数和;两药合用可改变药物的性质,出现新的作用或毒性;或两药作用性质完全不同却能使其中一药的作用增强等。对抗也不单纯是作用减弱,还有作用的翻转等。若有更多的药物合用,则情况更为复杂,因此应从作用原理去具体理解联合用药的药效学及药动学方面的影响。

从广义上讲,药物相互作用有药物代谢动力学方面的相互作用,药物效应动力学方面的相互作用以及药剂学方面的相互作用。药物相互作用可发生在体内,亦可发生在体外。后者指注射剂之间,或向静脉输液瓶中加入药物,由于相互作用可产生物理或化学变化而使药物产生混浊、沉淀、结晶、变质、效价降低、失效或产生有害物质。例如肌肉松弛药琥珀胆碱(pH3.0~4.5)与静脉麻醉药硫喷妥钠在注射器内混合,由于后者的碱性将前者迅速水解而失效。肝素的强酸性基团可中和碱性的右旋箭毒碱,所以应用较大剂量的肝素有拮抗后者的作用。药物这种体外相互作用,主要属于药剂学范畴,通常用药物配伍禁忌(incompatibility)表示更好。这里主要讨论发生在体内的药物相互作用。

二、药物相互作用的基本机制

药物之间相互作用的机制相当复杂,包括药物代谢动力学和药物效应动力学方面的机制,有些通过几个机制发生作用。这里仅就一些代表性的作用机制加以讨论。

(一) 药物代谢动力学相互作用

是指同时或连续使用两种或两种以上的药物,改变了药物在体内的浓度和动态规律,从而引起药物的作用部位浓度或作用时间等药效学方面发生变化。其包括以下几个环节:

1. **影响药物吸收**　口服药物是经过胃黏膜吸收,药物之间可通过改变胃肠道 pH、胃肠运动、吸附和螯合作用等方式影响吸收。在胃肠内发生相互作用多是影响药物被吸收速度、程度,最终影响药物生物利用度。

肌肉注射的药物之间可能通过局部血管舒缩状态影响吸收。如局部麻醉药中加入微量肾上腺素,后者有收缩血管作用,可减慢局部麻醉药吸收,延长局部麻醉药的维持时间,还可减少吸收中毒的可能性。

吸入麻醉药之间也可产生相互作用。吸入麻醉药必须经肺吸收入血才到达脑组织。因此肺泡中全麻药的浓度决定着麻醉的深浅。术前给予麻醉性镇痛药,诱导时给予的静脉麻醉药以及吸入麻醉药都可能于减少分钟通气量,从而降低吸入麻醉药的摄取和分布。

吸入麻醉混合气体时,第二气体效应是药物在吸收部位的相互作用的结果。

2. **影响药物分布**　药物吸收进入血液后,将随血液分布于体内的各脏器、组织和体液之中。药物在体内的分布受许多因素影响,其中包括:①心排血量;②组织血流量;③药物的蛋白结合率;④药物的脂溶性;⑤药物的解离程度;⑥药物的组织溶解度。在这些因素中,尤以血流动力学影响和血浆蛋白置换作用最为重要。

机体血流动力学状况是影响药物分布的重要因素之一。全身麻醉药物可造成机体血流动力学的明显改变,引起全身血流分布和组织灌注的变化,从而影响药物的体内分布过程,而肝脏、肾脏血流量的变化则对药物代谢和排泄过程的影响尤为明显。例如单次静脉注射硫喷妥钠后,可引起血流动力学的改变,使心排血量降低,结果使药物的再分布减慢和靶位药物浓度降低。

多数药物在血浆中能不同程度与血浆蛋白结合,并且药物能竞争与同一蛋白结合。当两种药物竞争与血浆蛋白结合时,结合力强的可将已同血浆蛋白结合的药物置换出来,这时被置换出来的药物作用增强甚至引起毒性反应。这一相互作用对于血浆蛋白结合率高、分布容积小、消除慢的药物影响明显。苯巴比妥分布容积大($0.75L/kg$),从结合部位置换出来的药物迅速分布到其他组织,血浆非结合型药物浓度难以明显增高,药效不会明显改变。华法林的蛋白结合率高(98%),分布容积小($0.09 \sim 0.24L/kg$),如果并用保泰松时,华法林的蛋白结合率只要被置换出 1%,其结合率从 98% 降到 97%,血中游离的华法林浓度可增加 1 倍,导致出血危险。一般认为,蛋白结合率大于 85% 以上的药物,置换结合可造成不良后果。低于此值,临床表现不明显。酸性药物如解热镇痛药、利尿药、口服降血糖药、抗凝血药等均有较高的蛋白结合率。

普鲁卡因增强琥珀胆碱效应的机制比较复杂,其一种可能是两药都能较快地和血浆蛋白结合,普鲁卡因能促使游离型琥珀胆碱增多而增效。琥珀胆碱与利多卡因合用时也有类似现象。

3. **影响药物代谢**　药物生物转化依赖酶促反应,如肝脏微粒体酶系统。某些药物能刺激肝脏使药物代谢酶合成增加,即酶诱导(enzyme induction),导致另一药物的代谢加速,降低其血药浓度并影响其药理效应,发生有临床意义的强酶诱导剂有苯巴比妥、苯妥英钠、卡马西平、利福平等。由于大多合并使用两种药物时,药酶诱导剂能加速药酶的合成或增高其活性,促使另一药物代谢增快(表 18-1)。如苯巴比妥可加速奎尼丁、利多卡因的代谢,缩短并减弱其作用,以致一般治疗量难达有效浓度,一旦停用苯巴比妥又会使奎尼丁、利多卡因的浓度突然升高,易于中毒,应予注意。

表 18-1　肝药酶诱导剂及抑制剂与药物相互作用

类别	受影响的药物
酶诱导剂	
苯巴比妥	口服抗凝血药、苯妥英钠、氯霉素、保泰松、甾体激素、洋地黄毒苷
水合氯醛	口服抗凝血药
灰黄霉素	华法林
保泰松	甾体激素
苯妥英钠	口服抗凝药
利福平	口服避孕药
酶抑制剂	
西咪替丁	口服抗凝血药,普萘洛尔
氯霉素、保泰松	口服降血糖药
奎尼丁	口服抗凝血药
强尼松	环磷酰胺

　　肝药酶的活性也可被一些药物所抑制,即酶抑制(enzyme inhibition),导致药物代谢减慢,并在体内蓄积,作用增强和时效延长。如果血药浓度尚在治疗范围之内,此相互作用可能是有益的;反之,血药浓度达毒性范围,就会引起不良相互作用。氯霉素、异烟肼、西咪替丁、磺胺等抑制苯妥英钠代谢可达引起临床重视的程度;红霉素、异烟肼、维拉帕米都可引起卡马西平中毒。

　　参与药物生物转化的酶还有许多属于非微粒体酶系,如线粒体内的单胺氧化酶和血浆中的胆碱酯酶等。受这些酶生物转化的药物虽然很少,但对药物的影响同样重要。例如不少药物能抑制血中胆碱酯酶的活性,如果同时应用琥珀胆碱,则肌松效应增强,时间也延长。这类药物包括抗肿瘤药,如环磷酰胺、氮芥、己烯雌酚、口服避孕药等。这些药物的抗胆碱酯酶的效应往往停药后仍能维持一段时间,所以用琥珀胆碱需注意适当减少。

　　4. 影响药物排泄　　肾脏是大多数药物排泄的重要器官,所以肾脏也是药物相互作用发生最多的部位。酸性药物在酸性环境中解离度小,碱性药物在碱性环境中解离度小,大部分为非离子型,重吸收增加,尿中排泄量减少,因此很多药物的排泄明显地依赖于尿液 pH。例如酸性药物水杨酸,当尿液 pH 从 5.5 升高至 6.6 时,血药浓度可提高 2 倍。碱性药物链霉素,在尿液 pH 从 8 降到 5.6 时,抗菌作用降低 20 至 30 倍。因此改变尿液 pH 的药物可以改变另一种药物的排泄而影响药效。例如碳酸氢钠使尿的 pH 增高,就可以使苯巴比妥以及 pK_a 3.0 ~ 7.5 之间的药物如磺胺类,青霉素等排泄增多。维生素 C、阿司匹林等使尿的 pH 下降,则可使吗啡、哌替啶、麻黄碱以及 pH 在 7.5 ~ 10.5 之间的药物排泄增多。

　　肾小管分泌排泄药物的过程中,由于弱酸性药物之间或弱碱性药物之间有竞争性抑制现象,亦会发生相互作用。例如许多有机酸类药如解热镇痛药水杨酸钠、保泰松、噻嗪类利尿药、降血糖药氯磺丙脲、抗痛风药丙磺舒、青霉素等是主动从肾小管排出的。若两药合用时,则相互竞争主动转运过程。影响它们从肾的排泄。

全麻时,可因改变肾的血流量或肾小球的滤过率而造成某些药物排泄改变。

吸入麻醉药通过肺脏清除,因此对肺泡通气量和血流量有影响的药物,都会影响吸入麻醉药的清除。

（二）药效动力学的相互作用

指合并用药后,某药以直接或间接的方式(主要是改变药物作用部位或影响药物对受体作用的因素,或改变作用的环境等)改变另一种药物的效应,而对血药浓度不一定产生影响。此类型的相互作用出现不良反应的发生率很高,掌握其作用机制对围术期合理的联合用药具有重要意义。这种药物相互作用可分为:

1. **生理性协同或拮抗**　两种药物作用于同一生理系统,作用相似则协同,作用相反则拮抗。如吸入全麻药合用时的"相加"作用;麻醉前用药中的镇静催眠药、镇痛药多因中枢抑制作用增强麻醉药的麻醉作用(亦为中枢抑制作用);很多中枢兴奋药则具有非特异性的催醒作用;呼吸兴奋药也具有非特异性拮抗阿片类和麻醉药的呼吸抑制作用。

2. **受体水平的协同或拮抗**　某一受体激动药与拮抗药使用可引起竞争性拮抗,如氟马西尼可拮抗苯二氮䓬的作用等;纳洛酮拮抗吗啡的作用比呼吸兴奋药更具选择性和特效性。同一受体的激动药(不包括部分激动药)合用则往往产生相加作用。

3. **改变组织对药物的敏感性**　排钾利尿药使血钾降低,从而使心脏对强心苷的敏感性增强,容易发生毒性反应。氟烷则增强心脏对儿茶酚胺的敏感性而易诱发心律失常,故氟烷麻醉时不宜使用肾上腺素。

4. **干扰神经递质的转运**　利血平可使递质耗竭,从而降低吸入麻醉药的 MAC;丙咪嗪抑制儿茶酚胺的再摄取,可使儿茶酚胺类药物的作用增强。

第二节　麻醉药的相互作用

一、静脉麻醉药与吸入麻醉药

对患者同时或先后实施静脉全麻技术和吸入全麻技术的麻醉方法称之为静脉-吸入复合麻醉技术,简称静吸复合麻醉。静吸复合麻醉强调联合用药,联合用药不仅可以最大限度地体现每类药物的药理作用,而且还可减少各药物的用量及副作用。其方法多种多样,如静脉麻醉诱导,吸入麻醉维持;或吸入麻醉诱导,静脉麻醉维持;或静吸复合诱导,静吸复合维持。由于静脉麻醉药具有起效快和对呼吸道无刺激等特点,故常用于诱导麻醉;而吸入麻醉药具有较易控制麻醉深度和术后易恢复等特点,故常用于全麻的维持。临床上常应用起效快的全麻药物如硫喷妥钠、异丙酚或氧化亚氮,迅速进入外科麻醉期,然后改用安氟醚等维持麻醉。硫喷妥钠、异丙酚可致心收缩力下降、血压下降,虽然在麻醉维持时这些作用已消失,但在心脏病患者,与吸入麻醉药合用可引起严重的心血管抑制。

氯胺酮可使心率增快、心输出量增加、血压增高,尤其是在危重患者使用氯胺酮后,再吸入氧化亚氮,血压明显升高,应加以注意。

二、吸入麻醉药与吸入麻醉药

临床麻醉中最常用的是同时吸入氧化亚氮和某种卤族吸入麻醉药(氟烷、恩氟烷、异氟烷、七氟烷或地氟烷)。氧化亚氮与其他挥发性麻醉药合用时,还可以产生第二气体效应,从而加诱导速度,减少其不良刺激和 MAC,并可使苏醒时间缩短。如七氟醚的 MAC 为 2%,吸入

70%氧化亚氮时使七氟醚 MAC 降至 0.6%。

氧化亚氮还可减少其他挥发性麻醉药的心血管抑制和呼吸抑制作用,如 0.3%氟烷与氧化亚氮合用,其对心血管的抑制作用比单用 0.8%氟烷少得多。

三、静脉麻醉药与静脉麻醉药

目前尚无一种静脉麻醉药物能单独满足全身麻醉的所有要求,即意识消失、遗忘、无痛、制动以及消除过度的神经-内分泌反应,所以在实施全凭静脉麻醉的过程中,需重视不同药物的合理配伍。各种静脉麻醉药物之间的相互作用十分复杂,可表现为相加或协同效应,甚至有时还会出现拮抗效应。如丙泊酚与咪达唑仑在催眠方面存在协同作用,与单纯应用丙泊酚相比,麻醉诱导时联合应用小剂量咪达唑仑不但有利于维持循环和呼吸功能稳定,还能使注射部位疼痛明显减轻。苯二氮䓬类药物可显著增强阿片类药物的催眠效能,但联合应用苯二氮䓬类药物同样也能增强阿片类药物的呼吸抑制和血管扩张作用。阿片类药物与丙泊酚之间存在有明显的协同作用,阿片类药物增强丙泊酚麻醉效能,丙泊酚增强阿片类药物的镇痛作用,而且丙泊酚还能减弱阿片类药物的催吐作用。但丙泊酚可增强阿片类药物的呼吸抑制作用。阿片类药物还增强丙泊酚的循环抑制作用,有时可引起严重的心动过缓和低血压,甚至造成心脏停搏。

四、局部麻醉药与局部麻醉药

临床上常将两种局部麻醉药混合使用,其目的是利用一种药物起效快,穿透力强和另一种药物维持时间长的优点而产生更佳的临床效果。例如布比卡因、利多卡因与氯普鲁卡因合用。研究资料表明,局部麻醉药液的混合应用,全身毒性反应的发生率并不高于单一局部麻醉药,因而通常认为是安全的。但一些局部麻醉药混合后,因药物的理化性质和药理作用的改变,可产生不良临床效果。例如,动物实验研究表明,丁卡因与其他局部麻醉药合用,全身毒性反应和死亡率增加,说明毒性反应的可能性不能忽视。

五、肌肉松弛药与麻醉药

1. **肌肉松弛药与吸入麻醉药** 注射肌肉松弛药使骨骼肌松弛以进行气管插管术可在低浓度吸入麻醉药情况下,满足手术的需要。应注意吸入麻醉药不同程度地增强非去极化肌肉松弛药的作用。麻醉药的浓度越大,阻滞程度越重。异氟烷、地氟烷和恩氟烷强于氟烷,氟烷又强于氧化亚氮和静脉麻醉药。而非去极化肌肉松弛药受吸入性麻醉药影响的顺序为:筒箭毒碱、泮库溴铵、维库溴铵和阿曲溴铵。吸入麻醉药对肌肉松弛药的影响机制还不清楚,但目前认为这些麻醉药不影响神经-肌接头的乙酰胆碱的释放。这可能是通过:①对中枢的抑制而产生不同程度的肌肉松弛作用;②增加肌肉血流,使肌肉松弛药到达神经肌接头的量增加;③降低突触后膜对去极化的敏感性;④减少肝血流和肾小管滤过,从而使肌肉松弛药消除减慢。

2. **肌肉松弛药与局部麻醉药** 多数局部麻醉药在大剂量时能阻滞肌肉传导,小剂量时能加强去极化和非去极化肌肉松弛药的作用。如普鲁卡因通过抑制乙酰胆碱的释放,抑制胆碱酯酶活性从而减少琥珀胆碱的分解,降低细胞膜对电刺激的反应性等机制增强两类肌肉松弛药的作用。1mg/(kg·min)普鲁卡因静脉滴注能强化阿曲库铵和维库溴铵的神经肌肉阻滞作用。在围术期尤易忽视这类药物相互作用,如在术后静脉用普鲁卡因治疗心律失常时,可因肌肉松弛药残余作用的增加导致患者出现严重的呼吸抑制。按非去极化肌肉松弛药对血浆胆碱酯酶活性抑制强弱排列,其顺序为:潘库溴铵>维库溴铵>筒箭毒碱>阿曲库铵。

第三节　围术期常用药物的相互作用

一、镇静催眠药与全身麻醉药

手术前夜,为消除患者的紧张情绪,常用巴比妥类或苯二氮䓬类镇静情绪。较大剂量的催眠药用于基础麻醉。巴比妥类或苯二氮䓬类镇静催眠药可使吸入麻醉药用量明显减少,MAC降低。虽然它们与吸入麻醉药合用很少发生明显的呼吸或循环抑制,但有时可引起药物的不良反应。例如用巴比妥类可增加甲氧氟烷的毒性,静脉内使用苯二氮䓬后再用氧化亚氮,表现为轻度的心血管抑制;合并应用催眠剂量咪达唑仑,硫喷妥钠 ED_{50} 从 2.38mg/kg 减少到 1.57mg/kg;ED_{90} 从 3.87mg/kg 减少到 1.97mg/kg,麻醉强度增加143%。

二、氯丙嗪与麻醉药

氯丙嗪能增强镇静药、催眠药和镇痛药的作用。上述药与氯丙嗪合用时,应注意减量,以免中枢的抑制作用加深。在低温麻醉、分离麻醉、安定镇痛术、冬眠合剂等与全麻药合用可产生强化麻醉的效果,有利于减少麻醉药用量和不良反应。氯丙嗪有明显的 α 受体阻断作用,可翻转肾上腺素的升压效应,同时还抑制血管运动中枢,直接舒张血管平滑肌。在麻醉期间,氯丙嗪可扩张血管,促使麻醉下低血压的形成,引起心动过缓,增加机体对失血的敏感性。尤其在巴比妥类静脉麻醉,氟烷或椎管内麻醉下,由于体位的改变,可发生体位性低血压。

三、抗癫痫药与麻醉药

苯妥英钠和苯巴比妥均为肝药酶抑制剂,能加速甲氧氟烷、氟烷、氯仿等麻醉药的代谢,增加卤代烃包括氯仿和四氯化碳的肝脏和肾脏的毒性。长期服用抗癫痫药的患者的肝功能都有不同程度的损害,术中容易发生全麻药中毒反应。

许多抗癫痫药的血浆蛋白结合率都很高,所以它们受其他药物的蛋白置换作用影响较大。如地西泮、氯氮䓬等药物就能与苯妥英钠竞争与血浆蛋白结合,置换后提高血浆中游离型苯妥英钠的浓度,使其毒性增加。通常情况下,在麻醉前适当调整抗癫痫药的用量,即可保持血药浓度的稳定,不至于发生意外。

四、β 受体阻断药与麻醉药

β 受体阻断药常用于心律失常、心绞痛、高血压等心血管疾病。β 受体阻滞药与全麻药相互作用产生的心肌抑制效应还与机体内源性儿茶酚胺的释放有关。使用乙醚、环丙烷或氯胺酮等药物进行麻醉时,机体通过刺激儿茶酚胺的释放维持循环功能,所以一旦体内 β 受体的功能被阻断,内源性儿茶酚胺的释放不但不能起到代偿性作用,反而可因外周的受体优势,加重这些全麻药对心肌的抑制作用。Lowenstein 曾为此将两者的可配伍性列出了顺序(从小到大):甲氧氟烷、乙醚、环丙烷、三氯乙烯、恩氟烷、氟烷、阿片类药物和异氟烷。其中后四种药物与 β 受体阻滞药配伍较为安全,尤以异氟烷最为适宜,但也应避免使用较高浓度。术中一旦出现严重的低血压和心动过缓,应首选阿托品进行治疗,可反复静脉注射小剂量阿托品,一般每 5 分钟注射 0.5mg,最大剂量不超过 2.0mg。如仍旧不能纠正,则可考虑使用小剂量的肾上腺素[0.02～0.04μg/（kg·min）]、多巴酚丁胺、羟基苯心安等β受体激动药来逆转循环功能的抑制。但不能使用α受体激动药，以免引起外周血管阻力骤增，加重心脏的负荷。

β受体阻断药可减少肝血流量，抑制肝脏的氧化代谢，从而影响多种药物的代谢。例如布比卡因、利多卡因的清除率均降低，多次给药会引起积蓄中毒。

五、右美托咪定与麻醉药

右美托咪定是新型α₂受体激动剂，具有镇静、抗焦虑、催眠、镇痛和抑制交感作用。作为麻醉前用药，于手术前15分钟给予右美托咪定，可以减少短小手术时硫喷妥钠的用量（约30%）及挥发性麻醉药用量（25%），且低血压和心动过缓等心血管不良反应最低。术前45～90分钟单独肌内注射右美托咪定2μg/kg或与芬太尼合用，与咪达唑仑复合芬太尼相比，两者抗焦虑作用相同，但前者插管反应较轻，可减少挥发性麻醉药用量，术后寒战的发生率也较低，但心动过缓的发生率较高。输注右美托咪定可用于多种手术的麻醉维持，与对照组相比，右美托咪定的血药浓度略低于1ng/ml的给药方案，联合70%氧化亚氮时，可使异氟烷用量减少90%。在关于肥胖症治疗手术患者的一项回顾性研究和两项前瞻性随机对照研究结果显示，与地氟烷-芬太尼或者丙泊酚-芬太尼麻醉相比，地氟烷或丙泊酚复合右美托咪定的平衡麻醉可降低术后疼痛评分和吗啡用量，并改善血流动力学。

六、肾上腺素与麻醉药

局部麻醉药中加入低浓度的小量肾上腺素（1:250 000，一次用量不超过0.3mg），使血管收缩而减慢局部麻醉药的吸收，其中以普鲁卡因、利多因、丁卡因较明显。但有的药物如布比卡因、甲哌卡因、丙胺卡因扩张血管作用不明显，所以加肾上腺素延长局部麻醉药的意义不大。局部麻醉药中加入肾上腺素后，不宜与吸入麻醉药、单胺氧化酶抑制剂、吩噻嗪类药、三环抗抑郁药同时并用，以免发生心律失常、血压骤升等意外。

肾上腺素通常用于减少术中出血，自报道肾上腺素能促使氯仿引起心室纤颤以来，一些吸入麻醉药也有此现象。尤其氟烷、环丙烷、甲氧氟烷等易引起心律失常。这是由于上述全麻药增高心肌对β肾上腺素能受体激动药的敏感性。其特点是增加心肌的自律性。肾上腺素应用期间心律最稳定的是异氟醚、七氟醚，其次为安氟醚，最差为氟烷。全麻期间缺氧和CO_2堆积可增加心律失常的可能性。并当交感活动增加、甲状腺功能亢进、高血压、高碳酸血症、血钾改变等情况下，肾上腺素心律失常发生率明显增高。

七、强心苷与麻醉药

使用了地高辛或洋地黄毒苷的患者，尤其在已达到洋地黄化后，再用琥珀胆碱，由于琥珀胆碱能使肌肉持久的去极化，使肌细胞释出钾离子而使血钾上升，易引起心律失常，甚至心脏停搏。新斯的明或利血平可致心动过缓或异位节律。氯胺酮具有拟交感作用，可减低心脏对强心苷的耐受性，因此不宜与强心苷合用。氟烷可延长房室传导系统的不应期而使传导变慢，故在房室传导障碍或洋地黄化的患者使用氟烷麻醉时更应注意。

普鲁卡因的水解产物二乙胺基乙醇等，能增强洋地黄类药物的作用，导致后者在常用量时即出现毒性反应，已用足量洋地黄的患者应注意。

低钾血症、低镁血症、低碳酸血症、缺氧或酸碱平衡失调等，都使洋地黄类药物的毒性增大,因此使用强心苷的患者,麻醉应用呋塞米等排钾利尿药应引起警惕。过度通气所致的呼吸性酸中毒也可引起血钾降低,对洋地黄化的患者也可诱发心律失常。钙剂可与强心苷产生协同的正性肌力作用,加速强心苷的毒性,引起严重的心律失常。

八、抗心律失常药与麻醉药

麻醉中常由于窦房结抑制或异位节律点的节律增加而产生心律失常。围术期继发内源性儿茶酚升高的室性心律失常,选用利多卡因处理可以纠正。洋地黄中毒所致的心律失常可选用苯妥英钠治疗。

奎尼丁、利多卡因能抑制肌膜的兴奋性,均能增强神经肌肉阻滞作用,因而能增强去极化和非去极化肌肉松弛药的作用。

奎尼丁因有 α 肾上腺素能受体阻断作用而可能降低血压。与降压药利血平、胍乙啶、甲基多巴合用,奎尼丁的毒性增大,心肌抑制增强;降压药的降压作用也更明显。

利多卡因的负性肌力作用可因同时有酸碱平衡失调以及血气的异常而增强,因而用利多卡因后再使用氧化亚氮、氟烷等吸入麻醉药,后者的剂量应适当减少。如果患者还应用了其他抗心律失常的药物,麻醉时就更应小心。

九、抗高血压药与麻醉药

抗高血压药种类多,作用也不同。其中许多药物都可能与麻醉用药发生相互作用。血压的生理调节极其复杂,在神经和体液调节机制中,去甲肾上腺素能神经的调节和肾素-血管紧张素-醛固酮系统起显著作用。许多抗高血压药往往通过对这两个系统的影响而发生降血压作用,它们或舒张血管,或减少血容量而降压。由于它们都干扰了控制血压的内环境稳定机制,结果,心血管系统对麻醉中机体体液丢失、体位改变的反应都较敏感。为避免术中发生严重的循环障碍,有主张术前必须停用抗高血压药。但在临床中发现,停用抗高血压药,容易出现高血压反跳现象,对患者安全威胁更大。因此也有人认为多数抗高血压药可持续服用到手术当日,以控制患者血压处于适当水平。

利血平主要妨碍递质的贮存,使囊泡内递质耗竭。服用利血平的患者对麻醉药的心血管的抑制作用特别敏感,术中很容易血压下降和心率变慢,故需特别警惕。利血平可增强吸入全麻醉药的麻醉作用,使其 MAC 常减少 20% ~ 30% ,为避免血压极度下降,吸入全麻药浓度应减低;但由于它能降低机体的惊厥阈,术中不宜吸入高浓度的恩氟烷。使用利血平的患者应用硫喷妥钠、吗啡类镇痛药、筒箭毒碱等药物,也应注意血压过分下降。采用椎管内麻醉时,则低血压的发生率更高,更应注意。此外还应防止体位性低血压。由于利血平可通过血-脑屏障,麻醉后的嗜睡、镇静或苏醒的时间延长。

胍乙啶的降压机制与利血平相似,但脂溶性差,不易透过血-脑屏障,因而没有利血平那样的中枢作用。但胍乙啶的降压作用比较强,起效也比利血平快,所以麻醉时的低血压就很突出。长期服用因外周阻力下降、回心血量和心排出量减少,肾血流量减少。肾血流量减少又易引起水钠潴留,所以常与利尿药合用。而与利尿药合用麻醉药期间易发生血压降低。

作用于血管平滑肌的抗高血压药有肼屈嗪、二氮嗪、米诺地尔等。这些降压药是通过舒张小动脉、降低外周血管的阻力而产生降压作用。因此常因反射性兴奋交感神经使心率加快,心排出量增加,肾素-血管紧张素-醛固酮系统功能亢进,所以可诱发心绞痛、心力衰竭、水钠潴留等。目前不主张术前停用,以免血压骤升,但与有血管扩张的麻醉药合用时,应注意血压骤降。

可乐定和甲基多巴主要作用于去甲肾上腺能神经中枢使血压下降。服用可乐定或甲基多巴的患者,麻醉前也不宜停药,因为突然停药,可引起反跳性的高血压。但在使用吸入麻醉药时 MAC 往往下降,应予注意。此外,可乐定可增强巴比妥类对中枢的抑制作用。

麻醉时加用短时作用的神经节阻断药,使血压适当下降,以减少出血,多用于止血困难的颅脑手术。现在认为无须避免麻醉药与降压药合用,但应注意正常的心血管系统内环境稳定作用可能受影响。琥珀胆碱可使应用 β 受体阻断药患者心动过缓,筒箭毒碱具有神经节阻滞作用及组胺释放作用,大剂量的阿曲库铵亦可引起组胺释放,都可增强抗高血压药的降压作用。

脊麻或硬膜外阻滞时,麻黄碱对防止麻醉药引起的血压降低有良好的作用,但应注意麻黄碱可增强布比卡因的毒性。

十、钙通道阻滞药与麻醉药

钙通道阻滞药用于抗心绞痛、抗心律失常、抗高血压。钙通道阻滞药对心肌、血管平滑肌和心肌的自律细胞的钙内流产生阻滞,从而增强麻醉药的作用,但合用可发生严重的完全性房室传导阻滞和心搏骤停的危险,故应严格监测心电图,警惕手术过程中心肌抑制或传导阻滞。但一般不主张术前停药。钙通道阻滞药同安氟醚合用对心肌抑制比氟烷或异氟醚强;氟烷同维拉帕米或地尔硫䓬合用比同二氢吡啶类的硝苯地平和尼莫地平合用对心肌收缩力抑制强。地尔硫䓬对心肌的心肌收缩力无明显的抑制作用,但与异氟醚合用,可严重地抑制心肌的收缩力。如果在麻醉时发生心肌抑制,可考虑用氯化钙或异丙肾上腺素处理。

有报道,术后用硝苯地平可增强肌肉松弛药的残余作用,加重患者肺通气不足程度。因而用钙通道阻滞药治疗的患者,肌肉松弛药所需剂量应注意调整,并且使用时应进行肌松监测。

十一、支气管解痉药与麻醉药

茶碱有松弛支气管平滑肌、兴奋心脏及中枢兴奋作用。麻醉时静脉注射氨茶碱,如果出现惊厥,可用地西泮;出现心律失常可用利多卡因,但禁用普萘洛尔(可能使气道阻塞症状加重)。在氟烷麻醉时,注射氨茶碱应警惕发生心律失常。在清醒状态下无任何不良现象的氨茶碱血药浓度,在氟烷麻醉下却可能引起心律失常。认为茶碱与氟烷相互作用的原因是茶碱引起肾上腺髓质释放肾上腺素、去甲肾上腺素,使心脏增敏。

异丙肾上腺素为 β_1 与 β_2 肾上腺素受体激动药,可使心率加快,心收缩力增强,传导加快,心输出量增多,并明显增加心肌耗氧量。因而因心脏的反应性增强而导致严重的室性心律失常。吸入麻醉药,特别是氟烷,对心脏的抑制作用强,且使心肌对儿茶酚胺增敏化,不宜合用。

十二、激素与麻醉药

1. 皮质激素和促皮质激素 肾上腺皮质激素和促皮质激素的作用复杂,涉及药物的相互作用也较多。长时间服用肾上腺皮质激素制剂的患者,手术中易出现应激反应异常。例如血压偏低、心肌梗死、出血、呼吸抑制等。为了避免这一现象,手术前较长时间使用过肾上腺皮质激素者,在术前、术中应适当补充糖皮质激素。

巴比妥类药物不仅可通过酶诱导作用加速肾上腺皮质激素的分解代谢,降低其疗效,还能抑制促皮质激素的释放,使机体的肾上腺皮质激素分泌减少。肾上腺皮质激素长期应用,保钠排钾作用明显,与排钾类利尿药合用时,缺钾往往加剧,致使肌肉松弛药作用增强,强心苷的毒性增大。此外,肾上腺皮质激素可降低机体的癫痫阈值,术中最好不与恩氟烷和氯胺酮合用。

肾上腺皮质激素与肝素合用有增加胃溃疡和出血的可能,也有报道肾上腺皮质激素减弱抗凝药的药效,应引起注意。

2. 甲状腺素　甲状腺素提高心肌对儿茶酚胺的敏感性,麻醉或手术操作引起的应激反应有可能导致心律失常或心血管意外反应,所以手术前应考虑停用。甲状腺功能亢进均可影响吸入麻醉药 MAC,使吸入麻醉药诱导速度受到影响。三碘甲状腺原氨酸可增强抗凝药物的作用,可通过增高血糖而影响胰岛素和口服降血糖药的作用,与上述药物同时使用时应注意调整剂量。

3. 缩宫素　常用于产科,但氟烷或乙醚麻醉往往使子宫松弛,并拮抗垂体后叶激素的子宫收缩作用。硫喷妥钠和吗啡也可使子宫收缩药的作用减弱。

十三、抗凝药与麻醉药

围术期,尤其在心血管外科手术,需要在手术中短暂地控制患者的凝血功能,而后又需迅速恢复止血功能。

肝素在体内外都有抗凝作用,肝素过量可引起自发性出血。静脉滴注右旋糖酐可能由于抑制血小板凝集,使抗凝作用增强。合用或停用右旋糖酐时,应测定凝血时间等血液指标,作为调整肝素剂量的依据。如阿司匹林与肝素合用,对预防手术后血栓栓塞有效,但出血危险增加 2.5 倍。

阿司匹林、保泰松、氯丙嗪、水合氯醛等可置换与血浆蛋白结合的香豆素类抗凝药;抗菌药物如四环素类抗生素、氨基糖苷类、磺胺等可抑制肠道正常菌丛合成维生素 K,均可增强香豆素类的抗凝作用。这类抗凝药如果与有酶促作用的药物如苯巴比妥、苯妥英钠等合用,则抗凝作用减弱。合用时应增加抗凝药的剂量,避免抗凝不足而引起血栓栓塞。停用苯巴比妥,则应减少抗凝药的剂量,以防产生出血并发症。与有酶抑作用的药物如氯霉素合用,香豆素类的抗凝药代谢降低,抗凝作用增加。

十四、抗菌药物与麻醉药

术前 30 分钟预防性使用抗生素已成为预防与减少手术切口部位感染的有效措施之一。胸腹部手术在关胸关腹之前为了预防感染,常用氨基糖苷类抗生素如新霉素、链霉素等冲洗胸部或腹部。但若预防性应用抗生素时机选择不当,不但会增加手术麻醉的相关风险,而且还会降低患者手术治疗质量。如氨基糖苷类抗生素在大剂量时能增加肌肉松弛药的作用,其相互作用的强度按由强到弱的顺序排列为:新霉素、链霉素、庆大霉素、双氢链霉素、阿米卡星、西索米星、卡那霉素。在全身麻醉的情况下,这些抗生素与肌肉松弛药的协同作用更明显,易致呼吸麻痹,应给予注意;喹诺酮类抗生素能抵制 γ-氨基丁酸与其受体的结合,因此与氟比洛芬酯配伍使用时可能会导致患者抽搐;头孢拉定与琥珀胆碱、利多卡因、苯妥英钠、间羟胺等麻醉有关的药物也存在配伍禁忌。也有研究指出,腰麻过程中配合使用抗生素的不良反应发生率显著上升。严重者可出现心力衰竭、过敏性休克等。

林可霉素和克林可霉素可增强非极化肌肉松弛药的作用,但不能增强去极化肌肉松弛药的作用。

多西环素(强力霉素)与戊巴比妥、苯妥英钠合用,由于多西环素可竞争与血浆蛋白结合,致使中枢抑制作用加强。且由于后两者诱导肝药酶,可使多西环素半衰期缩短,血药浓度降低而影响疗效。

吸入麻醉药合能增强异烟肼对肝的毒性作用。这是因为异烟肼的代谢产物之一——联胺可促进肝细胞微粒体细胞色素 P450 的生成,加速体内卤族挥发麻醉药的脱氟基反应,从而加速氟离子的生成。

普鲁卡因、丁卡因、苯佐卡因等在体内水解为对氨基苯甲酸,能削弱磺胺类药物的作用。曾有报道因炎症使用磺胺药的患者,注射普鲁卡因后,注射部位发生感染。因而,已用磺胺类药物的患者,不宜用这类局部麻醉药。

十五、抗肿瘤药与麻醉药

不少抗肿瘤药需经肝脏的混合功能氧化酶进行生物转化。而麻醉药、镇痛药、镇静药多数也是通过肝脏代谢。因此,长期用抗肿瘤药或免疫抑制剂的患者,就可能对镇痛药、镇静药特别敏感。有时给一般剂量也可能发生严重的反应。肿瘤患者的血浆假性胆碱酯酶活性往往已受抑制,肝脏合成蛋白质的功能也受影响,加上某些抗肿瘤药如环磷酰胺、氮芥等抑制假性胆碱酯酶的活性,所以麻醉时使用去极化肌肉松弛药就必须注意。博来霉素常用于治疗食道、头颈、睾丸、宫颈等部位的肿瘤,不良反应为引起急性间质性肺炎或慢性肺纤维化,使肺对氧毒性的敏感性增强。所以用博来霉素等对肺有影响的抗肿瘤药,应限制吸入氧的浓度以防肺并发症。此外,有报道局部麻醉药不仅可增加肿瘤细胞的热敏感性,还能对抗肿瘤药有增敏效应。

十六、非甾体类解热镇痛药与阿片类镇痛药的相互作用

非甾体抗炎药(NSAIDS),如帕瑞昔布钠、布洛芬、双氯芬酸和酮洛酸已在围术期用于减少阿片类药物的用量。在择期行下腹部手术的患者,术前应用布洛芬可减少术中芬太尼、术后吗啡的用量,且不增加不良反应。有报道称,围术期应用双氯酚酸,可减少经腹全子宫切除术患者术后吗啡的用量,并减少镇静、恶心等不良反应的发生。还发现酮洛酸能减轻吗啡引起的呼吸抑制。实验研究表明,帕瑞昔布钠可以减少术中阿片类药物的用量。NSAID 与阿片类药物以及其他镇痛药联合应用的多模式镇痛被推荐用于手术后的疼痛治疗,减少阿片类药物用量和由其引起的恶心、呕吐、皮肤瘙痒、胃肠功能恢复延迟和呼吸抑制等不良反应的发生,提高总体镇痛效果。

(杨宝学)

［1］戴体俊,喻田. 麻醉药理学. 3 版. 北京:人民卫生出版社,2011.

［2］Ronald D. Miller. 邓小明,曾因明,主译,米勒麻醉学. 北京:北京大学医学出版社,第 7 版,2011.

［3］邓小明,姚尚龙,于布为,等. 现代麻醉学. 4 版. 北京：人民卫生出版社,2014.

［4］苏定冯,陈丰原. 心血管药理学. 4 版. 北京：人民卫生出版社,2011.

［5］杭燕南,王祥瑞,薛张纲,等. 当代麻醉学. 2 版. 上海:上海科学技术出版社,2013.

［6］van Heusden K,Dumont GA,Soltesz S,et al. Design and clinical evaluation of robust PID control of propofol anesthesia in children. IEEE Trans Control SystTechnol,2014,22(2)：491-501.

［7］李冬梅,陈东彦,郑方. 吸入性麻醉药动力学模型定量分析. 生物数学学报,2006,21(13):354-355.

［8］Ronald D. Miller,Lars I. Eriksson,Lee A. Fleisher,et al. Miller Anesthesia. 8th Ed. Canada：Elsevier Inc,2014.

［9］Weinberg GL. Lipid emulsion infusion：resuscitation for local anesthetic and other drug overdose. Anesthesiology. 2012,117(1):180-187.

［10］Lee SH,Sung HJ,Ok SH,et al. Lipid emulsions enhance the norepinephrine-mediated reversal of local anesthetic-induced vasodilation at toxic doses. Yonsei Med J,2013,54(6):1524-1532.

［11］Ok SH,Han JY,Lee SH,et al. Lipid emulsion-mediated reversal of toxic- dose aminoamide local anesthetic- induced vasodilation in isolated rat aorta. Korean J Anesthesiol,2013,64(4):353-359.

中英文名词对照索引